石志超医论医话

主　编　石志超

副主编　石鉴泉　王冬阳　刘涌涛

编　委（以姓氏笔画为序）

王　达　车旭东　尹晓磊　乔淑茹

江　红　安照华　孙　卓　李　舒

李享辉　张　洋　张有民　张奎军

张雪莉　姜一雄　薄文斌

中国中医药出版社
·北京·

图书在版编目（CIP）数据

石志超医论医话/石志超主编. —北京：
中国中医药出版社，2020.5
ISBN 978-7-5132-6059-6

Ⅰ.①石…　Ⅱ.①石…　Ⅲ.①医论—汇编—中国—现代
②医话—汇编—中国—现代　Ⅳ.①R249.7

中国版本图书馆 CIP 数据核字（2020）第 006290 号

中国中医药出版社出版

北京经济技术开发区科创十三街 31 号院二区 8 号楼
邮政编码　100176
传真　010-64405750
河北新华第二印刷有限责任公司印刷
各地新华书店经销

开本 880×1230　1/32　印张 10　字数 240 千字
2020 年 5 月第 1 版　2020 年 5 月第 1 次印刷
书号　ISBN 978-7-5132-6059-6

定价　49.00 元
网址　www.cptcm.com

社 长 热 线　010-64405720
购 书 热 线　010-89535836
维 权 打 假　010-64405753

微信服务号　zgzyycbs
微商城网址　https：//kdt.im/LIdUGr
官 方 微 博　http：//e.weibo.com/cptcm
天猫旗舰店网址　https：//zgzyycbs.tmall.com

如有印装质量问题请与本社出版部调换（010-64405510）

石志超简介

石志超，主任医师，教授，出身五代中医世家。曾任大连市中医院副院长，大连市中西医结合医院副院长；现任大连市中医药研究院副院长，大连市中医药研究院长兴医院业务院长，大连市神谷中医院业务院长；兼任中国中医老年病学会常务理事，辽宁省中医肾病学会副主任委员，辽宁省中医风湿病学会副主任委员，辽宁省中医药学会性医学、男科学专业委员会副主任委员，大连市中医学会常务副会长，大连市中医内科学会会长，大连市中医肾病专业委员会主任委员，大连市中医老年病学会主任委员，大连市性学会理事长。被聘为辽宁省中医高级职称评审委员会委员，大连市高级职称评审委员会主任委员，大连市继续医学教育委员会学科领导小组委员、中医学组组长。还先后任辽宁中医药大学、长春中医药大学、黑龙江中医药大学、大连医科大学、大连大学医学院等大学兼职教授、硕士研究生导师。

从事中医临床工作近50年，对糖尿病、甲状腺疾病、肾病、冠心病、心衰、脂肪肝、慢性胃炎、结缔组织病、肿瘤等重患有成熟治疗经验。先后出版医学著作29部，发表学术论文130余篇。主持及参加科研课题22项，并获省、市级科学技术进步奖。临床上有水蛭胶囊、首乌生精丸、前列安胶囊、糖脂消胶囊、乌蛇解毒丸、肾石丸、胆石片、百合益胃片、祛脂化瘀片等19首验方获辽宁省卫生厅批准文号，广泛应用，疗效显著。其中前列安胶囊被北京科迪药业集团成功开发为国家准字号三类新药"前列解毒胶囊"，临床疗效颇佳，获得了非常好的经济效益和社会效益。撰写公益性医学科普文章300

多篇，发表在多种报刊、科普杂志，深受好评。自2014年担任神谷中医医院业务院长以来，即在"大连神谷中医"网络平台发表科普文章200余篇。

辛勤工作，业绩卓越。多次荣获各级政府的表彰和奖励。1993年享受国务院政府特殊津贴；1995年为中国首届百名杰出青年中医十大金奖获得者；1997年被授予"大连市优秀专家"称号。1998年评选为辽宁省专业技术拔尖人才，辽宁省第一批百千万人才工程千人层次人选；大连市卫生系统十大科学技术标兵，大连市中医新秀榜首；大连市名医；大连市优秀专家；大连市先进科学技术工作者；2004年评选为第一批辽宁省名中医；2009年评选为第四批全国老中医药专家学术经验继承工作指导老师；2015年入选中国现代百名中医临床家；2017年评选为第六批全国老中医药专家学术经验继承工作指导老师；2019年被评选为全国名老中医药专家传承工作室建设项目专家。

白　序

　　余之中医挚友石志超教授，其先世渊源吉林，石氏一门家学渊远，业医者众，祖父春荣公为中医外伤科大医，乃岐黄圣手，国之名医，为吉林中医外科学界近百年代表人物。志超少禀家学，耳提面命；心性聪颖，早涉岐黄；博学多才，尤精于医；参悟国术，颇具灵根。20世纪80年代中医研究生毕业，为大连中医界第一代中医硕士；初入滨城即英姿勃发，精勤不倦，90年代初即获国务院政府特殊津贴及中国首届百名杰出青年中医十大金奖，真才俊也。其治学，禀五世家传而穷究《内》《难》《伤寒》，守正治八法乃推演时方妙览。虽本世医而复从名师指授，为国医大师任继学之高足，亦遥从国医大师朱良春老，以私淑弟子称之。故学验俱丰，成果硕然。如此禀赋且能谦恭勤勉苦行者，未之数觐。然未见功成之自诩，无须扬鞭自奋蹄。

　　石氏临证，首重病机，病证结合，遣布大法，执简驭繁。因言古方今病不相能，故多有发皇古义、融汇新知处。其于虫类药物应用多具慧目，风毒痰瘀拿捏恰当自如；采八法多主和，拟扶正擅养阴。虽诊务繁忙，仍笔耕不辍；专利十九项，著作三十卷，科普三百余，论文逾百篇。其新作《石志超医论医话》运以精思，达以卓论，授人以渔，启迪后学。余与志超交往甚久，于其友情珍视之，于其才学爱惜之，适逢大作付梓，欣然为序，以叙缘起。

岁在己亥仲秋白长川题于滨城

（白长川先生为大连市中医药学会会长、全国名老中医）

南　序

　　粤若稽古，华夏医学，发皇商周，滥觞秦汉。上古先贤，探赜索隐，格致钩沉，共臻《灵枢》《素问》理论之宝藏；仲师承继，穷究理法，方药化机，遂有《伤寒》《金匮》临床之大成。嗣后，乃有王叔和、巢元方、孙思邈、张景岳等，赫赫然，煌煌然，岂可胜数哉！

　　观其理论建构，皆系鸿篇巨制，洋洋大端，靡不赅备；考其临床大略，多为奇方异术，起废活人，效如桴鼓！然则，汉太史司马公《史记·扁鹊仓公列传》有云：“人之所病，病疾多；医之所病，病道少。”今有国医大师裘沛然者，感慨于斯，遂有“民犹多病愧称医”之吁！噫！两千余载，医患浩叹，未绝于耳！

　　今人多黠，诲人每以“从大处着眼”，又云“细节决定成败”！考诸临床，疏漏安在？罅隙何有？以我管窥蠡测，答曰：临床各科之憾，在经验总结，在医案，在医话，在医论诸环节尔。

　　《周礼·天官》云：“疾医，掌养万民之疾病。……凡民有疾病者，分而治之，死终，则各书其所以，而入于医师。”此论被后世视为医案之鼻祖；西汉名医淳于意留下廿五例“诊籍”，是为医案之专著；宋时名医许叔微，据其临床经验所得，撰成《伤寒九十论》，乃成医案撰著之分水岭！而后明季江瓘、江应宿父子、清代魏之琇、薛己、汪石山、叶天士、徐大椿诸辈，将医案、医话、医论整编成籍，都为后世医家临床研习之楷模。惜民国多难，肉食者不谋国故，毁医灭典，医案整理更是不彰，医案如此，医话如此，医论更是如此！中华人民共和国成立以来，理论探究、临床研究、医案医话医论之研究，纷纷然，堂之然一时蔚为大观！然玩味其内容，大师学说不彰，流金散玉，论著且多为弟子捉刀，以隙视文，难窥全豹，每有雷同教材之憾，脱落之于前人之窠臼，胶柱于理论之范本！金针之不度，亦久矣！

我友石君志超，少禀家学，精勤不倦，积东北吉林石氏中医五代世家之经验；师出名门，继承创新，受国医大师任继学、朱良春当代名医耆宿亲炙。潜心临床，专攻疑症，累有所获，活人无数。石君禀古仁人之心，苍生大医之志，痛感临床之阙，发愤而作《石志超医话医论》。我展视卷帙，其理论发掘，皆从大处着眼，多有心悟；与临床相结合，在细节用功，每有灼见：如人恒罕论之祛风解毒治疗肾风新论、养阴益胃治疗萎缩性胃炎新论、化浊轻身治疗脂肪肝新论、广义精瘀证论治男妇科顽症新论、肺痿新论、膀胱咳新论，信手拈来，多有创意，发他人所未发，虽非字字珠玑，亦近言言金石，皆为册余载临证与读书，真知灼见，其于科研思路之启迪，临床诊疗之门径，必当大有裨益！

医，岂小道哉？医论，岂小道哉？医话，岂小道哉！观石君大作，大遂吾侪之胸怀，故乐为之序。

岁在己亥仲秋望月十八日南征题于长春
（南征先生为世界中医糖尿病学会副会长、长春中医药
大学博士生导师、全国名老中医）

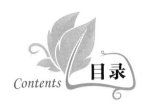

Contents 目录

论证治大法（治则）在临床中的重要性

《素问·阴阳应象大论》曰："治病必求于本。"求得病本而治，可谓治疗的极则。究竟什么是治病之本呢？治疗疾病时必须追究疾病的根本原因，也就是探求其阴阳的偏盛偏衰，而从疾病的根本论治。张景岳《求本论》云："事皆有本，而治病之法，尤惟求本为首务。所谓本者，惟一而无两也。盖或因外感者，本于表也；或因内伤者，本于里也。或病热者，本于火也；或病冷者，本于寒也。邪有余者，本于实也；正不足者，本于虚也。但察其因何而起，起病之因，便是病本，万病之本，只此表里寒热虚实六者而已。知此六者，则表有表证，里有里证，寒热虚实，无不皆然。六者相为对待，则冰炭不同，辨之亦异。凡初病不即治，及有误治不愈者，必致病变日多，无不皆从病本生出，最不可逐件猜摸，短觑目前。经曰：众脉不见，众凶弗闻，外内相得，无以形先。是诚求本之至要也。苟不知此，必庸流耳。故明者独知所因，而直取其本，则所生诸病，无不随本皆退矣。"

治则，即治疗疾病的法则。它是在整体观念和辨证论治精神指导下制定的，对临床治疗立法、处方、用药，具有普遍指导意义。治则与治法不同，治则是用以指导治疗方法的总则，亦即通常所说的治疗大法；而治法是治则的具体化。因此，任何具体的治疗方法，总是从属于一定治则的。比如，各种病证从邪正关系来说，离不开邪正斗争、消长、盛衰的变化，因此，扶正祛邪即为治疗总则。在总则指导下的益气、养血、滋阴、补阳等方法，就是扶正的具体方法；而发汗、涌吐、攻下等方法，则是祛邪的具体方法。

中医学的治法是丰富多彩的，而在临证最具指导意义的，最能提纲挈领的是治则，亦即治疗总的原则，扼要地概括为"正治八法"，即汗、吐、下、和、温、清、消、补，亦即常说的治疗大法。关于八法，早在《素问·阴阳应象大论》中已有"其在皮者，汗而发之""其高者，因而越之；其下者，引而竭之；中满者，泻之于内"等论述，为后世辨证论治的立法依据。汉·张仲景《伤寒论》中有关治法的内容得到进一步的充实。清代程钟龄《医学心悟》对八法作了更系统的论述，并以此概括治法的内容。书中说："论病之情，则以寒、热、虚、实、表、里、阴、阳八字统之，而论治病之方，则又以汗、吐、下、和、温、清、消、补八法尽之。盖一法之中，八法备焉。八法之中，百法备焉。病变虽多，而法归于一。"并指出了八法的制定是以八纲辨证为依据的。由于八法简明扼要，实际上已概括了中医治法的重点所在，亦即中医临证之治疗原则。故所谓治则者，皆为治病之大法，求本之道。也就是要先审察疾病发生与发展的规律，从其根本上治疗疾病，只此而已。

我从医临证之初，临床常喜在辨证基础上，直截了当地针对病证遣方用药，偏好具体的一法一方的学习积累，手抄了十数本验方、协定方、家传方等，还背熟了上千首汤头歌诀。临证追求方证明确，直截了当，以一法一方治一病，追求速效，立竿见影。但随着临床日有所获，精研中医典籍，每觉其多偏颇不足之处，渐觉原先失误之处在于一叶障目，只执小道，见一症选一药，总不能跳出画地为牢的怪圈。故逢病情错综复杂的疑难病证或数病相兼者，每多茫然。即使开出疗效很好的方药，亦因不能完满诠释病机治法而有知其然而不知其所以然之感。随着中医经典理论的学习，临证经验渐丰，而愈觉临证之时牢执中医大法的重要性，既可避免许多临床不知不觉中所犯错误，又可执简驭繁，更加准确地遣方用药，提高疗效。故我今之临证，必心中大法了然，而后小法（具体治法）随之，已成习惯。并要求我的学生门人及我院的年轻医生学习遵循，获益良多。

论"汗法"及临床运用

汗法是通过开泄腠理，促进发汗，使外感六淫之邪由肌表随汗而解的一种治法。汗法是依据《素问·阴阳应象大论》"其在皮者，汗而发之""因其轻而扬之"的原则而立的。

汗法不仅能发汗，尚能祛邪于外，透邪于表，使气血通畅，营卫调和，故除适用于六淫之邪侵入肌表之证外，对麻疹初起疹点隐隐不透、水肿病腰以上肿甚、疮疡初起而有寒热表证等，欲其透邪于外，均可应用汗法。

一、汗法分类

邪在肌表，有风寒、风热的不同。风寒表证治宜辛温解表法；风热表证治宜辛凉解表法。此外，若兼见气、血、阴、阳诸不足，还须结合补益法，以扶正祛邪。据此，汗法分为辛温解表、辛凉解表、扶正解表三类。

1. 辛温解表

辛温解表法以辛温解表的药物为主组成方剂，具有发散风寒的作用，用以治疗风寒表证的方法。症见恶寒发热，头项强痛，肢体酸痛，口不渴，无汗或汗出，舌苔薄白，脉浮紧或浮缓等。本法方剂用辛温药物，味辛能散，温能散寒。风寒之邪束于肌表，腠理固闭，玄府不通，此时非用辛温发散之法，则邪气不能解散。如是则腠理开疏，肺气宣通，汗液外泄，风寒之邪亦随汗而解。常用药物有麻黄、桂枝、荆芥、防风、苏叶等。在临床配伍运用时往往配伍宣肺止咳化痰药；兼湿者，则配伍祛湿药；兼气滞者则配伍理气药。代表方剂为麻黄汤、桂枝汤、九味羌活汤、香苏散等。

2. 辛凉解表

辛凉解表法是以辛凉解表的药物为主组成方剂，具有发散风热的作用，用以治疗风热表证。症见发热，微恶风寒，头痛，咽痛或口微渴，咳嗽，咳黄痰或痰白而黏，苔薄白或薄微黄，脉浮数等。风热侵袭肺卫，故用辛凉解表法治之，本法方剂多用辛凉轻清之品，散风清热。常用药物有薄荷、牛蒡子、桑叶、菊花、葛根、升麻等。在临床配伍运用时，常常配伍清热解毒药；亦有时在辛凉药物之中加入一两味辛温之品，以免凉遏太过并助发表。用治麻疹时，又常配伍透疹药。代表方剂为桑菊饮、银翘散、麻黄杏仁甘草石膏汤、柴葛解肌汤、升麻葛根汤等。

3. 扶正解表

扶正解表法以扶助正气药和解表药共同组成方剂，具有扶助正气、解除表证的作用，用于治疗正虚而兼外感的方法。正虚主要是指体内阴、阳、气、血不足，正虚不能抗邪外出，故必以扶正兼解表的方法治疗，使正旺邪除，则诸症自解。气虚而兼外感者，用益气药配解表药，代表方如败毒散。阳虚而兼外感者，用助阳药配解表药，代表方如麻黄细辛附子汤。阴虚而兼外感者，用滋阴药配解表药，代表方如加减葳蕤汤。

二、汗法临床应用注意事项

1. 不宜久煎

汗法所用解表药多为辛散轻扬之品，不宜久煎，否则药性耗散，则解表作用减弱。且多宜一煎，如辛凉发汗之代表方银翘散之煎服法："杵为散，每服六钱，鲜苇根汤煎，香气大出，即取服，勿过煮。肺热取轻清，过煮则味厚而入中焦矣。"又如《珍珠囊补遗药性赋》所言："药有君臣佐使，味有轻重厚薄，人尽知之矣，及其用药也，令人复煎其滓，不知既经煎沸，则轻且薄者，业已无味，重且厚者，不减初煎，君臣佐使之宜果安在哉，病浅者犹无大害，病深者切勿为之。"

2. 温服频服

发汗解表药多宜温服，服后可饮适量热水，并宜加衣盖被以助取汗，但以遍身漐漐微似有汗为佳。若汗出不彻，则病邪不解；汗出太过，又可耗气伤津，甚则造成亡阳危候。且多宜频频饮服，不可拘泥于一日两次，早饭前、晚饭后之说。其代表者辛温发汗如桂枝汤，"若不汗，更服，又不汗，后服小促其间，半日许令三服尽……病证犹在者，更作服，若不汗，乃服至二三剂尽"。

辛凉发汗如银翘散，"病重者约二时一服，日三服，夜一服。轻者三时一服，日二服，夜一服。病不解者，作再服。盖肺位最高，药过重则过病所，少用又有病重药轻之患，故从普济消毒饮时时清扬法。今人亦间有辛凉法者，多不见效，盖病大药轻之故，一见不效，遂改弦易辙，转去转远，即不更张，缓缓延至数日后，必成中下焦证矣"。

3. 因时因地制宜

南方地带或夏季气候炎热，人体腠理疏松，易出汗，故使用本类方剂，用量不宜过重，亦不宜用较峻烈的发汗剂；冬季或北方寒冷地区，使用本类方剂，用量宜重，并选发汗力较强的方剂，以免汗出不彻。诚如程钟龄所言："又东南之地，不比西北，隆冬开花，少霜雪，人禀常弱，腠理空疏，凡用汗药，只须对症，不必过重。予尝治伤寒初起，专用香苏散加荆、防、川芎、秦艽、蔓荆等药，一剂愈，甚则两服，无有不安。而麻黄峻剂，数十年来，不上两余。可见地土不同，用药

迥别。其有阴虚、阳虚、夹寒、夹热、兼食而为病者，即按前法治之。"（《医学心悟》）

4. 表里先后

若表邪未尽，而又见里证者，一般原则应先解表，后治里；表里并重者，则当表里双解。若外邪已入里化热，或麻疹已透、疮疡已溃、虚证水肿、吐泻失水等，均不宜用。正如《医学心悟》所言："三阳之病，浅深不同，治有次第。假如症在太阳，而发散阳明，已隔一层。病在太阳阳明，而和解少阳，则引贼入门矣。假如病在二经，而专治一经，已遗一经。病在三经，而偏治一经，即遗二经矣。假如病在一经，而兼治二经，或兼治三经，则邪过经矣。""寸脉弱者，不可发汗，汗则亡阳。尺脉弱者，不可发汗，汗则亡阴也。又诸亡血家不可汗，汗则直视额上陷。淋家不可汗，汗则便血。疮家不可汗，汗则痉。又伤寒病在少阳，不可汗，汗则谵妄。又坏病、虚人，及女人经水适来者，皆不可汗，若妄汗之，变症百出矣。所谓当汗不可汗，而妄汗误人此也。"

5. 祛邪补虚

尚有素体正虚而感外邪者，正虚包括阴阳气血的不足。气虚者于解表药中加益气药，如人参、黄芪等，败毒散是其代表方剂，用于气虚外感风寒湿者，属益气解表法。阳虚者于解表药中加助阳药，如附子等，麻黄细辛附子汤是其代表方剂，用于阳虚外感风寒者，属助阳解表法。阴虚者于解表药中加滋阴药，加减葳蕤汤是其代表方剂，用于阴虚外感风热者，属于滋阴解表法。血虚者，于解表药中加入养血药，如外台七味葱白饮，用于血虚外感者，属养血解表法。如《医学心悟》所言："阳虚者东垣用补中汤加表药。阴虚者，丹溪用芎归汤加表药，其法精且密矣。总而言之，凡一切阳虚者，皆宜补中发汗。一切阴虚者，皆宜养阴发汗。夹热者，皆宜清凉发汗。夹寒者，皆宜温经发汗。伤食者，则宜消导发汗。感重而体实者，汗之宜重，麻黄汤。感轻而体虚者，汗之宜轻，香苏散。"

6. 汗之勿过

汗为心之液，心亦主血，故曰"血汗同源"。《内经》亦有"夺血者无汗，夺汗者无血"之诫。虽然经云："邪在皮者，汗而发之。""体若燔炭，汗出而散。"但误汗、过汗耗伤气阴者亦多见之，亟须慎之！戒之！如程钟龄所言："有当汗不汗误人者，有不当汗而汗误人者。有当汗不可汗，而妄汗之误人者。有当汗不可汗，而又不可以不汗，汗之不得其道以误人者。有当汗而汗之不中其经，不辨其药，知发而不知敛以误人者。是不可以不审也。仲景先师亦于桂枝汤服用时告诫：遍身漐漐微似有汗者益佳，不可令如水流离，病必不除。"

三、汗法验案举例

发热、痹证、瘾疹案

韩某，女，4 岁半。初诊日期：2018 年 10 月 30 日。

主诉：皮肤反复出现风团 4 年，反复发热 2 年。

现病史：病儿 4 年前始皮肤反复出现潮红伴瘙痒，时轻时重，曾在多家医院就诊诊为荨麻疹、丘疹性荨麻疹，治疗效果不显，时轻时重，每于夏季潮湿时加重，2 年前始出现夜间发热，多于午夜后 1~6 点发热，最高达 39.8℃，发热前先有寒战，自行用扑热息痛后汗出热退，曾去中国医科大学附属第一医院检查，仅见 C 反应蛋白明显升高，无法确诊。现症见精神稍疲，面色微红，皮肤微痒，食欲不振，眠可，大便略稀，小便正常。体格检查：皮肤微红，散见风团、红疹，舌质淡红，脉细略数。

西医诊断：发热待查，荨麻疹。

中医诊断：外感发热，瘾疹。

辨证：风毒之邪外感，太少合病。

治法：和解少阳，疏风解毒。

方药：小柴胡汤合消风散加减。

柴胡 3g，麻黄 3g，牛蒡子 6g，防风 3g，荆芥 3g，蝉蜕 3g，黄芩 10g，半夏 3g，石膏 10g，苍术 6g，山药 15g，薏苡仁 15g，当归 6g，生地黄 10g，白鲜皮 10g，丹皮 3g，炙甘草 6g。7 剂，每日 1 剂，水煎频频饮服。

11 月 8 日二诊：仍有夜间发热，但发热温度较前略低，最高 38.5℃，新感咽痛微咳。前方加连翘 10g，杏仁 5g，续服 10 剂。

11 月 18 三诊：咽痛愈，无咳嗽，夜间仍有发热，略显疲倦。前方去连翘、杏仁，加乌梅 6g，盐黄柏 5g，黄芪 10g，续服 14 剂。

12 月 2 日四诊：患儿仍有夜间发热，皮肤有红色少量皮疹，大便不成形。上方去黄柏、当归、荆芥、牛蒡子、白鲜皮，加银柴胡 10g，五味子 6g，连翘 6g，8 剂。

服药期间仍有夜间发热，渐至失去治疗信心。因为本病例是我的学生治疗的病案，所以遂来我处求治。

12 月 15 日请我诊治，病情同上。

中医诊断：发热，痹证，瘾疹。

辨证：久病气阴两虚，风毒入络，复感外邪，留滞不去。

治法：补益气阴，疏风解毒，解表散邪。

方药：柴胡 3g，牛蒡子 6g，蝉蜕 6g，僵蚕 6g，黄芩 6g，金银花 6g，地肤子 10g，山药 30g，太子参 10g，桑寄生 15g，百合 10g，炒白芍 6g，生地黄 10g，生甘草 15g，鸡内金 10g。14 剂，每日 1 剂，水煎频频饮服。

12月29日：服药1周后，发热明显减轻，已有3日未发热，稍有感冒咳嗽流涕，前方中鹄，继宗前法调治。前方去生地黄、地肤子，加沙参10g，杏仁6g，炙枇杷叶16g，浙贝3g，14剂。

2019年1月12日：患儿再未见发热，皮疹未发，偶有太阳穴微热感，顽疾已愈，以前方加党参6g，14剂，善后。

2月19日、5月14日二次随访，未再发热。

按语： 本例患儿出生不久即皮肤反复出现皮疹，夜间发热2年，证属少阳证，兼见太阳，初用小柴胡汤和消风散，稍有寸效，而止步不前，后考虑长期后半夜发热，兼属厥阴，而用乌梅丸之乌梅、黄柏，亦不见效，曾仿脱敏煎之意，加银柴胡、五味子仍不见效，束手无策后求治于师。接诊时可见，该患儿反复外感，久病发热，正气大损，又查出C反应蛋白升高等病理反应，西医属风湿免疫性疾病。综合分析，本患中医属气阴两虚，本源大伤，风毒入络，复感外邪，留滞不去，故处方立法以补益气阴以扶正固本，再疏风解毒以解表散邪。方药宗生脉饮合小柴胡汤加减进退。方中山药、太子参补气，且药性清润平和，百合、生地黄、白芍、桑寄生滋阴生津，且百合、桑寄生尤具解毒之效，同为方中君臣。咽喉属少阳，柴胡和解少阳，解表散邪；且本例柴胡仅用3g，不使发散太过，免耗正气；金银花、黄芩清热解毒，善治咽喉部感染，截断外邪；牛蒡子、蝉蜕、僵蚕疏风透表，解毒散邪。生甘草调和诸药，又能益气解毒；鸡内金消食导滞，既可消食积，又可消药积，共为使药。诸药协同，有补有清，有升有降，扶正散邪，顽疾得愈。

论"下法"及临床运用

下法是通过荡涤肠胃，泻下大便或积水，使停留于肠胃的宿食、燥屎、实热、冷积、瘀血、痰结、水饮等从下而出，以解除疾病的一种方法。下法是依据《素问·阴阳应象大论》"其下者，引而竭之；中满者，泻之于内；其实者，散而泻之"的原则而立的。

下法适用于邪在肠胃，如大便不通，燥屎内结，热结便秘，停痰留饮，瘀血内蓄等邪正俱实之证。

元代张子和善用下法，并极力推广下法，谓催生下乳，磨积逐水，破经泄气，都可使用。

一、下法分类

由于病情有寒热，正气有虚实，病邪有兼夹，故下法有寒下、温下、润下、逐水之分类，若攻补兼施等，与其他治法配合运用。

1. 寒下（攻下）

寒下法及寒下方药具有泻热通便作用。一般用于里热积滞实证。症见大便秘结，腹部或满或胀或痛，甚或潮热，苔黄，脉实等。治法以攻下积滞、荡涤实热为主。在用寒下药如大黄、芒硝等基础上，如燥屎宿食与实热结于胃肠，当与行气药配伍，如厚朴、枳实等，以利于推荡秽物积热，代表方如大承气汤；如湿热蕴结，气血凝滞于肠间致成肠痈者，当配伍利湿散瘀热之品，如牡丹皮、冬瓜仁等，代表方如大黄牡丹汤；如水热内结，宜攻下者，又当配伍峻下逐水药，如甘遂等，代表方如大陷胸汤。具有较强清热泻火作用的寒下药，又可用于热病高热神昏，谵语发狂；火热上炎所致的头痛、目赤、咽喉肿痛、牙龈肿痛，以及火热炽盛所致的吐血、衄血、咯血等上部出血证。上述病证，无论有无便秘，应用本类药物，以清除实热，或导热下行，起到"釜底抽薪"的作用。此外，对痢疾初起，下痢后重，或饮食积滞，泻而不畅之证，可适当配用本类药物，以攻逐积滞，消除病因。对肠道寄生虫病，本类药与驱虫药同用，可促进虫体的排出。

2. 温下

温下法及方药具有温里通便作用，适用于脏腑间寒冷积滞之病，治疗里寒实证。在寒邪非温不化、积结非下不去的情况下，必须用温下。常用泻下药物如大黄、巴豆等配伍辛散温里祛寒药如附子、细辛、干姜等组成方剂，代表方如大黄附子汤、三物备急丸。

3. 润下

润下法及方药具有润肠通便作用，适用于体虚便秘之证。本类方药性味多属甘平，质润多脂，能润燥滑肠，促使大便排出，泻下作用较和缓。由于热邪伤津，或素体火盛，肠胃干燥，以致大便燥结，秘塞不通，宜润燥与泻热通便药相结合，润其燥以泻其热，常用滋润药如麻子仁、杏仁、白芍等与泻下药大黄同用，代表方如麻子仁丸。若因肾虚气弱，关门不利，或病后虚损，以致肠道传化无力，大便秘结者，宜温润通便，补其虚，润其下，常用药物如肉苁蓉、当归等组成方剂，代表方如济川煎。

4. 峻下逐水

峻下逐水法及方药具有攻逐水饮作用，能使体内大量积水从大小便排出，以达到消除积水肿胀的目的。适用于水饮停聚胸腹及水肿证而体质强壮者。本类方药多具毒性，泻下作用尤为峻烈。常用峻泻逐水药如芫花、甘遂、大戟、牵牛子等，代表方如十枣汤、舟车丸等。

5. 攻补兼施

攻补兼施法及方药具有泻下与补益作用，适用于里实积结而正气内虚者，此时攻邪则正气不支，补虚又邪实愈壅，泻下与补益并用，祛邪而又扶正，为两全之计。正虚之体，有时虽用峻剂攻逐，因正气更虚而燥屎终不能下，反而耗气伤阴；或虽能攻逐实邪，却造成正随邪脱的危险；或因阴液已被邪热消铄将尽，肠中干涸，燥屎亦不能下。因此，将泻下药与补气药同用，或将泻下药与滋养阴液药并行，是治疗里实积滞而正气内虚的妥善方法。常用泻下药如大黄、芒硝与补益药如人参、生地黄、当归等组成方剂，代表方如黄龙汤、增液承气汤、温脾汤等。

二、下法临床应用注意事项

1. 当下则下

下法主要具有泻下通便作用，以排除胃肠积滞和燥屎等，正如《素问·灵兰秘典论》所云："大肠者，传导之官，变化出焉。"或清热泻火，使实热壅滞之邪通过泻下而清解，起到"上病下治""釜底抽薪"的作用；或达逐水退肿的目的。部分药还兼有解毒、活血祛瘀等作用。

泻下药主要适用于大便秘结、胃肠积滞、实热内结及水肿停饮等里实证。部分药还可用于疮痈肿毒及瘀血证。

下者，攻也，攻其邪也。病在表，则汗之，病在半表半里，则和之，病在里，则下之。然有当下不下误人者，有不当下而下误人者。有当下不可下，而妄下之误人者。有当下不可下，而又不可以不下，下之不得其法以误人者。有当下而下之不知浅深，不分便溺与蓄血，不论汤丸以误人者。又杂症中，不别寒热、积滞、痰、水、虫、血、痛、脓以误人者，是不可不察也。

近世之医，每不讲法，多视下药为畏途，病者亦视下药为砒鸩，致令病证垂危，袖手旁观，委之天数，大可悲耳。昔张子和《儒门事亲》三法，即以下法为补，谓下去其邪而正气自复，虽其说未合时宜，而于治病攻邪之法正未可缺。

2. 表里先后

临床应用下法应根据里实证的兼证及患者的体质，进行适当配伍。里实兼表邪者，当先解表后攻里，必要时可与解表药同用，表里双解，以免表邪内陷。如《医学心悟》所言："如伤寒表证未罢，病在阳也，下之则成结胸，病邪虽已入里，而散漫于三阴经络之间，尚未结实，若遽下之，亦成痞气。况有阴结之症，大便反硬，得温则行，如开冰解冻之象。又杂症中，有高年血燥不行者，有新产血枯不行者，有病后亡津液者，有亡血者，有日久不更衣，腹无所苦，别无他症者。若误下之，变症蜂起矣。所谓不当下而下者此也。"

3. 适当配伍

有兼夹证者，应配合其他药物治疗。如里实而正虚者，应与补益药同用，攻补兼施，使攻邪而不伤正。若属热积者还应配伍清热药；属寒积者应与温里药同用。兼有瘀血者，应配合活血祛瘀药同用；兼有虫积者，应配合驱虫药同用。如《医学心悟》所言："夫以羸弱之人，虚细之脉，一旦而热邪乘之，是为正虚邪盛，最难措手。古人有清法焉，有润法焉，有导法焉，有少少微和之法焉，有先补后攻、先攻后补之法焉，有攻补并行之法焉，不可不讲也。如三黄解毒，清之也。麻仁梨汁，润之也。蜜煎、猪胆汁、土瓜根，导之也。凉膈散、大柴胡，少少和之也。"

4. 特殊人群

泻下剂除润下剂较为和缓外，其余均较峻烈，故孕妇、产后、月经期、年老体弱、病后津伤及亡血者，均应慎用，必要时，可考虑攻补兼施，或先攻后补。如《医学心悟》所言："更有脉虚体弱不能胜任者，则先补之而后攻之，或暂攻之而随补之，或以人参汤，送下三黄枳术丸。又或以人参、瓜蒌、枳实，攻补并行而不相悖。盖峻剂一投，即以参、术、归、芍维持调护于其中，俾邪气潜消而正气安固，不愧为王者之师矣。又有杂症中，大便不通，其用药之法可相参者。如老人、久患者、新产妇人，每多大便闭结之症，丹溪用四物汤，东垣用通幽汤，予尝合而酌之，而加以苁蓉、枸杞、柏子仁、芝麻、松子仁、人乳、梨汁、蜂蜜之类，随手取效。又尝于四物加升麻，及前滋润药，治老人血枯，数至圊而不能便者，往往有验，此皆委曲疏通之法。若果人虚，虽传经热邪，不妨借用，宁得猛然一往，败坏真元，至成洞泻，虽曰天命，岂非人事哉！所谓下之贵得其法者此也。"

5. 谨防伤正

苦寒泻下剂大多易于耗损"胃阴"，又伤"正气"，不良反应主要表现为腹胀、恶心、呕吐、倦怠乏力、食欲不振等。为了防止不良反应的发生，在使用本类方剂治疗疾病时，一般大便维持在每天 3~4 次为宜。病情控制后应逐渐减少攻下药，并酌情加入健脾和胃之剂，攻补兼施，防止攻伐过度。

6. 固护胃气

泻下剂易伤胃气，得效即止，慎勿过剂；调饮食，忌进油腻及不易消化食物。

三、下法典型病例

重症胰腺炎合并肠麻痹案

金某，女，21 岁，大连外国语学院学生。

因腹痛 28 小时伴恶心、呕吐、发热于 2005 年 11 月 16 日入我院外科。

入院时症见：上腹持续疼痛伴腰背部放散痛，恶心，呕吐，寒战，体温 38.2℃，血压 90/60mmHg，心率 96 次/分，律齐，双肺无异常，腹平软，无肠型及蠕动波，脐周及上腹正中处压痛阳性，无肌紧张及反跳痛，肠鸣音存在。血液检查：WBC $12.9 \times 10^9/L$，N 0.9，血淀粉酶 658U/L。B 超检查示：胰腺增大，胰腺炎。上腹 SCT 平扫：胰腺炎，腹水。

诊断为重症胰腺炎，西医予抗感染（头孢哌酮钠合替硝唑）、补液、胃肠减压等对症治疗，中医配合以理气攻下、清热解毒治法。

方药：茵陈 30g，栀子 10g，龙胆草 10g，柴胡 10g，黄芩 10g，元胡 10g，枳壳 10g，木香 6g，白芍 15g，大黄 30g（后下），芒硝 15g（冲）。每日 1 剂，水煎，早晚分服。

入院第二天高热持续不降，体温最高达 39.5℃，腹痛，腹胀，渐见黄疸，大便不通，肠鸣音极弱。血液检查：WBC $20.4 \times 10^9/L$，N 0.9，血淀粉酶 1099U/L。SCT 示：胰腺广泛明显增大，胰周及肝周均有积液征，肠积气及扩张征。诊断为重症胰腺炎合并肠麻痹征。予一级护理，心电、血压监测，西医更换抗生素舒普深加强抗感染，并加用地塞米松每日 10mg 抗炎退热治疗；中医继用前方，并予该汤剂加芒硝 5g、生大黄粉 10g 保留灌肠，每日 1 次。又予生大黄粉 5g、芒硝 5g 间断冲服通便。

经上述治疗 7 天，患者仍高热不退，恶心、呕吐日益加重，重度腹胀，精神萎靡，且伴发念珠菌性外阴阴道炎（外阴、阴唇覆盖白色膜状物，经妇科确诊）。病情危重，遂请院内大会诊。多数专家认为患者为严重感染，应当加强抗感染治疗，提议抗生素更换泰能。而我查房会诊认为，该患者为典型重症胰腺炎病例，目前抗生素已用多日，且药敏试验多种抗生素均明显耐药，合并二重感染，抗生素可降档，建议加用斯皮仁诺抗真菌治疗。但本科医生考虑斯皮仁诺有肝损害不良反应，不敢应用。我提议，为医疗安全起见，暂维持目前抗生素治疗，同时加强中药治疗。分析病情，入院初始当为少阳阳明合病，宜给予小柴胡汤合承气类可获良效。而目前四诊所见：发热，胁腹痛，呕恶，默默不欲饮食，口苦，咽干，目眩，腹胀，腑气不通，肠鸣音消失，倦怠乏力，精神萎靡，外阴白膜，舌淡，苔白腻，脉细数无力。辨证为少阳太阴合病，中气衰败，浊毒壅滞。治当补气温中，和解少阳，化浊解毒。小柴胡汤合理中汤化裁。

柴胡 10g，黄芩 6g，半夏 10g，党参 20g，白术 30g，炒白芍 15g，枳实 10g，炙甘草 10g，藿香 6g，黄精 15g，蜈蚣 3条，生百合 15g，姜枣为引。水煎频饮。

服药 5 小时，肠鸣音开始恢复，并逐渐排气排便，随之患者恶心、呕吐缓解，腹胀腹痛减轻，身热渐退，体温 37.5℃。次日体温正常，食欲大振，进流质饮食，腹胀腹痛缓解，肠鸣音正常。改为二级护理，撤胃肠减压管，抗生素改为半合成青霉素，继服上方 5 天，病愈出院。

按语：对本案而论，发病初期为少阳邪盛，阳明热实，治以通里攻下、清热解毒、和解少阳之法毋庸置疑。但攻下之品（大黄、芒硝）作用峻猛，苦寒攻泻最易耗气伤阴，损伤脾胃，本宜奏效即止，不可过服。而本患方药用量过大，用药时间长，使患者正气大伤；同时方中清热之品苦寒伤胃，苦燥伤阴，再加行气药辛温香燥，耗伤气阴，又予大量西药抗生素（亦等同于中药清热解毒类药物）迭进，一攻再攻，终致患者气阴耗竭，脾胃衰败，中焦不运，正不敌邪而病进。我们抓住本病例临床症状见往来寒热、胸胁苦满、默默不欲饮食、呕恶频作、口苦、咽干、目眩等诸多少阳症状，而用小柴胡汤作基础方论治。

又鉴于所有急腹症均合并有消化系统症状（即脾、胃、大小肠病），如呕吐、腹痛、腹胀、下利或便秘等，历代医家多从阳明腑实证立论，以承气类治之。而我认为对此一定要遵循实则阳明、虚则太阴的原则。一般来说，急腹症初起，体质尚实者多见少阳阳明合病，宜用小柴胡汤合承气汤类和解攻下；但遇年老体弱或素有慢性脾胃病或过用苦寒攻泻之品致虚者，虽亦为急腹症发作，但其多见太阴虚寒病证，当从少阳太阴合病论治，此时可用小柴胡汤合理中丸、补中益气汤之类治疗，以补虚扶正。本案表现为腑气不通、腹胀、便闭、高热，似为阳明腑实证，但应用攻下法不效，而采用"塞因塞用"，以补开塞之法治疗却获卓效，这正是中医学所谓的反治法，是顺从疾病假象而治的一种治疗方法。究其实质，仍是在治病求本法则的指导下，针对疾病本质而进行治疗的方法，故实质上仍是宗于"辨证论治，治病求本"之旨。本例患者高热1周余，热伤津液；呕吐频频，气阴大伤；食不得入，气血生化乏源。加之过用大苦大寒攻伐之剂戕伤脾胃中气，数者相合，致本元大伤，中气衰败，气阴亏损，而出现腑气不通，腹胀便闭，肠音消失，精神萎靡，倦怠乏力，呕恶不食，舌淡苔白腻，脉细数无力，故以温运中阳、健脾益气法治之，使脾气健运，胃肠功能恢复正常，则腹胀自消，大便自通。

关于本例合并的肠梗阻、腑气不通的症状辨识及病理分析，就西医方面来说，肠梗阻分为机械性肠梗阻和动力性肠梗阻（亦即麻痹性肠梗阻），机械性肠梗阻听诊时肠鸣音亢进，呈高调的金属音或"气过水声"，而麻痹性肠梗阻为肠管平滑肌收缩无力，听诊时肠鸣音减弱甚至消失。从中医而论，本病基本病机为气机不通，而气机不通的病因有虚实两端：一是气虚，气的推动作用减退因而气机不通；二是有实邪阻滞及气机本身的病变。正气对脏腑器官起着推动、温煦和激发其运动的作用。若正气虚衰，推动、温煦、激活作用减弱，则使脏腑器官生理活动减弱。由此可见，麻痹性肠梗阻正是由于气虚而致肠管平滑肌收缩无力，肠蠕动减弱，故听诊肠鸣音减弱或消失。故临床上遇到肠梗阻、腑气不通病例时，可综合以下三个方面判断虚实：①通过中医主症、舌脉判断虚实；②结合病史判断，病程略长，有过用苦寒攻下剂不效者多为虚；③结合西医检体，若听诊肠鸣音亢进者当辨为实，听诊肠鸣音减弱甚至消失者当辨为虚。这是把西医的诊断手段作为中医辨证的依据，是真正意义的中西医结合。腑气不通之证，肠鸣音亢进者多可通泻，肠鸣音减弱或消失者多宜温补。

又本案从中医四诊所见，有恶心、呕吐不食、外阴白膜、倦怠乏力、苔腻等脾胃虚弱、湿浊内阻之征象，西医检查显示合并严重的真菌感染。故方中加用藿香、黄精、蜈蚣3味药，应用藿香取其醒脾健胃、化湿泄浊、和中止呕之功效，同时现代药理研究表明藿香水煎液有抗真菌的作用。而黄精既补脾阴又补脾气，患者高热、呕吐日久，耗气伤阴，加之过用苦寒攻下之品（包括大量抗生素），使气阴大伤，故选黄精补脾益气，固护气阴。现代药理研究证实，黄精水煎剂亦有抗真菌和抗细菌的作用。蜈蚣既能解毒散结，又有抗真菌及抗耐药菌株的作用。选此三味药在中医方面可扶正祛邪，在西医方面均有抗真菌的作用，能起到明显的协同作用。

本案病初所用药方若能酌情加用补气健脾护胃之品，注意补虚扶正，则可扶正以达邪。然而，本病论治，一味攻伐，不知急腹症凡涉及中焦，亦有"实则阳明，虚则太阴"之论。故本案病虽七八日，但历经苦寒攻伐，已现大虚大损、中气不运之象，似实而实虚，乃至虚有盛候之假象，不进补剂，却仍以攻下为法，实犯虚虚之戒，自然病进不退，正所谓"病不辨则无以治，治不辨则无以痊"。

论"和法"及临床运用

和法的本意，在《伤寒论》中，仲景对桂枝汤、小承气汤都提到"和"字，包含"和解"之意，也可引申为"调和"之意。它的原始意义，似乎不用大发汗，大攻下，但用比较轻的方药就可以治疗疾病，这种比较轻的方法就是和解法。

把"和解"两字归于半表半里专剂的小柴胡汤，则是成无己的意思，后世因成氏为注《伤寒论》第一人，故均从其说，遂从小柴胡汤为和解之定法，凡言和法者，总以小柴胡汤为主。

一、和法分类

随着柴胡剂的运用，后世医家在此基础上引申其义，和法就以小柴胡汤为主，连及清、温、补、润、兼表、兼攻者，较之原意稍有扩展，大大丰富了和法的内容。按戴北山的说法，和法那就太广了，但有一条精神不变，这就是指"调和"而言。详论之，和法是通过和解或调和的作用以祛除病邪为目的的一种治法。它不同于汗、吐、下三法的专事攻邪，又不同于补法的专事扶正。其具体内容包括和解、调和、平和等。

1. 和解之法

和解之法是指和里解表之法，专用于治疗邪在半表半里的证候。如《伤寒明理论》说："伤寒邪气在表者，必渍形以为汗；邪气在里者，必荡涤以为利。其于不内不外，半表半里，既非发汗之所宜，又非吐下之所对，是当和解则可以矣。小柴胡汤为和解表里之剂也。"所以和解是专治病邪在半表半里的一种方法。

2. 调和之法

调和之法是指调节人体功能，使归于平复之意。正如戴天章所说："寒热并用谓之和，补泻合剂谓之和，表里双解谓之和，平其亢厉谓之和。"调和之法适用于脏腑气血不和，或寒热混杂，或虚实互见的病证。

3. 平和之法

其特点是"无致邪，无失正"（《素问·五常政大论》），中正和缓，遣方用药，牢记"平其亢厉"，刻刻以顾护正气为念。如《伤寒论》中对某些经过发汗、涌吐、攻下，或自行吐利而余邪未解的病证，采用缓剂或峻剂小量分服，使余邪尽除而不重伤其正；或内伤杂病，顽疾久损，虽有正气大伤，亦有顽邪留滞者，每欲扶正则资邪，每攻邪又伐正，则和法可矣。故又可称其为缓和、柔和、中和之法等。

凡邪在少阳、募原，以及肝脾不和，肠寒胃热，气血失调，营卫不和等致病时，都可用和法，祛除寒热，调其偏盛，扶其不足，使病去人安。所以和法的范围较广，分类也多，其中主要有和解少阳、透达募原、调和肝脾、疏肝和胃、分消上下、调和肠胃、平剂缓调等。

二、常用和法方剂

1. 和解少阳

小柴胡汤：功能和解少阳，主治少阳证。

大柴胡汤：功能和解少阳，内泻热结，主治少阳兼阳明证。

蒿芩清胆汤：功能清胆利湿，和胃化痰，主治少阳湿热痰浊证。

2. 调和肝脾

四逆散：功能透解郁热，疏肝理脾，主治热厥证。

逍遥散：功能疏肝解郁，健脾养血，主治肝郁血虚证。

白术芍药散：功能疏肝补脾，主治肝郁脾虚证。

3. 调和肠胃

半夏泻心汤：功能和胃降逆，开结除痞，主治寒热错杂之痞证。

柴胡陷胸汤：功能和解少阳，清化痰热，主治邪踞少阳，痰热互结于心下证。

4. 治疟

截疟七宝饮：功能燥湿祛痰，主治疟夹痰湿证。

达原饮：功能开达膜原，辟秽化浊，主治温疫或疟痰邪伏膜原证。

何人饮：功能补气血，祛疟邪，主治久疟气血两虚证。

三、和法临床应用注意事项

1. 邪在表或里者不用

凡属邪在肌表，或表邪已全入里者，均不宜使用和法。因病邪在表，误服和解之剂则可引邪入里。正如程钟龄所言："然亦有不当和而和者，如病邪在表，未入少阳，误用柴胡，谓之引贼入门，轻则为疟，重则传入心包，渐变神昏不语之候。亦有邪已入里，燥渴谵语诸症丛集，而医者仅以柴胡汤治之，则病不解。"

2. 虚者不用

脏腑极虚、气血不足之寒热病证不宜使用和解之法，恐延误病情。如程钟龄所言："内伤劳倦，内伤饮食，气虚血虚，痈肿瘀血诸症，皆令寒热往来，似疟非疟，均非柴胡汤所能去

者，若不辨明证候，切实用药，而借此平稳之法，巧为藏拙，误人匪浅。所谓不当和而和者此也。"（《医学心悟》）

3. 权衡用之

临床应用和法，最忌墨守拘泥，凡有当和则和者，必详寒热之多寡，禀赋之虚实，脏腑之燥湿，邪气之兼并，方能应手而效。诚如程钟龄所言："由是推之，有清而和者，有温而和者，有消而和者，有补而和者，有燥而和者，有润而和者，有兼表而和者，有兼攻而和者。和之义则一，而和之法变化无穷焉。知斯意者，则温热之治，瘟疫之方，时行痧症，皆从此推广之，不难应手而愈矣。世人漫曰和解，而不能尽其和之法，将有增气助邪，而益其争，坚其病者，和云乎哉！"

四、和法验案举例

外感发热久治不愈案

王某，女，75 岁，住院号：84346。

于 2009 年 5 月 8 日因为咳嗽，间断咳痰带血伴发热 7 天，我院急诊以肺炎收入呼吸科病房。

入院后考虑为支气管扩张并感染引起的发热，而给予头孢他啶、头孢吡肟、盐酸左氧氟沙星氯化钠、替硝唑注射液联合应用，间断应用解热药对乙酰氨基酚。中药治以清热化痰，润肺止咳，以清金化痰汤加减，方药如下：冬瓜仁 30g，知母 15g，鱼腥草 30g，金银花 20g，石膏 50g，芦根 100g，海浮石 15g，蛤壳 10g，金荞麦 15g，薏苡仁 30g，竹茹 15g，白术 15g。病情毫无起色，只是在用了解热药后患者热势暂退，随即复热。并出现了严重的耐药绿脓杆菌感染和菌群失调及继发的念珠菌感染。

5 月 15 日上午请我会诊，详细询问病史，得知患者发热前微恶寒，且每日午时发热较甚，体温最高达 39℃，身体消瘦，精神萎靡不振，面色少华，少气懒言，活动后气短，时有咳嗽，咳少许白黏痰，偶有心烦，轻微恶心，口干，纳呆，寐欠宁，二便尚调，舌质淡嫩，苔白腻，舌中部苔略黄腻，脉弦细弱。血常规检查：白细胞数 $11.5 \times 10^9/L$，中性粒细胞数 $9.18 \times 10^9/L$。痰培养：铜绿假单胞菌生长（++++）。

本病证属气阴两虚，邪恋少阳，痰浊瘀毒内滞。正治当以和解为大法，宜扶正祛邪，标本兼治，而不能单纯以汗或清解等法。方用小柴胡汤合生脉散加减化裁，处方如下：柴胡10g，黄芩 10g，半夏 3g，党参 30g，山药 30g，黄精 30g，麦冬 20g，百合 30g，知母 15g，玄参 15g，僵蚕 15g，蜈蚣 3 条，藿香 3g，牛蒡子 10g，生甘草 10g。急煎，频频饮服，不必计较药量，以热退为度。并嘱减少抗菌药物的种类和用量。患者午后开始服药，傍晚热势减轻，次日已无发热，偶有咳嗽，咳少许白黏痰，神清息平，效不更方，继服前方。

5 月 19 日二诊：患者无发热，时有干咳，少痰，汗多，纳可，寐宁，二便调，舌质淡嫩，苔黄略干，脉弦滑。诸症好转，前方去藿香、半夏、牛蒡子，加太子参 30g，五味子 10g，柴胡减至 6g。调理 5 天，发热咳嗽痊愈而带药出院。

按语： 这个患者外感热病约半月余，病情复杂而危重，中西药并进而无显效。临诊时本患表邪仍在，邪气有入里之势，故半表半里之少阳证是首先考虑的；患者尚有轻度恶心、纳呆、口干苦等少阳证表现，所谓"但见一证便是，不必悉具"；少阳为枢机，气机阴阳转换的枢纽，本患者发热有相对明显的时间，每于午时 11 时左右始热，持续不退；另本患者显现夹湿夹浊，邪恋膜原之象。故我以少阳立论。患者身热不退，里热之象显，但每发热之初，每有轻度恶寒恶风之象，"有一分恶寒，即有一分表证"，故患者现证有太阳、少阳、阳明三经之象，可谓三阳合病，治从"少阳"，因此我以小柴胡汤为主方治疗本病。

中医讲究的是治病必求于本，最反对这种头痛医头、脚痛医脚、见热退热的治疗方式。所谓治病必求于本，本者本于阴阳而已。该例患者虽然外现高热，口渴，但已是古稀之年，身体消瘦，精神萎靡不振，面色少华，少气懒言，活动后气短，口干，舌质淡嫩，苔白腻，脉弦细弱，显然是一派气阴两虚的征象，因此在治疗时合用生脉散，顾护气阴，扶正祛邪，标本兼治。方中柴胡和解退热；黄芩清泄肺热；半夏降逆止呕；党参、山药、黄精、麦冬、百合、生甘草补气健脾，益气养阴；玄参、知母清热生津止渴；藿香清热化浊；蜈蚣清热解毒；僵蚕化痰通络；牛蒡子疏散风热。小量频服，以使药力递增，还可以防止服药发生格拒之弊。二诊患者已无发热，干咳少痰，汗多，乃于前方去藿香、半夏、牛蒡子等温燥、清利之品；加太子参、五味子以增强顾护气阴之效；柴胡减量，是因为患者已无发热，突出其升阳气的作用。从本病的诊治过程看，关键就在于辨证论治，治病求本。

同时该患者还出现了严重的耐药绿脓杆菌感染和菌群失调及继发念珠菌感染。临床上经常会出现这种情况，特别是联合应用大量抗菌药物之后。方中选用三味药，蜈蚣、黄精、藿香。现代药理研究表明，蜈蚣具有较强的抗菌作用，蜈蚣水提取液对金黄色葡萄球菌、大肠杆菌有弱的抑制作用，对各种致病性真菌和绿脓杆菌则有较强的抑制作用。绿脓杆菌即为浊毒、顽毒内蕴而成。蜈蚣性味辛温，入厥阴肝经，乃化瘀解毒、通络剔邪之良药，因此具有较好的抗绿脓杆菌的作用。黄精，甘，平，归脾、肺、肾经，是补阴药中惟一入脾经的药物，具有补气养阴、健脾润肺益肾之功效。现代药理研究表明，黄精能提高机体免疫功能，对各种致病性真菌有抑制作用，对该患者既治疗本虚，又抗真菌，起到了双重作用。藿香，辛，微温，具有化湿、止呕之功效。现代药理研究表明，藿香具有较好的抗真菌的作用，对于本患者湿浊内蕴化热，邪恋半表半里之膜原所致的身热不扬等症，具有较好的化湿祛浊的作用，且与百合、麦冬、知母、黄芩等凉药配伍应用，抑制了其温性，保留其化浊、抗真菌的作用，即去性存用。正如《本草正义》所言："藿香芳香而不嫌其猛烈，温煦而不偏于燥烈，能祛除阴霾湿邪，而助脾胃正气，为湿困脾阳，倦怠无力，饮食不甘，舌苔浊垢者最捷之药。"

论"温法"及临床运用

温法是通过温阳、祛寒或回阳等作用，使寒去阳复，用治里寒证的一种治法。温法是依据《素问·至真要大论》"寒者热之""治寒以热"和《素问·三部九候论》"虚则补之"的原则而立的。

一、温法分类

里寒证的成因，有因外寒直入于里，有因药误损阳气，或因元阳不足，寒从内生。由于里寒证有脏腑经络的不同，故温法有温中祛寒、回阳救逆和温经散寒等的区别。虚与寒常常并存，故温法又多与补法配合运用。

1. 温中祛寒法

用于治疗脾胃虚寒证。脾胃位于中焦，职司运化，若脾胃虚寒，就会出现肢体倦怠，食欲不振，腹痛吐泻，四肢不温等症。常用方剂由温里药与健脾补气药相配合，如用干姜、吴萸、蜀椒等药，与人参、甘草等药配伍。理中丸为其代表方。

2. 回阳救逆法

用于治疗阴盛阳衰，阳气将亡之证。当疾病发展到阳气衰微，阴寒内盛，出现四肢逆冷，恶寒倦卧，呕吐下利，脉沉微等情况时，非用大剂温热药物以回阳救逆不可。回阳救逆方剂，主要由辛温燥热的药物组成，如附子、干姜、肉桂之类。四逆汤为其代表方。

3. 温经散寒法

适用于寒邪凝滞经脉之痹痛、寒凝腹痛、阴疽等证。阳气不足，经脉受寒，血液运行不畅，故见手足厥寒，肢体痹痛，或发为阴疽。此类疾病多系阳气虚馁，阴血柔弱，寒滞经脉。故本类方剂配伍特点是辛温发散与养血通脉药合用，主要药物有麻黄、桂枝、细辛、生姜、当归、鸡血藤、独活等。代表方如当归四逆汤、阳和汤。

二、常用温法方剂

1. 温中祛寒

理中丸（附子理中丸、桂附理中汤、连理汤、桂枝人参汤、理中化痰丸、枳实理中丸、丁萸理中汤、附子粳米汤、附子八物汤），吴茱萸汤（高良姜汤），小建中汤（当归建中汤、黄芪建中汤），大建中汤（乌头桂枝汤、乌头赤石脂丸），厚朴温中汤。

2. 回阳救逆

四逆汤（四逆加人参汤、通脉四逆汤、白通汤、白通加猪胆汁汤），参附汤（独参汤、芪附汤、术附汤、急救回阳汤、回阳救急汤、参附龙牡救逆汤、二加龙骨汤、参附龙牡汤、四味回阳饮），真武汤（附子汤），黑锡丹。

3. 温经散寒

当归四逆汤（当归四逆加吴茱萸生姜汤、黄芪桂枝五物汤、桂枝加当归汤），阳和汤（小金丹）。

三、温法临床应用注意事项

1. 热无犯热

本类治法与方药多辛热燥烈，易耗阴动火，故天气炎热时或素体火旺者需减少用量，所谓"热无犯热"（《内经》）是也。程钟龄《医学心悟》亦云："若论其时，盛夏之月，温剂宜轻，时值隆冬，温剂宜重。然亦有时当盛暑，而得虚寒极重之证，曾用参、附煎膏而治愈者，此舍时从证法也。"

2. 辨清真假

使用温法及方药，首应辨明寒热真假，勿为假象所迷惑。临床常见热伏于里，热深厥深，真热假寒而治误者。诚如《医学心悟》所言："然又有不当温而温者何也？如伤寒热邪传里，口燥咽干，便闭谵语，以及斑、黄、乱狂、衄、吐、便血诸症其不可温，固无论矣。若乃病热已深，厥逆渐进，舌则干枯，反不知渴，又或夹热下利，神晕气弱，或脉来涩滞，反不应指，色似烟熏，形如槁木，近之无声，望之似脱，甚至血液衰耗，筋脉拘挛，但唇、口、齿、舌干燥而不可解者，此为真热假寒之候，世俗未明亢害承制之理，误投热剂，下咽即败矣。更有郁热内蓄，身反恶寒；温热胀满，皮肤反冷；中暑烦心，脉虚自汗；燥气焚金，痿软无力者，皆不可温。又有阴虚脉细数，阳乘阴而吐血者，亦不可温，温之则为逆候，此所谓不当温而温者也。"

3. 格拒处理

阴寒太盛者，每服热药入口即吐，是谓格拒。可少佐寒凉之品，或热药冷服，此即寒因寒用的反佐之法。《医学心悟》言："阴盛格阳于外，温药不效者，则以白通汤加人尿、猪胆汁反佐以取之，经云热因寒用是已。"

4. 重视虚证

温法本为针对以里实寒类证为主者所设，若阳虚生寒者，断不宜只以温法方药为主治之。正如《至真要大论》所言："诸寒之而热者取之阴，热之而寒者取之阳，所谓求其属也。"《医学心悟》亦言："真虚夹寒，命门火衰者，必须补济真阳。太仆有言：大寒而盛，热之不热，是无火也，当补其心。此心字，指命门而言，《内经》所谓七节之旁中有小心是也。书曰：益心之阳，寒亦通行，滋肾之阴，热之犹可是也。然而医家有温热之温，有温存之温，参、芪、归、术，和平之性，温存之温也，春日煦煦是也。附子、姜、桂，辛辣之性，温热之温也，夏日烈烈是也。和煦之日人人可近，燥烈之日，非积雪凝寒，开冰解冻不可近也。且温之与补，有相兼者，有不必相兼者。虚而且寒，则兼用之。若寒而不虚，即专以温药主之。"

四、温法验案举例

肺癌高热不退案

患者，男，69 岁。

2004 年 4 月因为呼吸困难、干咳、口渴，于我院诊断为肺癌、肺不张、纵隔淋巴结转移、阻塞性肺炎、2 型糖尿病。经过西药降糖、抗炎等对症治疗，症状缓解后出院。出院后服用了大量白花蛇舌草、半枝莲、西黄丸等抗癌中药。身体状况每况愈下。

12 月 28 日患者出现发热，经过大剂量抗生素以及退热药治疗后热退。1 个月后患者再次出现发热，入院后仍然考虑为阻塞性肺炎引起的发热，而给予强力的抗菌药物联用用药，间断应用西药的解热药，中药先后应用了银翘散、白虎加人参汤、小柴胡汤、达原饮、青蒿鳖甲汤、补中益气汤等加减，病情毫无起色，只是在用了解热药后患者一身大汗，热势暂退。并出现了严重的霉菌感染。

2月7日上午请全院会诊，详细询问病史，得知患者发热多从中午开始，体温最高达39.9℃，发热时虽裹数层棉被亦不觉暖，至午夜前能自行缓解。极度消瘦，精神萎靡不振，困倦嗜卧，面色泛红如妆，四肢厥冷，汗出如洗，干咳，心悸，口干渴不欲饮，纳呆，腹泻，舌质青紫，舌苔黄腻而干燥，脉沉细无力。

讨论结果众说纷纭，有人认为是湿温发热，有人认为是气虚发热，有人认为是阴虚发热。我力排众议，断为阳虚发热，当大剂回阳，处方如下：黑附子15g（先煎），干姜10g，炙甘草30g，肉桂3g（后下），葱白3根，党参30g。急煎，昼夜连续服用，不必计较药量，以身温热退为度。

2月8日二诊：患者昨天一昼夜服药两剂有余，热势减轻，体温最高38℃，面色潮红，汗出减少，腹泻减轻，身冷也比昨日减轻，前方加磁石20g，山萸肉20g，3剂。

2月11日三诊：患者精神好转，昨日未发热，体温最高37.2℃，大便虽溏而不泻，面白，困倦，喜温恶寒，知饥饿而思饮食。处方如下：黑附子15g（先煎），干姜10g，炙甘草15g，肉桂1g（后下），白术20g，党参30g，熟地黄15g，砂仁3g。每日1剂，水煎温服。调理1周，发热痊愈而带药出院。

按语：这个患者病情复杂而危重，中西药迭进而无少效。治疗此病的过程表面上看似风平浪静，轻描淡写，其实中间也是险象环生。这是一例典型的阴寒内盛、格阳于外的患者。这例患者虽然外表发热，但是进一步诊察，不难看出还有逆冷、倦卧、下利、恶寒、脉微细、舌青紫等一派阴寒之征象。中医讲究的是透过表象来看其本质，最反对头痛医头、脚痛医脚、见热退热的治疗方式。所谓治病必求于本，本于阴阳而已。阳虚之人，阴邪必盛，患者一定表现出双目无神，口唇颜面之色或青或白，身重倦怠嗜卧，声低息短，少气懒言，恶寒喜暖，口淡不渴，即使渴也喜欢热饮，大便溏，小便清长，舌青滑，脉微无力或浮大无根等等病形，即使外见发热、颧红等一切火热之象，亦断然不可误认为实火。所谓：阴证似阳，清之必败。阴虚之人，阳气必盛，患者一定表现出神气有余，口唇颜面之色红，身轻不眠，声音响亮，口臭气粗，大渴饮冷，舌上全无津液，脉大有力等病形。临证务须体察入微，细心辨认，人命关天，不容丝毫有误。

按照这样的思路，这例患者虽然外现高热，也应当确属阳虚阴盛无疑。郑钦安之《医法圆通》明确记载："久病之人，忽见身大热而内冷亦甚，叠褥数重。此是阳越于外，寒格于内，急宜回阳，阳气复藏，外自不热，内自不冷。切不可认作表邪，若与之解表，则元气立亡。此等证多无外感表证，即或有太阳表证，仍宜大剂回阳药中加桂、麻几分，即可无虞。"当为此病案的最好说明。

再论之，阳虚则寒，此其常也，也就是说一般的阳虚患者是不会发热的，而应当是畏寒肢冷才对。只有阳气虚损到一定程度才会出现发热的征象。其机理是阳气不足，不能镇摄群阴，阴寒内盛，又进一步剥损残阳，形成恶性循环，最终导致正不胜邪，阴寒格阳，即所谓下元真水寒极，逼肾中龙火浮越于上而成外脱之势。阳脱于外则外热，阴盛于内则内寒。但是这种热象其实是一种假象，是一种真阳逼越于外而成阴极似阳之证，外虽现一派热象，是为假热，而内则寒冷已极，是为真寒。进一步诊察必然可以发现神气不足，倦怠嗜卧，口淡不渴，二便自利，舌青脉微等阳虚阴盛之真象。如《伤寒论》太阳病篇所论："患者身太热，反欲得衣者，热在皮肤，寒在骨髓也；身大寒，反不欲近衣者，寒在皮肤，热在骨髓也。"便是真寒假热和真热假寒证的真实写照。临证当仔细体会，不能单为表象所惑。

本患者之所以阳衰如此，就是由误用苦寒药伤阳之过。首先，患者确诊为肺癌、2型糖尿病后，一开始就用了很多抗生素，身体状态每况愈下。两次发热又不分青红皂白联合应用了大量的抗生素，最后出现严重的霉菌感染，又联合用抗霉菌的药物。其次，患病期间自行服用了大量白花蛇舌草、半枝莲、西黄丸等抗癌中药，发热入院后又服用了很多清热解毒类退热剂。这使本已经不足的正气层层盘剥，直至患者出现下利、戴阳、身冷如冰、脉微欲绝之状。却不知病情至此命垂一线之际，误药之过可居强半。所以我采用四逆汤、白通汤温里散寒，导龙入海，引火归原，回阳救逆，加党参一味顾护气阴。恐病重药轻，昼夜连续服用以使药力递增，而且小量频服还可以防止服药发生格拒之弊。二诊患者热势稍退，汗出减少，腹泻减缓，身冷也比此前减轻，但是面赤戴阳之症未缓解，乃于前方加磁石20g、山萸肉20g以潜阳固脱。三诊热退身凉汗止，大便微溏，处以附子理中汤加砂仁，补后天以壮先天，补土以助火，化气以生精。辨证无误，方虽简而效捷。从本病的诊疗过程看，正邪斗争的关键点就在于阳气的盛衰，阳虚则病，阳衰则危，阳复则生，阳去则死。

论"清法"及临床运用

清法是通过清解热邪的作用，以治里热证的一种治法。清法是依据《素问·至真要大论》"热者寒之""治热以寒"的原则而立的。

一、清法的分类

里热证中有热在气分、营分、血分，热甚成毒，以及热在某一脏腑之分。因而在清法之中，又有清气分热、清营凉血、气血两清、清热解毒以及清脏腑热等的不同。清法的运用范围较广，尤其治温热病更为常用。若温病后期阴液耗伤，或阴虚火旺而致发热，又当滋阴清热，不可苦寒直折。

1. 清气分热法

主要用以治疗热在气分的病证。如热在气分，热炽津伤，可用甘寒清热法。若气分火热亢盛而津液未伤之证，则用苦寒清热法。白虎汤为清气分热法的代表方。

2. 清营凉血法

主要用于温病热邪深入营血的证候。临床应用时，又有清营透热和凉血散血之分。前者适用于热邪乍入营中，后者用于热邪深入血分。清营汤、犀角地黄汤为清营凉血法的代表方。

3. 清脏腑热法

主要用于热邪盛于某一脏腑的病证。如治心火旺盛用黄连阿胶汤，泻肝火用龙胆泻肝汤，清肺热用泻白散等。

前述几法，适用于里热炽盛之证。若温病后期，阴液耗伤，或阴虚火旺而致发热，又当滋阴清热，不可苦寒直折（因苦寒能化燥伤阴，与病情不恰），青蒿鳖甲汤为其代表方。

二、清法临床应用注意事项

1. 提防伤正

清法所用的苦寒类方药最易化燥伤阴，热证阴伤者或阴虚患者尤当慎用。且苦寒类药物又易伤及阳气，阳虚之人，素体多寒，若患热证，清法应用也不可太过。牢记"寒无犯寒"

之理。如其过用，则"疗热未已而寒生矣"。故《医学心悟》云："然又有清之而不量其人者何也？夫以壮实之人，而患实热之病，清之稍重，尚未无碍。若本体素虚，脏腑本寒，饮食素少，肠胃虚滑，或产后、病后、房室之后，即有热证，亦宜少少用之，宁可不足，不使有余，或余热未清，即以轻药代之，庶几病去人安。倘清剂过多，则疗热未已而寒生矣。此清之贵量其人也。"

2. 明辨真假

首应明辨热证的真假，勿为假象所迷惑。如真热假寒宜大胆使用清热泻火之剂，切不可误用温法，以免火上加油，延误病机。如真寒假热宜用温法，不可误用寒凉清热，以免雪上加霜，危害甚大。

诚如程钟龄《医学心悟》所言："然又有不当清而清者何也？有如劳力辛苦之人，中气大虚，发热倦怠，心烦尿赤，名曰虚火，盖春生之令不行，无阳以护其荣卫，与外感热证，相隔霄壤。又有阴虚劳瘵之证，日晡潮热，与夫产后血虚，发热烦躁，证象白虎，误用白虎者难救。更有命门火衰，浮阳上泛，有似于火者；又有阴盛格阳，假热之证，其人面赤狂热，欲坐卧泥水中，或数日不大便，或舌黑而润，或脉反洪大，峥峥然鼓击于指下，按之豁然而空者；或口渴欲得冷饮而不能下，或因下元虚冷，频饮热汤以自救，世俗不识，误投凉药，下咽即危矣。此不当清而清之误也。"

3. 权衡病情的轻重

大热之证用清热太轻，则如杯水车薪，无济于事，病必不减。微热之证用清剂过重，则诛伐太过，阳气受损，热去寒生。此中分寸，必须适当掌握，恰如其分，庶无太过不及之弊。

诚如《医学心悟》所言："然又有清之不量其证者何也？

夫以大热之证，而清剂太微，则病不除，微热之证，而清剂太过，则寒证即至，但不及犹可再清，太过则将医药矣。"

又如热在血而治其气则无济于事，热在气而治其血则将引邪深入，故又须正确鉴别卫气营血的不同病变阶段，才能应手取效。

4. 格拒处理

热邪炽盛，服清热药入口即吐者，可于清热剂中佐辛温之姜汁，或采取凉药热服的方法，此即热因热用的反佐法，是"甚者从之"。如《医学心悟》所言："更有阳盛拒阴之证，清药不入，到口随吐，则以姜汁些少为引，或姜制黄连反佐以取之，所谓寒因热用是也。"

5. 水火标本

清法本为针对以里实热类证为主者所设，若屡用清热泻火而热不退者，乃因"寒之不寒，是无水也"的缘故，正如《素问·至真要大论》所言："诸寒之而热者取之阴。"应立即改用滋阴壮水的方法，所谓"壮水之主，以制阳光"，待阴复后其热自退。

正如程钟龄所说："有外感之火，有内伤之火。外感为实，内伤为虚。""外感之火，以凉为清；内伤之火，以补为清。"故必须认真鉴别虚热与实热，才能准确运用清补与寒凉。

6. 固护胃气

清法苦寒苦燥之类方药，不宜久用，因寒凉之品最易损伤脾胃，影响消化功能。程钟龄言："大抵清火之药，不可久恃，必归本于滋阴。滋阴之法，又不能开胃扶脾，以恢复元气，则参、苓、芪、术，亦当酌量而用。非曰清后必补，但元气无亏者，可以不补，元气有亏，必须补之。俟其饮食渐进，精神爽慧，然后止药可也。此清之贵量其证也。"

三、清法验案举例

1. 糖尿病案（清法误治案）

侯某，女，47 岁，职员，1979 年 3 月 21 日初诊。

患者病消渴十余年，初发时以口渴、多饮、多食、多尿、消瘦等见症为主，化验显示血糖、尿糖均高，诊为糖尿病。十余年来，数发酮症酸中毒，经中西医药治疗，症情时轻时重，终未能愈。近 1 年来，病情发作益甚，自述过去服用有疗效的一些中药，现在也大多没效，有些中药服用后尚有排尿窘困、腹胀滑泻、倦怠乏力等副作用。

诊见面色晦暗虚浮，耳轮干枯，毛发少泽，口燥多饮，腹满，食量中等，尿频多而混浊，夜尿尤多，每排尿时感觉困难，需用双手揉按小腹，才可排出，倦怠耳鸣，双目干涩，视物昏花，腰痛较重，双下肢浮肿而凉，双踝处指压痕（+），大便时干时溏。舌黯淡略大，苔白干；脉沉细缓无力，两尺尤甚。检查血糖 238mg/dL，尿糖（+++）。患者十余年来服药数百剂，多留有药方，索而观之，皆为治疗消渴常用之寒下、清热、滋阴、涩尿药物，偶有阳药者，尚不及数十分之一。证属久病正虚，阴损及阳，更兼久用寒凉、脾肾阳气大伤。治当温阳补气，益阴配阳。药用：炮附子 10g（先煎），桂枝 10g，肉桂 2g（后下），人参 5g（另炖），熟地黄 30g，山药 20g，山萸肉 10g，苍术 10g，枸杞 10g，茯苓 15g，知母 10g，黄精 40g，黄芪 15g，丹参 15g，红花 3g。服药期间，症情日见好转，前后加减服药四十余剂，临床症状好转且稳定，检血糖、尿糖均在正常范围，嘱其定期复查，继服中药调理善后。1 年后见之，喜言精力尚佳，病未再作。

按语：本例消渴，久病正伤，阴损及阳之象早露端倪，而他医多谓消渴乃燥热阴亏之证，遣方或白虎、承气，或玉泉、六味，极尽苦寒泻火、滋腻清润之辈，终致脾肾阳气俱损，阳和之气备受戕伤，而"五脏之伤，穷必及肾"，命门火衰，阴阳亏竭，变证丛生，症几不治。我在学医之初，泥常忘变，按图索骥，治消渴惟知清润之法，历犯此戒，每忆及此犹有愧容。本患者诚如《张氏医通》所言："渴家误作火治，凉药乱投，促人性命。"《证治汇补》曰："过用苦寒，久成中满之证，所谓上热未除，中寒复起也。"治当益火之源，光复阳气，更佐壮水之品，坎离既济。方中附、桂温阳暖肾，微微生火；人参大补元气，培本温阳；且"补后天之气无如人参，补先天之气无如附子，二药相须，用之得当，则能瞬息化气于乌有之乡，顷刻生阳于命门之内"（《删补名医方论》）；余药宗六味意而投之，以期益阴配阳，收阴阳并补之功；再辅黄精、黄芪以益气，入丹参、红花而生新，终起沉疴，而获显效。

2. 慢性肾盂肾炎案（清法误治案）

赵某，女，39岁，干部，1985年9月17日初诊。

患尿路感染5年余，近2年发作尤频，且多感劳而发，于1年前又诊为肾盂肾炎，治之更切，经常服用呋喃妥因、复方新诺明等抗菌药物，疗效较差。因为考虑长时间服西药的副作用，故多服清热利湿解毒的中药治疗，初病时尚有疗效，而近年觉效果愈来愈差，此次又复发作而就诊。现症尿频急，排尿时尿道灼痛，窘涩不畅，腰痛如折，双下肢凉冷酸软，头晕倦怠，纳少便溏，经行量少腹坠，白带较多。自述年轻时即屡患尿路感染。测体温37.4℃。检尿：蛋白（+），白细胞（++），红细胞（+），脓细胞（+）。证属久淋邪气伤正，又兼过用寒凉，湿邪留滞难去，脾肾阳气交伤。治当温补阳气，兼益清化湿浊。药用炮附子10g（先煎），桂枝10g，巴戟天15g，党参

25g，白术 10g，黄精 25g，熟地黄 30g，山萸肉 10g，当归 10g，盐黄柏 15g，萹蓄 10g，生甘草 10g。

服药 6 剂复诊，诸症大见好转，神气清爽，自言治病几载，从未用如此多之热药，亦未有如此佳之疗效。前药中的，继守前方加减调治，共服 30 余剂，症状消失，检尿正常而临床治愈，嘱注意善后调理。

按语：人皆谓淋证乃尿路感染，惟清热利湿、解毒消炎可治，导赤、分清、小蓟、八正等当为必用之方药。本例久患淋证，感劳即发，早显脾肾阳虚之象，惟泥清利一法，已犯医家大忌，初用或得些许疗效，久服必致阳气戕伤，刭数历苦寒攻伐，屡犯虚虚之戒，终至一误再误。须知"淋有虚实，不可不辨，劳淋有困败之状，非养正不除"（《证治汇补》）。故薛立斋曰："虚淋者，惟《金匮》肾气汤可救，若精已竭而复耗之，则大小便牵引而痛，宜滋化源，不可误用知柏淡渗等剂，既泻其阳，复耗其阴也。"徐灵胎曰："治淋之法，有通有塞，要当分别。"皆为独具匠心之语，治病求本之术。治当温补脾肾阳气以扶正，兼化膀胱湿浊而通淋。方中附、桂、巴戟温阳补火，参、术、黄精培土益气，地、萸益肾养阴，归、戟调补冲任，萹、柏清利湿浊以通淋，甘草引药达阴而调和，药证合拍，效如桴鼓。

论"消法"及临床应用

消法是通过消导和散结的作用，对气、血、痰、食、水、虫等所结成的有形之邪，使之渐消缓散的一种治法。消法是依据《素问·至真要大论》"坚者削之""结者散之"的原则而立的。

一、消法的分类

消法的概念较为广泛，所治的病种也较多。因此，从广义来说，如祛痰法、祛湿法、消导法、驱虫法、理气法和理血法等都应属于消法的范畴。临床狭义上应用的消法，一般多指消食导滞和消痞散积，故多用于治饮食积滞和气血积聚之癥瘕痞块等证。我们更应该从广义的角度上看待和运用消法。

1. 消食导滞法

适用于饮食太过，以致脾胃失运，宿食积滞引起的嗳腐吞酸、痞胀恶食等证。若积滞轻而脾虚甚的，宜补多于消；脾虚不甚而积滞甚的，宜消多于补。如积滞郁而化热，则宜消而兼清；积而兼寒，则宜消导兼以温中。

2. 消癥化积法

适用于气血痰瘀，逐渐凝结成的癥瘕积聚等证。这类病证，大都为虚中夹实之证，攻下则正不支，补之则邪益盛，故宜采用渐消缓散之法，使之逐渐消散，最为妥当。消法与下法均能消除有形实邪，但是两者又有严格的区别。泻下法适用于骤急的有形实邪，目的在于攻逐；消散法则用于逐渐形成的癥瘕积聚，目的在于渐消散缓。不过消法毕竟是克削之法，若无实证，应当禁用。

3. 理气法

理气法是疏畅气机、调理气分的治法，适用于治疗气机阻滞或气机逆乱的证候。

根据《素问·至真要大论》"逸者行之""结者散之""高者抑之"，《素问·六元正纪大论》"木郁达之"及《本草经疏》"降可去升"，沈金鳌之"气升当降，气逆当调"等原则，而立理气之法。而概括起来不外气滞、气逆、气虚下陷几种情况。气滞应行气，气逆应降气。

（1）行气法：主要用于气机郁滞，症见胸痞脘痛、胁胀腹满等。由于气机郁滞之证，有病情兼夹的不同，因此在运用行气法时应注意配伍。如气滞兼痰，则行气中佐以化痰药；气滞兼寒，或者兼热，则行气兼以祛寒或清热；亦有气滞而兼有血瘀的，则行气又当兼以化瘀。

（2）降气法：主要用于因气逆所致的呃逆、呕吐、喘急等证。由于气逆之证有虚、实、寒、热之分，故降气方剂的组成又有各种不同的配伍。如气逆而正虚，则降气与补虚并用；如气逆兼有虚热、虚寒，则降气须与清补或温补并用；如气逆属实，则当以降逆行气为主，但须随时注意正气是否虚弱；至于气逆而兼痰热或寒饮，则降气须与清化或温化同用。所有这些，都应辨别清楚，务使遣方用药切合病情。

4. 活血化瘀法

活血化瘀法是活通血脉、消散瘀血的治法，最符合"消法"之旨。

《素问·至真要大论》曰："疏其血气，令其条达，而致和平。"又曰："坚者削之"，"留者攻之"。《素问·阴阳应象大论》曰："血实者宜决之。"以上都是广义的论述。又如《素问·汤液醪醴论》曰："去菀陈莝。"《灵枢·小针解》曰："菀陈则除之者，去血脉也。"这两条论述，可以认为是活血化瘀治则的雏形。治疗瘀血的方法，以张仲景应用最早，开创了后世活血化瘀之先河。

活血化瘀法主要用以消除或攻逐停滞于体内的瘀血，畅流血行，消散瘀滞。适用于血行不畅及各种瘀血内阻的证候，如蓄血证、经闭、痛经、恶露不行、癥积包块、跌仆损伤瘀肿、气虚血瘀之半身不遂、瘀血内停之胸胁疼痛。

二、消法临床常用方剂

1. 消食导滞方

代表方如保和丸。

2. 消癥化积

代表方如加减活络效灵丹、鳖甲煎丸。

3. 理气方

（1）行气方：①调理胸胁气滞：代表方如加减瓜蒌薤白汤。②调理胃肠气机：代表方如四磨汤。

（2）降气方：①和胃降逆：代表方如橘皮竹茹汤。②降气平喘：代表方如苏子降气汤。

4. 活血化瘀方

代表方桃仁承气汤、血府逐瘀汤、复元活血汤、温经汤、生化汤等。

三、消法临床应用注意事项

1. 渐消缓散

消法多须遵循渐消缓散的法度，病久积深者尤当如此。《内经》曰："毋虚虚，毋实实，而遗人夭殃；无致邪，无失正，而绝人长命。"方药偏峻猛者，更当中病即止，刻刻顾护正气为念。《医学心悟》言："然又有当消而消之不得其法何也？夫积聚、癥瘕之证，有初、中、末之三法焉。当其邪气初客，所积未坚，则先消之而后和之。及其所积日久，气郁渐深，湿热相生，块因渐大，法从中治，当祛湿热之邪，消之、软之以底于平。但邪气久客，正气必虚，须以补泻迭相为用，予亦尝用五味异功散，佐以和中丸，皆攻补并行中治之道也。若夫块消及半，便从末治，不使攻击，但补其气，调其血，导达其经脉，俾荣卫流通而块自消矣。凡攻病之药，皆损气血，不可过也，此消之法也。"

2. 假实勿用

对于"至虚有盛候"的假实证候，虽表面酷似实证，其实是虚羸于内，不能误消。正如程钟龄《医学心悟》而言："然亦有不当消而消者何也？假如气虚中满，名之曰鼓，腹皮膨急，中空无物，取其形如鼓之状，而因以名之。此为败症，必须填实，庶乎可消，与蛊症之为虫为血，内实而有物者，大相径庭。又如脾虚水肿，土衰不能制水也，非补土不可；真阳大亏，火衰不能生土者，非温暖命门不可。又有脾虚食不消者，气虚不能运化而生痰者，肾虚水泛为痰者，血枯而经水断绝者，皆非消导所可行，而或妄用之，误人多矣。所谓不当消而消者此也。"

3. 勿犯虚虚

消法应注意病情之虚实，勿犯虚虚实实之戒。现今临床误犯虚虚之戒者，满目皆是。例如：慢性泌尿系炎症（劳淋），只知清热利湿解毒；慢性脾虚腹胀，只知木香、陈皮、砂仁等药行气消积；慢性风湿、产后身痛、劳累型心绞痛等以不荣则痛为患者，只知祛风除湿、通络攻邪、活血化瘀；慢性便秘，只知药用大黄、芦荟、番泻叶等苦寒泻火、通腑攻下之类，并引申出那么多以泻肚为主的保健品。凡此种种，不一而足。此等受害而茫然不知者，实乃不病于疾而病于医也。

四、消法验案举例

1. 血精案

乔某，28岁。

新婚后性事频繁，病发血精，于多所医院诊为"精囊炎"，服用多种抗菌药物治疗，1年余不愈。又服中药清热解毒、养阴止血方药3个月余，终未能愈。现症见精液黯红，质稠厚，时兼精道轻度涩痛，小腹、会阴胀坠不适，阴部皮肤麻痒。以上方加郁金7.5g，桑螵蛸15g，20剂痊愈。嘱服六味地黄丸合水蛭粉（每日1g）善后。今已2年未复发，其妻已产一健康女婴。

按语：男子精液中杂有血液，肉眼可见，其色鲜红、黯红或淡红。血少者精中偶见血丝，血多者每次排精都见血液，或夹血块，或伴排精涩痛不畅等症，男科最多见于精囊炎、前列腺炎等疾病。《诸病源候论》中有"气血俱损，肾家偏虚，不能藏精，故精血俱出也"的论述。病因多谓阴伤火扰，或湿热下注，或肾虚不摄。但以此治之，又每难全效，临床多有求诸中西医治疗鲜效者。详析此症，乃败精瘀血滞于精道为患。盖血既离经，与正气全不相属，瘀浊内滞，清之不去，补之不受，治当以化瘀生新止血为法。药用水蛭3～5g，研粉，分2次服，此为一日量，配以旱莲草30g，茜草15g，炒蒲黄15g，山药50g，黄精30g，甘草15g，水煎服。

水蛭乃活血剔络、化瘀生新之神品，以其虫药善行之体走窜畅达，无微不至，凡血气凝滞之处皆能开之。凡顽疾久损，滞虚相杂者多用之。笔者临床治疗男科痼疾，凡兼瘀滞者，最喜用之，用少功多，剂微效著。人多言水蛭性烈有毒，而实效奇性善。诚如张锡纯所言："破瘀血而不伤新血，专入血分而不伤气分。"笔者应用本品每日剂量最大达15克研末服，服药时间有连服8个月者，治疗各种顽疾，屡收良效，亦无一例有明显副作用。当然，使用水蛭亦有注意事项：①水蛭终属攻瘀之品，虚人用之当时时以顾护正气为念，需适当辨证配用培本护正之品。②入药以黑小者佳，最宜生用。应研粉吞服，而不宜入煎剂，否则腥秽难咽，更大损药效。水蛭入煎，较之研末吞服，三不及一。笔者多以本品研末装胶囊中应用，每日剂量3~8g。若偶觉药后胃中不适，口中腥秽，嚼生姜1片可解。③出血性疾患要慎用。④若长期大量应用，可定期检查血小板计数及出凝血时间，以调整用药法度。

2. 慢性支气管炎伴遗尿案（消法误治案）

孙某，女，67岁。

有慢性咳喘之疾十余年。此次发病2个月余，咳嗽喘息，咳甚时尿随咳出而尿裤，咳吐清稀白痰量多，气短憋闷，倦乏畏寒，平素尿量极少，大便时每有脱坠感，排便亦极无力。曾于几家医院应用抗菌消炎或脱敏治疗，均不见许效。舌淡红胖嫩，苔白腻。脉沉缓细无力，尺脉尤甚。中医诊为膀胱咳。证属肺肾俱损，元阳衰惫，气虚失摄。治当双补肺肾，温阳固摄，兼纳气止咳平喘。方药：桑螵蛸20g，炒杜仲15g，巴戟天15g，生黄芪20g，山药30g，熟地黄15g，山萸肉6g，覆盆子15g，茯苓15g，桔梗10g，炙紫菀10g，款冬花10g，半夏6g，内金15g。

服前方3剂大效，共服前方10剂，诸症痊愈，嘱服金匮肾气丸善后调理。

按语： 本例慢性支气管炎伴有遗尿症，当属中医"膀胱咳"重证。系由肺病日久，迁延不愈，由肺及肾，肺肾俱损，肾之元阳伤损，根本不固，气失摄纳，而出现咳喘与遗尿并见的重证。论治之法，当以培补肺肾、固摄下元为主，又益以补气升清、化痰止咳、纳气平喘之法。方中重用桑螵蛸，取其血肉有情峻补之体，以益肾固精，摄脱止遗，纳气平喘。《本经逢原》云："桑螵蛸，肝肾命门药也。功专收涩，故男子虚损，肾虚阳痿，梦中失精，遗溺白浊方多用之。"佐以炒杜仲、巴戟天、熟地黄、山萸肉、覆盆子等味补肾培元，益精固脱；用黄芪、山药补气升阳；炙紫菀、款冬花、半夏化痰止咳平喘；桔梗载药上行；内金化积止遗。诸药合用，共收良效。

论"补法"及临床运用

补法是针对人体气血阴阳，或某一脏腑之虚损，给以补养的一种治法。补法是依据《素问·三部九候论》"虚则补之"和《素问·阴阳应象大论》"形不足者，温之以气；精不足者，补之以味"的原则而立的。

补法的作用，在于补益人体气血阴阳的不足，协调阴阳之偏衰，使之归于平衡。另外在正气虚弱不能抗邪或祛邪时，亦可用补法扶助正气，达到扶正祛邪的目的。所以补法以补虚扶正为主，但也可间接起到祛邪的作用。

一、补法的分类

补法有补阴、补阳、补气、补血、补心、补肝、补脾、补肺、补肾之分，如阴阳俱虚，气血两亏者，又当阴阳同调，气血双补。祛法的分类仍以补气、补血、补阴、补阳为主。在这些补法分类中已寓有分补五脏之意。

1. 补气

适用于肺脾气虚的病证。症见倦怠无力、食少便溏、少气懒言、语声低微、动则气促汗出、舌淡苔白、脉虚弱者。它如脱肛、子宫脱垂等，也常是气虚的见症。

补气着重增强脾肺的功能。脾主运化水谷精微和水湿，为后天之本，气血生化之源，脾的机能正常，气血生化之源充足，就能为全身各脏器机能活动提供物质基础。肺主气，司呼吸，吸入清气，呼出浊气，所吸入之清气与水谷之精气相结合产生宗气。肺朝百脉，脾所生化的精微物质，主要是通过肺朝百脉而敷布全身。若脾的功能低下，就会出现食少便溏、倦怠无力；肺的功能不足，就会出现少气懒言、语声低微、动则气促汗出等。若中气下陷，则可出现久泻脱肛或子宫脱垂。因此，补气着重补脾肺二脏。

2. 补血

适用于营血亏虚的病证。症见面色萎黄、唇色淡白、头晕眼花、心悸失眠、舌淡、脉细及妇女月经不调等。

心主血，肝藏血，脾统血，补血当以心、肝、脾为主。《订补明医指掌》云："心肝不足，皆血虚也。"心血不足，心神失养，则心悸失眠；血不上荣，则头晕眼花，面、唇、舌皆不华而色淡；心血虚，则血脉不充，而见脉细无力。肝血不足，血海空虚，故妇女经少经闭。根据"虚则补其母"的原则，肝为心之母，故补心多兼补肝；肾为肝之母，故补肝多兼补肾。脾为气血生化之源，脾统血，因脾虚而致血虚者，又当益脾以资气血生化之源。

3. 气血双补

适用于气血两虚的病证。症见面色无华、头晕目眩、心悸怔忡、食少体倦、气短懒言、舌淡、脉虚细无力。

4. 补阴

适用于阴虚的病证。症见形体消瘦、头晕耳鸣、潮热颧红、五心烦热、盗汗失眠、腰酸遗精、咳嗽咳血、口燥咽干、舌红少苔、脉细数。

所谓阴虚，五脏皆可见阴虚，但通常多指肝肾阴虚而言。肝藏血，肾藏精，肝肾同源。肝肾阴虚，精血不足，筋骨失养，阴精不能上承，脑髓空虚，故形体消瘦、头晕耳鸣、腰酸腿软。阴虚不能制阳，虚火内扰，故潮热颧红、五心烦热、口燥咽干。心神被扰，故失眠。虚火刑金，故咳嗽咳血。火扰精室，故遗精。阴虚内热，迫津外泄，故盗汗。舌红少苔，脉细数，为阴虚火旺之象。肾为元阴之本，《杂病源流犀烛》曰："阴虚者，肾中真阴虚也。"所以，所说的补阴法主要是以滋补肾阴为主。

5. 补阳

适用于肾阳虚弱的病证。症见面色苍白、形寒肢冷、腰膝酸软、神疲乏力、小便不利或小便频数、男子阳痿、女子宫寒不孕、舌淡苔白、脉沉细无力而尺脉尤甚。

补阳，主要是补肾阳。《杂病源流犀烛》云："阳虚者，肾中真阳虚也。"真阳亦称元阳，肾为元阳之本，为人身一切机能活动的原动力。阳虚不能温煦形体，振奋精神，故面色苍白，形寒肢冷，神疲乏力。腰为肾之府，肾阳衰弱，下元虚惫，故腰膝酸软。肾虚不能化气行水，故小便不利。肾虚不能固摄水液，膀胱不约，故小便频数。肾主生殖，阳虚火衰，故男子阳痿，女子宫寒不孕。舌淡苔白，脉沉细无力，为虚寒之象，尺脉弱是肾虚表现。

6. 阴阳并补

阴是阳的物质基础，阳是阴的作用表现。阴阳是互相为用、互相促进、互相维系的。"孤阴不生，独阳不长。"《景岳全书·新方八阵》说："善补阳者，必于阴中求阳，则阳得阴助而生化无穷。"因此，阳虚补阳，宜辅以补阴之药，以阳根于阴，使阳有所依附，并可借阴药的滋润以制阳药的温燥。

补虚不能离开五脏，而五脏之虚又不外乎气血阴阳之不足。若以气血阴阳为纲，五脏为目，可以提纲挈领，纲举目张。脏腑相关，气血同源，阴阳互根，在病理上往往互相影响，彼此传变。因此，临床应用时，必须根据病变的具体情况，灵活掌握治疗方法，恰当运用方药。

二、补法临床常用方剂

1. 补气方剂

四君子汤（异功散、六君子汤、香砂六君子汤），参苓白术散（资生丸），归脾汤，保元汤，玉屏风散，补中益气汤（升陷汤、升阳益胃汤），补阳还五汤，益气聪明汤。

2. 补血方剂

四物汤（桃红四物汤），七宝美髯丹。

3. 气血双补方剂

八珍汤（十全大补汤、人参养荣汤），当归补血汤，泰山磐石散（保产无忧散）。

4. 补阳方剂

肾气丸（济生肾气丸、十补丸），右归丸（右归饮）。

5. 补阴

六味地黄丸（杞菊地黄丸、知柏地黄丸、麦味地黄丸、都气丸），左归丸（左归饮），大补阴丸，虎潜丸，二至丸，一贯煎，炙甘草汤（加减复脉汤），天王补心丹，当归六黄汤，补肺阿胶汤，养阴清肺汤，百合固金汤，麦门冬汤，增液汤（增液承气汤）。

6. 阴阳双补

龟鹿二仙胶，地黄饮子，生脉散。

三、补法临床应用注意事项

1. 对因而施

补法应用时，应根据致虚的原因、体质的差异以及所在部位的不同，辨清证候的性质，分别采用不同的补法。如气弱乏力、短气懒言者为气虚，治宜补气法；如营血不足者为血虚，治宜补血法；如气虚血少者为气血两虚，治宜气血双补法；如阴虚内热者，治宜补阴法；如阳虚肾衰者，治宜补阳法等。

气虚和阳虚都属于阳气不足之类，临床表现都具有面色㿠白、神疲、食少等症。气虚与阳虚的主要区别在于气虚一般无寒象，阳虚者兼有寒象，即所谓"阳虚则外寒"。血虚和阴虚都属于阴血不足之类，临床表现都具有形体消瘦、眩晕眼花、心悸失眠等症。血虚与阴虚的主要区别在于血虚一般多无热象，阴虚者则多见热象，即所谓"阴虚则内热"。

2. 辨别阴阳

针对病位和气血阴阳不足进行补益。应用补法要辨清虚证的实质和具体病位，即首先分清阴阳气血究竟那方面不足，再结合脏腑相互资生关系，予以补益。总的来说，补气重点在脾肺，补血重点在心肝脾，补阴重点在肝肾，补阳重点在脾肾。而脾为后天之本，肾为先天之本，久病体虚，应注意调理和补益脾肾。

3. 气血互因

要照顾到气和血、阴和阳的关系。气血同源，阴阳互根，气为血帅，血由气生。血虚补血，血虚而兼气虚者，补血必须佐以补气；若血虚而气不虚者，亦可少佐补气之品，以助生血；若因大失血而致血虚者，宜急补其气以固脱；气虚而血不虚者，则较少配用补血药，以防阴柔滞气。若气血俱虚，宜气血双补。阳生于阴，阴生于阳。一般如阳虚而阴不虚者，应以补阳为主，并辅以补阴药，使阳有所依附；阴虚而阳不虚者，应以补阴为主，可少佐通利，以防腻滞；阴虚火旺者，应补阴兼以降火。若阴阳两虚，则宜阴阳双补。

4. 轻重缓急

分清补益的缓急。对于一般慢性虚弱者，病势较长的，可以小剂量缓慢调养，即所谓"王道无近功，多服自有益"（《临证指南医案》）。对于急性虚脱之证，则宜大补峻补，以救脱回阳，如用独参汤、生脉散以急救危亡。

5. 固护脾胃

要注意脾胃功能。补益药易于壅中滞气，首先要注意患者的脾胃运化功能，脾胃功能正常，才能发挥补法的作用。如脾胃运化功能较差，可适当加入理气醒脾之品，以增强脾胃的消化吸收功能，达到补而不滞的目的，即所谓"填补必先理气"。蒲辅周说："补而勿滞"，"气以通为补，血以和为补。"这是具有指导意义的。

6. 相兼而施

如正气已伤而余邪未尽，若单祛邪则易伤正，若单扶正又不利于祛邪，此时往往采用扶正祛邪的方法，这样祛邪不致伤正，扶正更有利于祛邪。"补正不忘祛邪"就是这个意思。

7. 虚实真假

要注意虚实真假。所谓"大实有羸状"的假虚证候，如误用补虚，就会助邪伤正；若"至虚有盛候"的假实证候，如误用泻实，也会造成虚者更虚。因此，在治疗用药时，务必辨清。

8. 侧重先后天

对于补先天还是补后天，历来都有不同的观点。如唐·孙思邈强调"补肾不如补脾"，认为脾为后天之本，为气血生化之源，重视后天。宋·许叔微强调"补脾不如补肾"，认为肾为先天之本，五脏六腑之阳非此不能发，五脏六腑之阴非此不能滋，重视先天。但二者各有偏见。何时补脾，何时补肾，何时脾肾双补，应具体问题具体分析。王泰林说："久病虚羸，胸无痞满者，宜补肾；胸有痞满者，宜补脾。"（《王旭高医书六种》）程钟龄说："须知脾弱而肾不虚者，则补脾为亟；肾弱而脾不虚者，则补肾为先；若脾肾两虚，则并补之。"（《医学心悟》）这种说法是符合实际的。

9. 不虚勿用

补法虽能增强体质，提高抗病能力，但主要是用于治疗疾病。若身体不虚，用之不但无益，反而有害。应用补法还要重视患者的主观能动作用，注意饮食调养，加强体质锻炼。

10. 煎服法

煎服补益药时间可以稍长，务使药味尽出。服药时间以空腹或饭前为佳。若急证则不受此限。

四、补法验案举例

1. 心衰案

李某，男，62岁，工人。

心悸、胸闷、喘促、浮肿反复发作十余年，经省人民医院确诊为风湿性心脏病。平时每遇感冒或劳累则病情复发，经西药常规治疗即能得到控制。近半年来体力明显下降，多次于我院住院治疗，经西医常规治疗结合中药真武汤、五苓散合葶苈大枣泻肺汤加减治疗每能缓解。半月来，患者因劳累心悸、喘促复发并加重，并伴有周身浮肿而住院治疗，经用强心、利尿等西医常规治疗，病情不缓解，又加用中药真武汤、五苓散合葶苈大枣泻肺汤加丹参以温阳益气、化瘀利水进行治疗，病情仍无起色而请会诊。

会诊时症见心悸不宁，喘促不得卧，倦怠无力，畏寒肢冷，汗出口干，脘腹胀满，食欲不振，小便短少，大便不畅。查体：T 36.4℃，P 132 次/分，R 24 次/分，BP 100/60mmHg。神志清楚，痛苦面容，颈静脉怒张，颜面浮肿，面色苍灰，口唇青紫，肝大剑下5cm，质硬，心率132次/分，心尖区可闻及双期杂音，舒张期奔马律，双肺底湿性啰音，四肢水肿，尤以双下肢为甚，按之没指。舌体胖大，有齿痕，舌质黯淡隐青，苔白花剥少津，脉散乱结代。心电图示：异位心律，房颤，左室肥大及劳损。

西医诊断：风湿性心脏病（二尖瓣狭窄并关闭不全、三度心力衰竭）。

中医诊断：心衰（体用俱损，阴竭阳脱，水瘀互结）。

治法：补气扶阳，益阴固脱，化瘀利水。

方药：炮附子15g（先煎），党参30g，麦冬20g，五味子10g，山茱萸10g，玉竹15g，黄芪30g，当归15g，熟地黄30g，葶苈子15g，北五加皮6g，白术15g，焦山楂15g，炙甘草15g，茯苓30g。

进药3剂，尿量明显增多，水肿大消，喘促、心悸也随之缓解，又进药十余剂，心衰得到纠正。

2. 风湿性关节炎案

洪某，女，46岁。

久患风湿痹证，初则形体盛壮，关节肿痛，屈伸不利，医者给予祛风湿、通经络、止痹痛之品，病情一度得到缓解，但随着病程的进展，形体逐渐衰弱，倦怠乏力，心悸气短，畏寒喜暖，关节肿胀疼痛，不能屈伸，前医不知方随证转，仍用昔日虎狼之剂攻之，患者病情急剧恶化，形体大衰。今详析病情，病机已由昔日之邪盛为主转为今日的正虚邪恋。又加久服克伐之味，终至阴阳俱损，精气大伤，邪毒留恋，投以益气养血，填精益髓，辅以剔毒逐邪之味，处方：黄芪30g，当归15g，白术15g，白芍15g，桑寄生30g，杜仲15g，鸡血藤30g，茯苓15g，灵芝30g，蜂房15g，鸡内金15g，乌梢蛇15g，玉竹15g，炙甘草15g。服药半月后体力渐复，痹痛减轻，继续调理3个月余而安。

《金匮要略》治则三议

《金匮要略》这一经典著作，是中医临床医学的奠基之作，其完备的理法方药辨治体系，卓有成效地指导了后世临床医学的发展，而其中关于治法的论述言简意赅，尤为精辟，诲医者以规矩，示后学以准绳，每潜心揣摩，则常有所得。现仅就其中部分治则议论如下。

一、"随其所得而攻之"

本法出自《金匮要略·脏腑经络先后病脉证》："夫诸病在脏，欲攻之，当随其所得而攻之，如渴者，与猪苓汤。余皆仿此。"文中之"随其所得而攻之"乃为《金匮》常用治则之一，历代医家对本条文的解释，众说纷纭。虽然大多解释验于临床多有效验，但就《金匮》原文之意，又每感牵强，尤其对于"所得"一词的解释，乃为争论的焦点，主要观点有：

1. 尤在泾

尤在泾云："无形之邪，入结于脏，必有所据，水、血、痰、食，皆邪数也。如渴者，水与热得，而热结在水，故与猪苓汤利其水，而热亦除；若有食者，食与热得，而热结在食，则宜承气汤下其食，而热亦去；若无所得，则无形之邪岂攻法所能去哉！"意指无形的病邪在里不解，往往与体内病理产物如痰饮、水湿、宿食、瘀血等有形实邪相结合，而锢结难除。治疗时必须先攻除有形的邪气，此邪一除，无形邪气无所依附，必然随之而解。现高校教材亦从此解。这种理论验之临床有一定的指导意义，故近代多数医家亦赞同此解。但此解亦有疑点，即为什么体内有形之邪即是"所得"呢？有形之邪与"得"字之间有何内在联系呢？

2. 唐容川

唐容川云："《内经》曰五脏各有所合，此云病在脏者，当随其所合之腑而攻治耳……渴系肾脏之病，而猪苓汤利膀胱，肾合膀胱故也。"可见唐氏认为所得即是所合，"随其所得而攻之"，即是脏病治腑法，猪苓汤利膀胱之水实是此法之一例。此说不无道理，因为五脏各有所合之腑，五脏病后，可以治其所合，所合之腑得通则脏病自愈。唐氏之说，验于临床既可得效，又能自圆其说。但《金匮》原文先云"诸病在脏"，后云"随其所得"，说明并非指诸脏之所得，而指诸病之所得，故与仲景原意违。

3. 吴谦等

吴谦等认为"所得"系指"当随其所得之轻重而攻之"，此说亦不妥当。因《金匮》原文之意与疾病轻重毫无相关，从所举猪苓汤之例来看，也无轻重之意，可见此说是最牵强的。

4. 周健

近人周健对"随其所得"亦有新解，他根据经义及字意说明"得"字的含义，是治法与疾病的假象相合，遵《内经》"治得为从""从者反治"，认为"随其所得而攻之"应理解为，遵循疾病所表现的假象，采取与之相顺从的治法去治疗，乃为从治法在临床的具体运用。本说颇有新意，在一定程度上解释了"所得"一语，但是参考前文，即本篇第 16 条原文"五脏病各有所得者愈，五脏病各有所恶，各随其所不喜者为病"，如本条"所得"为反治之谓，那么该条的"所得"则无法解释，因为相邻的两条原文不可能如此不同。

5. 王云凯

近人王云凯等认为，本条文是与前文（16 条）一脉相承的，即五脏病可以因得到相应的服食、居处而得以治愈；另外，如果所得太过则可成为贼邪而致病，因此治疗就应治其所得。此解尽量遵循《金匮》原文，以释"随其所得"一语，从临床到理论基本符合原意。

我们认为，前条原文已明确说明了"所得"是指适合患者的饮食居处，详言之即指针对病情投以恰当的药物、饮食，安排合适的环境、居处，并顺四时之常以调摄之，则病可愈。遵循《金匮》原意，前后文互参，可知本条之"所得"亦指适当的药物、饮食、环境、居处等。如阳虚寒证，辛甘温热壮阳之品，为其所得，趋于温热之所，亦为其所得，调治适当，则病可愈，此为常法。但若过投温热，每致过补助火，劫阴化燥，即为所得太过；其居处过于温燥，每致津气耗伤，亦为所得太过。故当"随其所得"而调治之，则病可愈。正如《内经》所谓"无使过之，伤其正也"。举一反三，故可曰"余皆仿此"。

二、给邪气以出路

《金匮要略》一书，对某些邪实之证，特别强调运用给邪气以出路的治则，在正确灵活辨证论治的基础上，结合因势利导，就近祛邪的方法，针对病邪所在病位之上、下、表、里不同，务求将邪气尽早排出体外，以使邪去正安。如《金匮要略·黄疸病脉证并治》第6条："酒疸，心中热，欲吐者，吐之愈。"此实为邪有上泛之性，而祛邪从口而去之法，即治疗八法中之吐法。通过引起呕吐，使停留于上、中焦的实邪尽快从口排出，此法排邪较速，相机用之，自收卓效。吐法的理论依据即《素问·阴阳应象大论》"其高者，因而越之"是也。

本篇第15条云："诸病黄家，但利其小便。假令脉浮，当以汗解之，宜桂枝加黄芪汤主之。"黄疸多由于湿热内蕴，小便不利，湿热之邪无从排泄，日久熏蒸而成，《金匮》以"但利其小便"，引导湿热之邪从尿路排出，为治诸黄大法。本篇中论及小便不利之病因，以及运用利水治法方药的条文有八条之多，故自仲景后"利小便为黄家通法"（《金匮要略心典》），后世所谓"治黄不利小便非其治也"亦源于此。

病邪在表者仍当发汗解表，以顺势祛邪外出，此实宗《素问·阴阳应象大论》"其在皮者，汗而发之""因其轻而扬之"之旨意。此乃达表祛邪之法，使邪从表解，黄疸病初起多用之。仲景《伤寒论》中，麻黄连翘赤小豆汤亦属此类。又如附方中麻黄醇酒汤也属发汗祛邪之类，用于外感风寒，湿热在表，郁蒸发黄。方中麻黄轻清走表，发汗散邪；醇酒助麻黄辛温以出汗，使黄疸从汗而去。

本篇第18条云："黄疸腹满，小便不利而赤，自汗出，此为表和里实，当下之，宜大黄硝石汤。"论述了黄疸病热盛里实者当用攻下法通腑泄热，使湿热之邪从肠道排出体外，收清热通便、利湿除黄之功。下法是依据《素问·阴阳应象大论》"其下者，引而竭之""中满者，泻之于内"的原则而立的，内有实邪者用之导邪外出尤速，力峻效宏，故亦为治黄常法。如治谷疸之茵陈蒿汤，方中大黄荡涤肠胃实热以通腑气，使湿热之邪从大便而去，可为攻逐湿热的代表药物。临床经验证明，湿热黄疸不论有无腹满便秘，均可应用大黄以导邪外出，且下不厌早。故早用、用足大黄，对黄疸病的治疗，有决定性意义。

本篇附方之瓜蒂汤，本为散皮肤水气，祛除在表之邪而治黄的方剂，但本法后世少用。现在常用之法是，将瓜蒂研末搐鼻，使渗出黄水，待黄水流尽其黄自退，此法疗效确实，尤在泾于《金匮翼》中即有论述，现代文献报道颇多。总之，瓜蒂不论是用汤剂取汗，还是用散剂搐鼻取嚏，都是为邪气找出路之法。

《金匮要略》"给邪气以出路"之治则，除黄疸病外，亦广泛应用于湿病、中风、腹满、宿食、痰饮、水气病等诸多病证中，颇多启发，临证足资取法。

三、"缓中补虚"

"缓中补虚"之治则在《金匮要略》中的具体运用，体现在大黄䗪虫丸及建中诸方（小建中汤、大建中汤、黄芪建中汤）之中，但二者意义迥异，不可混同。

1. 大黄䗪虫丸法

《血痹虚劳病脉证并治》篇云："五劳虚极羸瘦，腹满不能饮食，食伤、忧伤、饮伤、房室伤、饥伤、劳伤，经络营卫气伤，内有干血，肌肤甲错，两目黯黑。缓中补虚，大黄䗪虫丸主之。"对于文中"缓中补虚"的理解，历代注家认识也不尽一致。《金匮要略直解》谓："与大黄䗪虫丸以下干血，干血去，则邪除正旺，是以谓之缓中补虚，非大黄䗪虫丸能缓中补虚也。"此即言化瘀血而新血自生。《金匮要略心典》谓："润以濡其干，虫以动其瘀，通以去其闭……和养其虚。"此实化瘀、补益并行之法。《医宗金鉴》则谓："缓中补虚四字，当在不能饮食之下，必是传写之讹……如前之建中等方也。"又言："干血之证，非缓中补虚之剂所能治，故以大黄䗪虫丸，攻热下血，俾瘀积去而虚劳可复也。"前后文似有矛盾，并言大黄䗪虫丸有祛瘀清热之功。《金匮教学参考资料》谓："缓消瘀血，寓补益于消瘀之中。"高校四、五版《金匮要略》教材皆言："大黄䗪虫丸是补虚活血化瘀的方剂。"又如以峻药丸服，便谓"缓中"，乃渐攻缓消之意。笔者认为此解似缺依据。纵观仲景所有化瘀、攻下方剂，皆未言"缓"，如抵当汤（丸）、桂枝茯苓丸等。诸说皆有一定道理，亦能指导临床实践，惜皆未能昭示"缓中"之意，有掩质埋光之嫌。

我们认为，对于大黄䗪虫丸的"缓中"，可从以下几点来分析：

（1）从病理上分析：仲景曰内有干血，干血有血干及血瘀两重含义。生理上，血之与津，同源互化，《灵枢·痈疽》谓："中焦出气知雾，上注溪谷，而渗孙脉，津液和调，变化而赤为血。"病理上，由于久病脾胃气虚，饮食衰少，中焦化源不足，津枯血燥，虚火内生，反灼津血，使津亏血少，血行涩滞不畅，瘀血内生，肌肤失濡，发为干血之证。故周学海曰："夫血犹舟也，津液水也。""津液为火所竭，则血行愈滞。"即言此理。

（2）从文字上分析：对"缓"字，《释名》训曰："浣也，断也。"对"浣"字，《说文》训曰："濡也。"《玉篇》曰："溃也。"《正颜》曰："灌衣垢也。一曰涤也。"根据诸家之说，结合条文分析，可见"缓"字其意有二：一为涤之，即清涤五脏之滞；二为濡之，即内有干血，血干则需濡之。只有脉中津液充盈，血液方能畅行，行瘀药方能发挥作用。尤在泾所谓"润以濡其干"，指此而言。

（3）从方药上分析：方中大黄、诸虫、干漆、桃仁等药味虽多而量少，化瘀消癥；芍药、甘草酸甘化阴，加地黄养血增液，炼蜜为丸，更增滋润之功；肺为水津上源，且朝百脉而宣精微，故以黄芩清肺热以防热灼津血，杏仁宣肺气以布达津液。合而用之，瘀血渐行，瘀血可清，脏腑经脉得以濡润，使干血因津增而得以化解。尤在泾曰："兼入琼玉膏补润之剂尤妙。"又可反证干血当有津液亏损之前提。

因此，对大黄䗪虫丸"缓中补虚"一法的理解，我们认为一指滋润生津补液，二指活血化瘀生新。

2. 建中法

《血痹虚劳病脉证并治》第13条云："虚劳里急，悸，衄，腹中痛，梦失精，四肢酸疼，手足烦热，咽干口燥，小建中汤主之。"小建中汤由桂枝汤倍芍药加饴糖而成，功能缓中补虚，调和阴阳。人体阴阳是互相维系的，阴虚可以及阳，阳虚可以及阴，最终导致阴阳两虚，出现寒热错杂之证。阳虚则寒生，故里虚脉急，腹中引痛，阴虚则热生，故衄血咽燥，手足烦热。治疗如此复杂之证，若补阳则伤阴，滋阴则碍阳，必以建立中气，缓急补虚之法。《灵枢·邪气脏腑病形》云："阴阳形气俱不足，勿取以针，而调以甘药。"《素问·阴阳应象大论》云："形不足者，温之以气。"故方中重用饴糖为主，甘温入脾，温中补虚，和里缓急；辅以桂、姜、甘草辛甘化阳，温中补虚；芍药、甘草酸甘化阴，缓急止痛；生姜、大枣调和营卫。正如尤在泾所谓："欲求阴阳之和者，必于中气，求中气之立者，必以建中也。"中气既建，得以四运，从阴引阳，使阴阳协调，则诸症皆消，此即小建中汤缓中补虚、调和阴阳之意也。

又本篇第14条云："虚劳里急，诸不足，黄芪建中汤主之。"《腹满寒疝宿食病脉证治》第9条云："心胸中大寒痛，呕不能饮食，腹中寒，上冲皮起，出见有头足，上下痛而不可触近，大建中汤主之。"黄芪建中汤即小建中汤加黄芪，大建中汤由饴糖、蜀椒、人参、干姜组成。可见《金匮》三建中汤皆有饴糖，且以之为君。周岩曰："土爱稼穑……饴糖乃稼穑精华中之精华，若虚乏而当建中，建中而不旁骛者，惟饴糖为然。故仲景各方，凡名建中，必有饴糖，否则不与以是名。"虽三方主治各有偏重，但建中缓急之大法一也。其缓中补虚范围实则包括调中、温中、补中三种作用。

综合上述，大黄䗪虫丸之"缓中"与建中汤之"缓中"

性质有异，大黄䗪虫丸之"补虚"与建中汤之"补虚"适应证不同，学者当明而辨之。

扶虚益损论虚劳

　　虚劳涉及的内容很广，可以说是中医内科学中范围最广的一个病证。凡禀赋不足，后天失养，病久体虚，积劳内伤，久虚不复等所致的多种以脏腑气血阴阳亏损为主要表现的病证，均属本病证的范围，西医学中多个系统的多种慢性消耗性疾病，出现类似虚劳的临床表现时，均可参照虚劳辨证论治。《诸病源候论·虚劳病诸候》中对五劳、六极、七伤的具体内容做了说明。五劳指心劳、肝劳、肺劳、脾劳、肾劳；六极指气极、血极、筋极、骨极、肌极、精极；七伤指大饱伤脾，大怒伤肝，强力重举、久坐湿地伤肾，形寒、寒饮伤肺，忧愁思虑伤心，风雨寒暑伤形，大恐惧不节伤志。《理虚元鉴·虚证有六因》言："虚证有六因，有先天之因，有后天之因，有痘疹及病后之因，有外感之因，有境遇之因，有医药之因。"中医学对虚劳论治有着极其丰富和成熟的经验，在指导我们养生保健、防病治病方面发挥着越来越大的作用。应用在我们的生活中，可使少益壮，老弥坚，病者康，康者寿。而我于补虚疗损多有感悟，今撷而论之。

1. 阴阳平衡话中庸

　　中医养生观的根本基础是"中庸"，以调节人体的内在的平衡和人体与外界的协调为最高境界。中医在养生保健、治病调养的过程中，其根本就是"辨证论治"，原则是"谨查阴阳之所在而调之，以平为期"。在健康的状况下，人体与外界适应状况一定处于最佳的动态平衡，即阴阳平衡。反之则阴阳逆乱，则为病患。这恰合古代哲学的"中庸"之道，所谓"过犹不及"。过虚过耗不好，过盈过补亦不好。所以说中医所说最高境界的补，绝不是单纯吃补药才可以养生。如果身体不虚，而盲目进补，或不恰当的峻补过补亦可导致一系列"误补益疾"的情况发生。如身体不虚，反有实火蕴积，清热解毒，通腑泻浊，亦是一种最好的补，所以中医有"六腑以通为补"之说。对"补益"含义的真正理解，才是我们日常进补的基础与原则。

大多数保健补品中都含有很多补益中药成分，并相应设立了治疗多种疾病的适应范围，可以说补品也是药。中医讲"虚则补之"，即明确了进补的基本原则是要有"虚"，否则不虚者补之，则生偏弊。明代医家张景岳说："药以治病，因毒为能，所谓毒者，因气味之偏也。盖气味之正者，谷食之属是也，所以养人之正气。气味之偏者，药饵之属是也，所以祛人之邪气。其为故也，正以人之为病，病在阴阳偏胜耳……大凡可辟邪安正者，均可称为毒药，故曰毒药攻邪也。"这里所说的中药之毒，绝大多数不是现代所说毒药之毒，而是药物的偏性。例如人参、鹿茸、鹿鞭、淫羊藿、冬虫夏草等药物性质温热壮阳，治疗虚证、寒证，有温补强壮、温肾祛寒的功效，即可称其性能为热性、补性，但若误用以治疗实证、火证，则火上浇油，则为火毒。所以从广义上讲，中医所谓的是药三分毒，其实它的本质不是贬义的，而是指作为药物的一种偏性而言，保健补品亦不例外。药无好坏贵贱之分，关键在于应用得当，药证相符。

2. 辨证方可论补虚

调养进补要以辨证论治为基础，只有最适合自己的才是最好的。只买对的，不买贵的，这与个人的经济状况没有必然联系。调养正确，粗茶淡饭可为仙丹，应用错误，美味珍馐亦为毒药。所以，绝不应该盲目地跟风进补，跟着广告吃补药。而是了解或掌握自身的健康状况或疾病性质，客观辨证地选择最符合自身状况的药物或保健品。如果不能明了自身的健康状况，请医生帮助分析一下岂不更好。首先考虑是否需要用补药，而后再考虑用什么补药。临床时常可听到"虚不受补"之说，其实真正的中医不同意这种说法。治虚证惟用补法，虚不受补，是因补之不当之故。任何一种虚证，因其体质、病程、病机、部位不同，其补法亦当有别。应当在辨证的基础上，因证、因时、因地、因人用药。如果不加分析地赶潮流，只知补肾壮阳，当然会补之不当。一般来说，中医将人体虚弱的情况大致分为阳虚、阴虚两大类。阳虚者虚而兼寒，当温补；阴虚者虚而兼热，当滋补。而具体辨证用药时，又大致分为气虚、血虚、阳虚、阴虚四类证型，因此在服药时，应根据身体虚弱的不同证型，选购不同的药物及补品，这样既有利于充分发挥补药补品的疗效，又可避免盲目进补带来的不良后果。

具体运用如下：①气虚当补气：气虚主要反映人体的生理机能低下，表现为倦怠乏力、少气懒言、动则气短汗出、食少腹胀、大便稀溏，药补可选用补中益气丸，食补可选用人参、黄芪、山药等入药膳食用。②血虚当养血：血虚主要反映人体的营养物资亏乏，表现为面色无华、头晕眼花、心悸怔忡、失眠健忘、头发脱落，药补可选用归脾丸、人参养荣丸、乌鸡白凤丸等，食补可选用桂圆肉、枸杞子、当归、阿胶等入药膳食用。③阴虚当滋阴：阴虚主要反映人体的营养物质亏乏，兼见虚热征象者，表现除血虚征象外，尚见口燥咽干、午后潮热、五心烦热、消瘦盗汗等，药补可选用六味地黄丸、知柏地黄丸、百合固金丸等，食补可选用西洋参、百合、麦冬、银耳、燕窝、甲鱼等入药膳食用。④阳虚当温补：阳虚主要反映人体的生理机能低下较甚，兼见虚寒征象者，表现除气虚征象外，尚见畏寒肢冷、形寒畏风、小便清长、大便溏泻等，药补可选用龟龄集、金匮肾气丸等，食补可选用胡桃仁、冬虫夏草、鹿角、鹿茸、杜仲、牛鞭等入药膳食用。

3. 补虚诸法皆可验

学医至今，我已自觉不自觉间养成了整体论证、辨证施治的治学方法。经方时方，各个学派，先贤近师，各位名家，皆力求兼收并蓄，广采博收，为我所用。这些汗牛充栋的中医珍贵经典和临床宝贵经验，值得我们毕生呕心沥血地学习及身体力行实践，而不是偏爱某一派、某一法、某一类药。所以，有人问我是何种学派，我只能说是中医学派。中医宝库的财富，是每个中医人的，都能为我们所用。临证之时，患者的病情，适合何种治法，我们就应该是何种学派。因为我临床辨治虚劳时，滋阴补益的治法药物应用较多，有的同道和学生们称我是"养阴派"，其实不敢苟同。明确地说，我们的患者也不是根据我是何学派，喜欢用何类药物，才患何病的。我之所以比较推崇"养阴派"，亦是根据因人制宜的原则，有是证则用是药，准确辨证而来。

4. 养阴滋补用时多

养阴派代表医家朱丹溪生活在元朝相对太平的年代，其言宋代好用"轻扬飞窜之物，又勉其多服、常服、久服"，后患无穷。朱丹溪就此社会现象创立了独特的"滋阴派"。他认为人体"阳常有余，阴常不足"，强调保护阴气的重要性，确立"滋阴降火"的治则，世称"养阴派"。而养阴学派活动最为活跃的时代正是元朝的鼎盛时期，政治安定，文化发达，工商业兴旺，城镇繁荣，这和当今的社会环境有很多相似之处。随着生活方式和膳食结构的改变，现代人在养生防病方面的谬误之处极多。昼劳于神，夜劳于心，房劳过度，起居无常，所谓耳听淫声，眼观邪色，鼻闻过嗅，舌贪滋味，心思过度，意念安生。凡犯此六欲者，七情日损，日积月累，正气日渐削夺，人多不觉，或虽有感觉，但因影响不大而忽略。这样由功能而及脏器，病已形成，才被引起注意，多数都属于虚劳之证。还有饮食偏嗜辛辣刺激性食物，食性多温热燥烈，极易耗散人体气血，何况将其当做日常食饮之品，而时时服之，食之令人内生火热，火热上炎则易发病。《本草纲目》说这类食物"辛能散气"，味道辛辣，刺激性大，多吃可动火耗血。《本草经疏》言："气虚血弱之人，切勿沾唇。"例如胡椒，其性大热，味辛辣，多吃久服有动火耗气竭阴之害。朱丹溪曾指出："胡椒，大伤脾胃肺气，久则气大伤，凡病气疾人，益大其祸也。"还有无病嗜补之辈，人参、鹿茸、鹿鞭、淫羊藿、冬虫夏草等壮火食气之类，亦是常年服食不断。即使火毒缠身者，亦乐此不疲，更何况还有商家为获利而在其身后推波助澜者，而临证医者亦多受其扰。凡此种种，明伤暗耗，精血津液岂能不伤耗殆尽而虚火愈炽？故曰气常有余而血常不足，阳易动而阴易亏，滋补时应该注意滋阴降火。

5. 补肾填精话添油

如近些年来，由于保健意识的增强和媒体的渲染，使补肾壮阳十分风行。但相当多的人对"肾虚"的概念比较模糊，阴阳不分，以至于步入乱补的误区。我常将人的生命比喻成一盏油灯，阴精是灯油，阳气是灯光，阴精足而阳气旺。人至老年，精血逐渐耗损，或虽属壮年却久病劳伤，就如嗜燃灯油，生理机能逐渐低下。如果不经辨证单纯补肾壮阳，就如灯油耗尽不去添油，却拨灯心、加灯捻，反而会进一步耗损阴精，油尽而灯枯，如竭泽而渔，或可取效一时，最终还是对人大大有损。补肾添精滋阴却是治本之方，所谓油旺灯明，水火既济，中医把这种方法称为"添油之法"。其代表药物有六味地黄丸、左归丸等。我据此理法还研制了首乌生精丸，并获大连市卫生局批号。方由首乌、生地黄、当归、丹参、女贞子、旱莲草、白芍、山茱萸、枸杞子、黄精、桑椹子、五味子、党参、山药、鸡内金等组成，功能补肾生精，滋阴益气，适用于各种慢性消耗性疾病、肿瘤放化疗后、早衰、贫血、骨质疏松、须发早白、脱发、不孕不育等各种阴精亏损类疾患。广泛用于临床，获得满意疗效。

6. 王道多服自有益

补虚药物性味多甘缓温润，中正平和，先贤医家称之为王道之剂。而清解攻下、行气攻瘀之品，应用之时极易耗伤正气，故称为霸道之剂。

虚劳之疾其来渐，其势缓，其伤深，难在治疗时急切见功。骤病易治，渐衰难复，因此这类方药，取效相对显得缓慢。而且补药多有壅滞之弊，峻补必伤及中焦运化，虚证未除反生他病，故补之难求速效。叶天士治疗虚损久疾，强调"王道无近功，多服自有益"。久病正衰，当以"王道"方药为主，多服久服，不可操之过急，欲速则不达。惜乎有的病家只图一时之快，有的医家着眼于急功近利，对于慢性虚损之疾，而行"霸道"之法，极为有害。治虚无速法，应积小溪成江河。上工治病，不仅要治病，更要治心，嘱患者耐心治疗，才是好医生。

我认为处方用药，要因时、因地、因人而异，应视患者的身体状况、所处的环境和疾病的实际情况，不可一成不变，坚持辨证施治，酌情发挥。

肺痿论治

肺痿是临床表现以气短喘憋或胸闷、动则加重、干咳少痰或咳吐浊唾涎沫为主症的疾病。肺痿临床主要涵盖慢性肺实质性病变，如肺纤维化、肺不张、肺硬化等，凡临床表现肺痿特征者，均可参照本病辨证论治。

一、肺痿源流

肺痿的病因病机及症状描述，首见于张仲景《金匮要略·肺痿肺痈咳嗽上气病脉证治》："问曰：热在上焦者，因咳为肺痿。肺痿之病，从何得之？师曰：或从汗出，或从呕吐，或从消渴，小便利数，或从便难，又被快药下利，重亡津液，故得之。"清·尤在泾曰："痿，萎也。如草木之枯而不荣。"（《金匮要略心典》）说明肺痿，肺叶痿弱是主要特征。肺叶痿弱不用，临床以咳吐浊唾涎沫、呼吸喘促为主症，为肺脏的慢性虚损性疾患。唐·孙思邈《千金要方·肺痿门》分为热在上焦及肺中虚冷两类，虚寒证治以生姜甘草汤，虚热证治以炙甘草汤治，并同时用针灸、气功治疗。而后《外台秘要·咳嗽门》《证治准绳·诸气门》均认为肺痿是肺自身之病久咳不愈引起。《临证指南医案·肺痿门》云："肺痿一症，概属津枯液燥，多由汗下伤正所致。夫痿者，萎也，如草木之萎而不荣，为津亡气竭也。"

《医述·肺痿肺痈》云："汪蕴谷云：肺痿之形象，与肺痈似是而非。肺痿发生在病虚之后，肺痈发在无病之初也。肺痿咳白血而吐涎沫，肺痈咳臭脓而胸胁痛也。……大约从外因而成肺痈者，急宜调治，肺虽伤而尚可补救；从内因而成肺痿者，多方培补，肺枯而百法难疗。"

关于肺痿的临床论治，清·张璐在《张氏医通·肺痿》中将其治疗要点概括为"缓而图之，生胃津，润肺燥，下逆气，开积痰，止浊唾，补真气……散风热"七个方面，旨在"以通肺之小管"，"以复肺之清肃"。《证治汇补·胸膈门》云："久嗽肺虚，寒热往来，皮毛枯燥，声音不清，或嗽血线，口中有浊唾涎沫，脉数而虚，为肺痿之病。因津液重亡，火炎金燥，如草木亢旱而枝叶萎落也。治宜养血润燥，养气清金，初用二地二冬汤以滋阴，后用门冬清肺饮以收功。"清·沈金鳌《杂病源流犀烛·肺病源流》对肺痿的用药宜忌作了完整的阐述：宜养肺、养气、养血、清金、降火；忌升散、辛燥、温热。这些论断对指导后世的临床用药有着极其重要的指导意义。但后世医者临床治疗本病时屡犯沈氏所提禁忌者，诚为憾事。

二、病因病机

1. 顽重肺疾，久治不愈，肺之津气日损，肺失濡养，发为肺痿。

2. 痹证燥邪，精津耗竭，迁及肺肝肾，肺失濡养，发为肺痿。

3. 时令诸邪，滥用汗下，误治肺津耗伤，肺失濡养，发为肺痿。

总之，本病发病机理总缘于肺脏虚损，津气严重耗伤，以致肺叶枯萎。因津伤肺燥，燥盛则干，肺叶弱而不用则痿。

其病理表现有虚热、虚寒两类：①虚热肺痿：一为本脏自病所转归；一由失治、误治或他脏之病导致。②虚寒肺痿：肺气虚冷，不能温化、固摄津液，由气虚导致津亏或阴伤及阳，气不化津，以致肺失濡养，渐致肺叶枯萎不用。

经过历代医家长期的临床实践，对肺痿的认识日趋完善。认为病本在肺，累及脾胃肝肾。其临床所见一者为虚热阴伤，津液亏竭，为最常见病机。二者为虚寒留饮，津失温摄。但是临床所用如干姜、生姜、射干、麻黄类药物往往过于辛燥耗散，且极易戕伤正气，其药性更与肺为娇脏的生理特质不符。所以在几十年的临床实践中，我更倾向于将这一类以虚寒性质为主者详析为阴阳两虚或气阴两虚，更能切中病情。三者肺主气，可助气血的运行，肺脏患病，血行必然瘀滞；更何况肺痿顽疾，积年难愈，亦必久病入络。故不论何种病机，在分析病情时，一定要将化瘀生新的治法综合考虑。若瘀滞征象明显者，在不损伤正气的前提下，尚可以血瘀为主论治。

三、辨证论治

1. 辨证要点

（1）辨虚热与虚寒：虚热证易于火逆上气，常伴咳逆喘息；虚寒证常见上不制下，小便频数或遗尿。

（2）辨正虚与兼夹：至于正虚的阴阳性质及邪气兼夹的多寡，亦当临证辨清。

（3）辨瘀血：久病入络，兼见血瘀证候较明显者，在补益气津阴阳或不损伤正气的前提下，当以血瘀为主论治。

2. 治疗原则

（1）补肺生津：治疗总以补肺生津为原则。虚热津伤为主者，治当清热生津，以润其枯；气伤虚寒为主者，治当温肺益气而摄涎沫。临床以虚热津竭者证为多见，但病久延伤气，亦可转为气（阳）衰虚寒证。

（2）培补脾肾：治疗时应时刻注意保护津液，重视调理脾肾。脾胃为后天之本，肺金之母，培土有助于生金；肾为气之根，司摄纳，温肾可以助肺纳气，补上制下。

临床论治之时，总归是要有是证则用是药。尤其是阳气虚寒类证的肺痿患者，临床切记《杂病源流犀烛·肺病源流》对肺痿用药禁忌所做的阐述：忌升散、辛燥、温热。

（3）王道缓调：肺痿顽疾，多为久病积渐所致。论治之时，定当遵循王道缓调之法，所谓"王道无近功，多服自有益"（《临证指南医案》），切不可急于求成。临床每见治疗用药一段时间，疗效不甚明显者，医患皆急于求成，或攻补失度，或药峻伤正，或致生他疾，乃至欲速不达。《医门法律·肺痿肺痈门》云："肺痿者，其积渐已非一日，其寒热不止一端，总由肾中津液不输于肺，肺失所养，转枯转燥，然后成之。""凡治肺痿病，淹淹不振……故行峻法，大祛涎沫，图速效，反速毙，医之罪也。"

3. 证候论治

（1）虚热津伤证

症状：咳吐浊唾涎沫，其质较黏稠，或咳痰带血，咳声不扬，甚则音哑，气息喘促，口渴咽干，午后潮热，皮毛干枯，舌嫩红而干，脉虚数或细数。

治法：滋阴清热，润肺生津。

方药：麦门冬汤合百合固金汤加减。太子参、山药、百合、麦冬、生地黄、玄参、当归、丹参、贝母、杏仁、桔梗、黄芩、地龙、鸡内金、炙甘草。

（2）气阴两虚证

症状：咯吐涎沫，其质清稀量多，口淡不渴，短气不足以息，气怯声低，神疲乏力，头晕目眩，食少便溏，畏寒肢冷，偶见五心烦热，面白虚浮，小便频数或遗尿，舌质淡嫩或淡红，脉虚弱。

治法：温肺益气。

方药：人参归脾丸加减。人参（党参）、黄芪、炒白术、淫羊藿、桂枝、茯苓、当归、熟地黄、沙参、丹参、僵蚕、炮姜、鸡内金、炙甘草等。或调补肺肾方（《中医内科学》）加减，药用党参、仙灵脾、补骨脂、山茱萸、云苓、生熟地黄、赤芍、紫菀等。

（3）正虚血瘀证

症状：气短喘憋，或见胸闷，干咳无痰，心慌乏力，口唇爪甲紫暗，肌肤甲错，杵状指，舌质暗或有瘀点、瘀斑，脉沉细或涩。

治法：益气活血，通络散瘀。

方药：血府逐瘀汤合保元汤加减。党参、炙黄芪、太子参、山药、柴胡、牛膝、当归、生地黄、桃仁、红花、丹参、炒蒲黄、三七粉、水蛭、桔梗、鸡内金、炙甘草等。

四、预后与调护

肺痿属内伤虚证，病情较重而迁延难愈，如治疗正确，调理适宜，病情稳定改善，可带病延年，或可获愈。如治疗不当，或不注意调摄，则病情恶化，以至不治。若见张口短气，喉哑声嘶，咯血，皮肤干枯，脉沉涩而急或细数无神者，预后多不良。

预防的重点在于积极治疗咳喘等肺部疾患，防止其向肺痿转变。同时根据个人情况，加强体育锻炼；慎起居，生活规律，视气候随时增减衣服。时邪流行时，尽量减少外出，避免接触患者。

本病治疗时间长，要劝说患者安心养病，不可急躁。注意耐寒锻炼，适应气候变化，增强肺卫功能。戒烟，减少对呼吸道的刺激，以利肺气恢复。饮食清淡，忌寒凉油腻。居处要清洁，避免烟尘刺激。

消渴论治杂谈

消渴病是中医学的病名，是指以多饮、多尿、多食及消瘦、疲乏、尿甜为主要特征的综合征。在病名方面，根据病机及症状的不同，消渴还有消瘅、肺消、膈消、消中等名谓。在病因方面，《内经》认为五脏不足、情志失调、过食肥甘是消渴的病因，强调了体质因素在消渴发病中的重要作用。《金匮要略》有专篇对消渴的证治进行阐述，立有白虎加人参汤、肾气丸等有效方剂，至今为临床医家所推崇。消渴病是一种发病率高、病程长、并发症多、严重危害人类健康的病证，近年来发病率更有增高的趋势。中医药在改善症状、防治并发症等方面均有较好的疗效。

一、阴阳并重论治消渴

消渴之病机既往总认为是阴虚火旺，阴虚为本，燥热为标，我认为阴虚固然是消渴病的病机之一，然而执一端而论消渴，其失也泥。虽然本病临床表现为口干、口渴、多饮等阴虚见症，但是不容忽视的是消渴患者大多数还表现为倦怠乏力、神疲气短、不耐劳作、虚胖体弱等正气虚损的征象。患者多饮、多食，大量的饮食物虽然能被摄入，但是却不能布散全身而被人体充分利用，大量的精微物质随尿液而排出体外，造成患者饮水虽多却仍然口渴，饮食愈多而愈觉饥饿。从这些临床征象分析，我认为脾肾两虚导致水液及水谷代谢失常是消渴发生的根本原因。《灵枢·经脉别论》说："饮入于胃，游溢精气，上输于脾，脾气散精，上归于肺，通调水道，下输膀胱。水精四布，五经并行。"水液及水谷精微代谢依赖于肺脾肾的功能，肺脾肾等脏腑的功能减退，虽然多饮、多食，但水液及水谷精微不能正常地布散、蒸腾于全身，全身的津液依然处于亏虚状态，从而发生消渴之疾，所谓"五脏皆柔弱者，善病消瘅"（《灵枢·五变》），而功能减退的重要标志就是阳气的虚衰。何况此病为一慢性过程，病变日久，阳气虚损的表现就更加明显。而五脏之中脾为后天之本，饮食自倍，脾胃乃伤；肾为先天之本，脾阳又根于肾阳，久病及肾，过劳伤肾。因此脾肾阳气亏虚是病变根本，水液代谢失常是病变过程，阴液亏虚是病变结果。所谓治病必求于本，治疗消渴除了滋阴之外，还应当辨证地应用黄芪等补气健脾药以及附子、肉桂、淫羊藿等温阳益肾之品，以使阳复阴生，气化得行，消渴向愈。

二、活血化瘀贯穿始终

消渴是一类慢性终身性疾病，病变日久而入络，或由气虚不能推动而致血瘀，或由阳虚寒凝而致血瘀，或由阴虚津亏而致血瘀。瘀血的形成既是一个病理产物，又是一个新的致病因素。痹阻心脉则出现胸痹、心悸等心系并发症。痹阻脑脉则出现中风、眩晕等脑系并发症。阻滞肾络则出现水肿、关格等肾系并发症。瘀阻目络则出现目盲失明等目系并发症。痹阻四肢脉络则出现肢体麻木疼痛或肢端坏疽等四肢并发症。可见瘀血是各种并发症的共同病机。同时瘀血又可以加重消渴，如唐容川所论，"气为血阻，不得上升，水津因之不能随气上布"而成"瘀血发渴"。糖尿病除了血糖升高，主要并发症如眼底病变、肾脏病变及糖尿病足等，都是对微小血管损害的结果。中医认为大血管、小血管属于脉络范畴。所以，糖尿病的主要损害体现在脉络上，而它对心脑大血管的损害多是间接的，而且只是损害大血管的原因之一。这样，从发现糖尿病的那一天起，就要重视疾病对脉络的损伤，着眼于防治因脉络损伤而引发的并发症，做到"有则治疗，无则预防"。因此活血化瘀的方法应当贯穿于消渴治疗之始终，特别是早期应用可以起到未病先防的良好作用。已经出现并发症之后，活血化瘀之品更是必不可少，此类药物对消渴的多种并发症都具有良好的治疗作用。

三、降糖降脂同等重要

临床发现糖尿病患者还经常合并有高脂血症，从而更加重了糖尿病并发症的进展。现代研究表明糖尿病患者由于胰岛素的绝对或相对缺乏，导致糖类、脂肪、蛋白质三大营养物质的代谢障碍，临床不但表现血糖升高，同时血脂也容易异常。长期而持续的高血糖和高血脂本身对机体许多组织来说就是一种"中毒状态"，血糖升高具有"糖毒性"，血脂增高同样具有"脂毒性"，二者相合可以广泛地引起全身微血管、大血管、肌肉、胰岛 β 细胞等组织结构和功能方面的改变，导致一系列并发症的产生，从而加重了糖尿病及其并发症的进展。因此临床治疗本病应该降血糖和降血脂并重。国内外某些医家专家还建议将"糖尿病"改称为"糖脂病"，可见对脂类代谢异常的重视程度。中药降血脂具有很好的疗效，我在临床上将具有调整血脂作用的中药分为三大类：第一类为泻下药，如大黄、番泻叶、芦荟等；第二类为活血化瘀药以及利湿化浊药，如丹参、红花、水蛭、茯苓、泽泻、半夏、海藻等；第三类为补益精血药，如黄精、熟地黄、首乌、灵芝。泻下药属于下法的范畴，与糖尿病阴阳两虚或气阴两虚的病理本质不符，临床很少采用。第二类药尤其是第三类药我在辨证的基础上经常选用，以使祛脂化瘀之法能够贯穿始终，这也与西医学降糖调脂并重的最新观点殊途同归。

四、消渴论治的特色用药

1. 活血化瘀贯穿始终

治疗消渴活血化瘀药物更是必不可少之品，此类药物对消渴的原发病变及多种并发症都具有良好的治疗作用。有关药物的选择我总结出两大类，一类是选用红花、月季花等花类药物，具有轻扬散漫、遍走全身之功，善入浮络、孙络而祛瘀；另一类是水蛭、地龙等虫类药物，取其虫蚁搜剔、通络追拔之性，善逐恶血、死血以生新。但是活血化瘀之法毕竟属于八法中消法的范畴，久用或重用必有耗损正气之虞，须在温阳益气、滋阴养血的基础上辨证应用，方可充分地发挥作用。

2. 辨病用药擅用蚕类

蚕类药包括蚕茧、僵蚕、蚕沙等。蚕茧又名蚕衣，为蚕蛾科昆虫家蚕蛾的茧壳，味甘，性温而无毒。《本草纲目》记载："蚕茧，方书多用，而诸家本草并不言及，诚缺文也。"又记载："煮汤治消渴，古方甚称之。丹溪朱氏言此物能泻膀胱中相火，引清气上朝于口，故能止渴也。"我的导师任继学教授称其为缫丝，临证每喜用之以治消渴，或单用之煮水随意饮之，或随症加入汤剂之中，疗效颇佳。白僵蚕为蚕蛾科昆虫家蚕蛾的幼虫感染白僵菌而僵死的干燥全虫，味辛咸，性平，无毒，原本用于祛风通络、化痰散结，然据临床报道，内服僵蚕具有较好的降糖功效，临证观察确有良效，因此我于临床每喜辨病用药而精选蚕茧、僵蚕、蚕沙等蚕类药。

3. 巧用内金一举三得

消渴患者多见于富贵之人，如《素问·腹中论》所云："夫热中，消中者，皆富贵人也。"过食膏粱厚味，腻脾滞胃而生积热、郁热。《素问·奇病论》曰："此人必数食甘美而多肥也，肥者令人内热，甘者令人中满，故其气上溢，转为消渴。治之以兰，除陈气也。"一是佩兰之类只能够芳香化湿浊，而鸡内金消食积则可以消除中焦之积热、郁热而治消。二是患者虽然食欲旺盛而多食，但是摄入之水谷却不能化为精微物质以营养周身。应用鸡内金可以促进脾胃的运化，使水谷能够化为精微。三是方中运用了大量的补益滋腻之品，本身就不容易消化与吸收，配合鸡内金又可以促进药力的发挥。四是根据张锡纯经验，鸡内金又可以协同活血化瘀药消除经络中之瘀滞。

4. 消谷善饥妙用补药

糖尿病患者大多数表现为食欲亢进而多食易饥，古人认为是由于胃火亢盛导致的消谷善饥，一般采用白虎汤清泄胃火。我认为中焦胃火亢盛固然可以引起消谷善饥，但是糖尿病患者，特别是病程较长者，临床表现除了多食易饥、口渴喜饮而外，还常常伴有倦怠乏力、精力及记忆力减退等虚损状态，临床上大多数既无热可清又无火可泻。此时的食欲亢进主要是由于糖尿病患者精血亏虚于内，强迫患者多食以自救的一种临床表现。治疗上妙用熟地黄、黄精、灵芝等以补养精血而治疗食欲亢进之本。另外，此类药性质呆滞、黏腻，服用之后容易产生饱胀感，能够腻肠碍胃而影响食欲。这本来是此类药物的不良反应，但恰恰成了另一个治疗作用，不但可以补精养血，还可以抑制亢盛的食欲。《神农本草经》记载这些药物还具有"久服轻身延年"之功，现代药理研究证明这些药物具有良好的降低血糖、调整血脂的功效，可谓一举而两得。而其中我尤喜用黄精，本品功能"补五劳七伤，益脾胃，润心肺"（《日华子本草》），"补诸虚，填精髓"（《本草纲目》）。中药学教材称其功能"补脾气，益脾阴，补肾益精"。虽然石斛、麦冬、山药等药均有补脾胃气阴之效，然教材中论及专补脾阴者惟有黄精。现代药理研究表明，黄精含黄精多糖、多种氨基酸、多种蒽醌类化合物等有效成分，对肾上腺素引起的血糖过高呈显著抑制作用；可增加冠脉流量及降压；并有降血脂及抗衰老作用。只是黄精性味浓厚滋腻，稍大剂量或稍长时间服用之后极易产生饱胀感，能够腻肠碍胃而影响食欲，且有滑肠之弊，使用之时，颇多棘手。而我临床多选其入药，正是针对糖尿病每兼多食易饥的特点，妙用本品，将其主要的副作用变为又一项治疗作用，可谓一举数得。若患者便秘则更为适合。若患者便溏则加山药固肠止泻，入五味子敛阴止泻。更何况黄精滑肠之性与其他泻药不同，对正气毫无损伤。

五、博采众长最重辨证

古往今来，治消之方，丰富多彩，特别是现代许多著名医家治疗糖尿病更是积累了丰富的经验，当吸取众家之长，兼收并蓄，为我所用。如现代著名中医学家任继学教授经验：血糖不下，生地黄可以用至百克。尿糖不下，知母可以用至百克。酮症可以选加干姜等辛能胜酸之品。北京四大名医之一施今墨先生认为，黄芪配山药，苍术配玄参，一阴一阳，一脾一肾，有降低血糖、减除尿糖之功。我国著名中医学家祝谌予教授认为，黄芪配生地黄可以降尿糖，苍术配玄参可以降血糖，葛根配丹参生津止渴，化瘀生新，使气血流畅，可以提高降糖效果。我国著名老中医关幼波先生常以黄芪配淫羊藿、白芍配甘草、乌梅配葛根补肾益气、生津敛阴而治疗消渴。在临床带教时我强调，众多名家经验足资我们取法和应用，但前提是必须在辨证论治的基础上灵活运用。本着有是证则用是药的原则，方可取得满意的疗效。若拘于某一方或某一药，脱离了中医的辨证论治，则疗效就必然不会理想。

六、创验方糖脂消胶囊

糖脂消胶囊（辽药制字 Z05020090 号）是我根据以上理论创制的治疗糖尿病的经验方，功能益气滋阴，生津止渴，祛脂化瘀，适用于糖尿病肾病、视网膜病变、末梢神经炎、周围血管病等并发症。方剂主要由黄芪、生地黄、熟地黄、天冬、麦冬、黄精、灵芝、僵蚕、蚕茧、红花、水蛭、鸡内金等药物组成，用以治疗消渴病，稳定期可以配合降糖西药长期服用，或可以作为汤剂之后的善后调理，巩固治疗。此方消补兼施，温滋并用，辨证与辨病相结合，充分反映出我治疗消渴的一贯论点。近年来广泛用于临床，经过数万例患者的临床验证，对糖尿病及其并发症的防治屡获良效。

七、病案举例

2 型糖尿病案

董某，女，68 岁，瓦房店市轴承厂退休工人。

患者 10 年前因为多食易饥、口渴、多饮、多尿而就诊于瓦房店市中心医院，化验血糖介于 18~22mmol/L，确诊为 2 型糖尿病，先后口服多种降糖药，均出现继发性失效。近 3 年来改用胰岛素皮下注射，每日用量达 50U，并且配合二甲双胍（50mg，每日 3 次）口服，血糖仍波动在 10~15mmol/L，甘油三酯 2.7mmol/L，总胆固醇 9.2mmol/L。为进一步治疗而求诊于中医。患者素体肥胖，食欲旺盛，多食易饥，口干渴喜饮，倦怠乏力，畏寒喜暖，四肢末端麻木疼痛，大便略干，小便频数而多尿，舌淡白体胖大，质隐青，舌面少津，脉沉弱。

诊断：消渴（2 型糖尿病）。

辨证：阴阳两伤，脂浊内蕴，脉络瘀滞。

治法：阴阳双补，祛脂化浊，活血通络。

方药：制附子 10g（先煎），肉桂 1g（后下），黄芪 30g，生地黄 30g，苍术 10g，玄参 15g，僵蚕 15g，蚕茧 10g，知母 30g，黄精 20g，石斛 15g，丹参 15g，红花 15g，鸡内金 15g。

半月后复诊，化验空腹血糖 8.6mmol/L，体力明显好转，口干渴亦不甚明显，大便通畅，小便次数减少，但食欲仍然比较亢进，多食而易饥。上方改黄精 40g，生地黄 40g，制附子 15g（先煎）。

1 月后第二次复诊，化验空腹血糖 7.8mmol/L，自觉身体轻快许多，四肢末梢麻木疼痛也逐渐减轻，饥饿感明显缓解，胃脘时觉饱胀。以前方为基础，加减治疗 3 个月后临床症状缓解，而且体重也下降了 3kg。化验空腹血糖 7.2mmol/L，甘油三酯 1.5mmol/L，总胆固醇 4.2mmol/L。继以"糖脂消胶囊"巩固治疗。

按语： 此例患者为老年女性，年逾花甲，消渴日久，致阴阳两虚，兼夹脂浊、瘀滞。治疗上予以阴阳双补、祛脂化浊、活血通络之法。方中附子、肉桂引火下行，黄芪温阳益气，生地黄、知母滋阴清热。黄精、石斛为滋阴妙品，对治疗阴虚火旺津不上承所致口干、阴虚肠燥所致便秘常有意想不到的功效。而此类药物性质呆滞、黏腻，容易产生饱胀感，又恰好能够通过抑制患者的食欲而达到降低血糖的作用。内金一味消除食积胃火，又能理气醒脾，以防进补妨运之弊。玄参、苍术为降糖药对，僵蚕、蚕茧具有较好的降糖功效，丹参、红花活血通络祛脂。诸药合用，则顽症可控，疗效喜人。

本病除药物治疗外，注意生活调摄具有十分重要的意义。正如《儒门事亲·三消之说当从火断》曰："不减滋味，不戒嗜欲，不节喜怒，病已而复作。能从此三者，消渴亦不足忧矣。"其中，尤其是节制饮食、加强运动具有基础治疗的重要作用。在保证机体合理需要的情况下，应限制主食、油脂的摄入，定时定量进餐。戒烟酒、浓茶及咖啡等。保持情志平和，制订并实施有规律的生活起居制度。

以"化浊轻身法及方药"论治脂肪肝、高血脂

脂肪肝是指肝内脂肪沉积过多的病证。正常成年人摄入成分良好的膳食时，其肝脏脂肪含量约占肝重的 5%，在某些反常的情况下，脂肪的含量可达 40%～50%，这种反常的现象亦即脂肪肝。据统计 50% 的肥胖者之肝脏有脂肪变性，慢性感染者之肝脏亦有 50% 发生脂肪变性。脂肪肝在临床上表现极不一致，轻的常无明显症状，重者并发肝硬化则可影响寿命。

许多患者的症状轻微而被原来疾病所掩盖。常见脂肪肝典型症状有食欲不振，食后腹部饱胀，右上腹疼痛不适，体重减轻，疲乏感，偶可见肝硬化及腹水。

一、证治源流

中医古籍无脂肪肝的病名，但结合临床表现，本病应属于"胁痛""积聚""痰浊""瘀血""肥胖"等病证范畴。其中对导致脂肪肝的最主要因素高脂血症及肥胖更是立论颇多。古人虽然尚不知血脂增高，但已注意到它的存在与危害，尤其对过食肥甘厚味引起高脂血症的危害早有认识。如《素问·生气通天论》云："膏粱之变足生大丁。"《证治汇补》云："饮食劳倦，酒色无节，营卫不调，气血败浊，熏蒸津液，痰乃生焉。"认为高血脂为血中痰浊。并有导致脂肪肝的描述，如《三因方》云："饮食饥饱，生冷甜腻聚结不散，或作痞块，膨胀满闷。"中医对导致脂肪肝的肥胖也早有认识，认识到肥人血液混浊，流通缓慢。论其发病原因多为饮食不节，入多于出，导致脂肪在体内堆积。但是，直至近代，中医对脂肪肝仍缺乏完整而系统的理论认识，亦无权威医籍有"脂肪肝"的系统中医理论阐述。但对导致脂肪肝的高脂血症论述颇多，并明确提出了血脂是痰浊，是浊质，而来源于水谷精微，浊脂由痰所化，脂混血中，清从浊化。并提出痰浊凝聚是高脂血症的关键病机，认为脾虚不运，导致痰浊脂质不断凝聚，血脂增高；或由肾虚，气化失常，水谷精微等体内流动物质代谢障碍，形成痰浊，导致痰浊脂质沉积，血脂增高。

近三十多年来，由于脂肪肝的发病率明显增多，更由于中西医结合的深入发展，各种临床理化检查等新技术的普及，对本病的认识及诊断率也明显增高。现各地经验大多根据临床证候，辨治以疏肝散滞、活血化瘀、祛痰泄浊之法，代表方药有逍遥散、膈下逐瘀汤、左金丸等。但因为对脂肪肝的病变尚缺乏有针对性的深刻研究与认识，临床诊治时往往忽略痰瘀脂浊这一特殊病理产物在病变过程所具有的特殊病理作用，更缺乏有针对性的治疗措施，所以疗效不甚满意。

二、病因病机

引起脂肪肝的常见病因包括过度肥胖、高脂血症、酒精中毒、营养不良、感染性因素及内分泌疾病等。随着人类物质生活水平的逐步提高，肥胖者也越来越多。另外，因酗酒、糖尿病、肝炎导致的脂肪肝患者也日渐增多。而我们还可以看到，随着人类社会的发展，物质生活的日趋丰富，脂肪肝、高脂血症等疾病越来越多。所以，结合其发病特殊性，在论及脂肪肝的病因病机时，亦要有全新的思路。

我认为脂肪肝、高脂血症为本虚标实证。本，主要指脾、肾、肝三脏虚损；标，主要指痰浊和瘀血。五脏失调，津液凝痰，从浊而化，酿成脂膏，或因气滞、气虚、痰浊引起瘀血，使营血变为污秽之血，脂质留而为弊。痰瘀脂浊既是病理产物，又是致病因素，从病因上更加明确了脂肪肝病邪致病的特殊性，从病机上更有针对性地提出肝脾肾虚损，痰瘀脂浊内生，瘀滞肝脉这一特点，使其病机病位更加准确。更提出本类疾病在辨治之时，病之标实反而是论治的关键所在。在固护正气（或者说在不损伤正气）的前提下，治法方药重点选用疏肝运脾、祛痰化浊、攻散瘀血、磨消肉积之类治疗标实药物，屡收良效。

三、独特用药

治疗脂肪肝、高脂血症的常用药物有：①泻利清下类：大黄、草决明、茵陈、泽泻、番泻叶；②祛痰化浊类：山楂、荷叶、葛根、瓜蒌、昆布、海藻、薤白；③化瘀泻浊类：丹参、郁金、三七、蒲黄、水蛭；④补益轻身类：黄精、女贞子、炙首乌、生地黄、枸杞子、灵芝、玉竹、鸡血藤、黄芪、党参、绞股蓝等。

我以健脾补肾养肝、祛痰化瘀降浊为法。组方用药方面，我将传统减肥降脂药分为上、中、下三品。下品以泻利清下类药物为主；中品以活血化瘀、祛痰化浊类药物为主；上品以轻身益气、滋阴生精类药物为主。

现今治疗脂肪肝、高脂血症的常用药物多为中、下之品，而其中又以下品者居多。似乎是为了追求速效，而选择此类药力峻猛者。如是治法，乃业医者只见病而不见人，只见标而不见本，只治标而反伤本。更有以此谋利之辈，见利忘义之心时时可见。所以时常可见广告语"月减多少多少斤体重，无效退款"云云。至于用药者正气是否戕伤，肝肾功能是否损害，肠道黏膜是否黑变，皆不在考虑之中。

有鉴于此，我们在论治脂肪肝、高脂血症之时，更注重在整体观念上的辨证施治。遣方用药多以上品为主，取其轻身益气、滋阴生精的功能以治本。现代研究证明，此类药有很好的调节血脂、降脂减肥作用。但是此类药物在发挥疗效之时，大多有腻膈厌食，或腹泻滑肠的副作用。而我认为针对不同的疾病和病机，此类药物的这一类副作用，如果运用恰当，这些所谓的副作用可以恰到好处的成为第二个、第三个治疗作用。如腻膈的副作用，恰好可治疗脂肪肝、高脂血症这一类患者大多都有的食欲亢进的病证，其疗效不逊于西药芬氟拉明、二甲双胍等药物抑制食欲的作用。而滑肠反应，对这一类患者的腹胀、便秘等症状也有很好的治疗作用。如果患者不便秘或本有轻度腹泻，多可在处方中酌加山药固脾、五味敛肠，可保无虞。更何况这一类补益药物滋腻滑肠作用，本身对人亦无损伤，与泻利攻下类药物的通腑泻下作用完全不同。

这一类药物常用者有黄精、女贞子、炙首乌、生地黄、枸杞子、灵芝、玉竹等。例如，黄精甘平，补气益阴，"宽中益气，使五脏调和"（《本经逢原》），"为滋腻之品，久服令人不饥"（《本经便读》）。灵芝甘平，有补益强壮轻身之功，又可祛痰浊，平喘咳，"疗虚劳"（《本草纲目》），"保神，益精气"（《神农本草经》）。我以此类上品作为主要药物治疗脂肪肝、高脂血症，在培补精气中，达到治疗的目的，患者在降脂、减肥、治疗脂肪肝的过程中，精力日益充沛，体质更加健康。

四、祛除病因重预防

对本病的预防，还应祛除病因，调整饮食结构，调理情志，加强运动。

（1）祛除病因：例如酒精性脂肪肝主要是戒酒，并给予足量蛋白质饮食。肥胖病与肝炎后肥胖症、糖尿病等要减肥。

（2）调整饮食结构：饮食以清淡、高维生素食物为主，肥胖者应限制热量，减轻体重；酒精性脂肪肝则应戒酒，进低糖及含不饱和脂肪酸食物为主；营养不良性脂肪肝应合理给予高蛋白食物。

（3）适当运动和心理调适：每天坚持体育锻炼，心情开朗，不暴怒，少气恼，注意劳逸结合等也是相当重要的。

五、病案举例

重度脂肪肝、高脂血症案

王某，男，48岁，企业干部。

患者平素饮食不节，嗜食肥甘厚味，形体肥胖，10年前出现脂肪肝，多处求医，疗效不显，1周前于门诊化验甘油三酯 12.1mmol/L，总胆固醇 9.8mmol/L，全血黏度增高。腹部彩超提示重度脂肪肝。为进一步治疗而求诊于中医，来诊时患者肥胖，食欲旺盛，嗜酒，多食易饥，时有腹胀，右胁部不适，口苦，倦怠乏力，大便略溏，舌淡紫胖大，舌苔白腻，脉沉滑。

诊断：重度脂肪肝，高脂血症，肥胖病。

辨证：气阴两虚，兼夹痰瘀脂浊。

治法：轻身益气，滋阴生精，祛脂化浊。

方药：黄精 30g，灵芝 20g，首乌 15g，生地黄 20g，玉竹 15g，葛根 15g，水蛭 6g，胆南星 6g，焦山楂 30g，山药 3g，柴胡 6g，丹参 15g，红花 10g。每日 1 剂，水煎服。嘱清淡饮食，加强运动。

1 个月后复诊：化验甘油三酯 7.6mmol/L，总胆固醇 7.8mmol/L，体力明显好转，口干渴亦不甚明显，大便次数减少，但食欲仍然比较亢进，多食而易饥。上方改黄精 40g。

2 个月后三诊：化验甘油三酯 5.8mmol/L，总胆固醇 5.8mmol/L，腹部彩超提示轻度脂肪肝。自觉身体轻快许多，体力增强，饥饿感明显缓解，胃脘时觉饱胀。

以前方为基础，加减治疗 3 个月后临床症状缓解，而且体重也下降了 5kg。化验甘油三酯 2.5mmol/L，总胆固醇 4.2mmol/L，腹部彩超提示轻度脂肪肝。继以"祛脂化瘀丸"口服巩固治疗。

论心衰及中医证治规律的探索

心力衰竭（简称心衰）是多种病证发展的重危阶段，急重者每可危及生命，是中医临床医生最常见的内科急症之一。中医对心衰早有记载，北宋·赵佶于《圣济总录》一书中首先提出了"心衰"的病名，在一定程度上论及了心脏阳气虚衰，体用俱损的本质。但要看到，中医对心衰的理论论述虽多，但多散在于各类文献中，有待整理总结。同时，中医对心衰的临床救急及辨证论治确有极其丰富的经验，而愈至近代，由于各种因素的干扰，反将其辨证救急精粹逐渐丢弃，诚为憾事。我的导师国医大师任继学教授于六十余年临床生涯中，对中医急症颇多研究，频愈大症，对心衰证治颇有心得，并撰有专门著述，从理论到临床辨治均有阐述。笔者有幸忝列任师门墙，在导师辛勤指导下，对中国典籍中关于心衰证治理论进行了系统学习。

一、心衰病名

中医有关心衰临床表现、治疗等方面的记载，最早可追溯到春秋战国时期，中医经典著作《黄帝内经》中，即对病因病机、临床证候及治疗原则等作了记载，以后代有发微，对心衰的论述可谓洋洋大观。如历代古典医籍之心悸、怔忡、喘证、脱证、水肿、痰饮、心痹、肺胀、厥心痛等章节，没有明确的中医命名。直至北宋·赵佶才首先在《圣济总录·心脏门》中提出"心衰"之病名，《圣济总录》曰："心衰……惊悸恍惚"。《医参》曰："心主脉，爪甲色不华，则心衰矣。"《小品方》亦言："从脚肿者，其根在心。"但以"心衰"病名专题论述者却属罕见，这也在一定程度上限制了中医对心衰的进一步研究。

二、心衰诊断

关于心衰的中医诊断，目前国内尚无统一标准，此方面研究资料更是微乎其微。我以国医大师任继学教授"心衰辨治"一文为基础，以问、望、闻、切四诊为临床诊查手段，并参考现代科学技术及理论拟定了心衰诊断要点。

1. 问诊

（1）病史：久患以心脏疾患为主的疾病史，如真心痛、厥心痛、心痹、心悸、怔忡、喘证、水肿、痰饮、脱证等。

（2）症状：心悸怔忡，喘促气短，甚则不能平卧，动则尤甚，端坐呼吸，咳嗽，重则咯血，腹胀，纳呆，下肢浮肿等。

2. 望诊

颜面两颧黯红，或紫黯，或㿠白，均晦滞无泽；口唇青黑或紫黯；舌体多胖嫩而大，色紫绛、隐青、紫黯，或淡红，可兼见瘀斑；爪甲黯红、隐青。

运用现代科学技术进行微观望诊，X 线检查：心影增大，肺淤血征，叶间裂增粗等，有时可见上腔静脉扩张及搏动，甚至可伴有单侧或双侧胸水。心电图检查：可见心动过速及各种心律失常（包括期前收缩、传导阻滞、房扑、房颤等）。实验室检查，尿检可有轻度蛋白尿，尿中有少量透明或颗粒管型及少量红细胞；可有轻度氮质血症；血清胆红质和谷丙转氨酶略增高。

3. 闻诊

呼吸气急，语声低微。心脏听诊：心律快，或奔马律，或各种心律不齐，各种原发心脏病的病理性杂音。

4. 切诊

可有胁下癥积，下肢按之凹陷不起；脉数、疾、微、散、涩、促、结、代，或呈雀啄、虾游、屋漏之象。

5. 心功能分级（结合临床证候所见及参考有关资料拟定）

Ⅰ级：有心脏病的客观证据，一切劳动不受限，无心悸、气短、浮肿等症状。

Ⅱ级（心力衰竭一度）：能胜任一般日常劳动，但稍重体力劳动即有心悸、气急等症状。

Ⅲ级（心力衰竭二度）：普通日常活动即有心悸、气短等症状，但休息时消失。

Ⅳ级（心力衰竭三度）：任何活动均可引起明显心悸、气短等症状，甚至卧床休息时仍有症状。

三、心衰辨证论治

1. 气阴两虚证

症状：心悸气短，喘促胸满，动则加重，甚则倚息不得卧，心烦不宁，口燥咽干，身倦畏冷，五心烦热，口唇暗红，舌红，脉细数无力，或涩或疾，或促或代，或见雀啄、转豆之象。

治法：益气滋阴，佐以养血安神。

方药：生脉散加味。人参 10g，麦冬 20g，五味子 5g，炙甘草 15g，生地黄 15g，茯苓 15g，酸枣仁 10g。

2. 阴阳俱虚证

症状：心悸气短，喘急胸满，心烦少寐，口干咽燥，形寒肢冷，渴喜热饮，倦极喜卧，颈项肩背腰酸痛，烦而盗汗，头晕面赤，呈戴阳状，口唇红赤而暗，舌尖红赤，苔黄白相兼，薄而滑，脉沉细数而虚弱无力，或疾或结或代，亦可见雀啄、鱼翔之象。

治法：益阴温阳，佐以化瘀安神。

方药：炙甘草汤加味。炙甘草 15g，人参 15g，麦冬 20g，桂枝 15g，生地黄 15g，阿胶 10g（烊化），五味子 5g，大枣 5枚，生姜 3 片。

3. 阳衰气脱证

症状：心中憺憺大动，喘促不得卧，坐位呼吸，动则尤甚，颈脉张而动，汗出不止，甚者如油，颜面青紫，两额脉络怒张，口唇爪甲青紫，形寒肢厥，尿少或者无尿，下肢浮肿，咳嗽咳血，舌质紫黯，舌体肥大，苔少或无苔，脉象多微细而数，或散或疾，或结或代，或见雀啄、转豆、鱼翔之象。

治法：回阳固脱，化瘀利水。

方药：急救回阳汤合五苓散。红参 15g，附子 10g（先煎），炮姜 5g，炒白术 15g，炙甘草 15g，当归 15g，桃仁 10g，红花 5g，茯苓 20g，泽泻 20g，葶苈子 5g，桂枝 20g。

4. 阴竭阳脱证

症状：喘悸不休，呼多吸少，抬肩撷肚，汗出如油，或汗出如珠不流，身冷肢厥，昏愦谵妄，目睛不动，鱼口，舌绛而萎，脉微欲绝，或散或涩，或浮大无根，或呈现雀啄、转豆、鱼翔、虾游之象。

治法：补阴敛阳，益气固脱。

方药：阴阳双救汤。熟地黄 15g，炙附子 15g（先煎），红参 10g，菟丝子 10g，枸杞 15g，茯神 20g，当归 15g，炮姜 10g，紫河车 5g（焙、冲）。

气阴两虚证，为心气虚弱兼心体受损；阴阳俱虚证，为心气与心体虚损进一步发展，阴阳皆伤；阳衰气脱证，心之体用俱损，阴阳虚衰愈重，阳气已呈脱失之征；阴竭阳脱证，为心之体用已伤极，阴精阳气竭极而虚脱，已成脱竭不复之势。这几种证候分类，反映了心衰从阳气不足发展到阳损及阴、阴损及阳、阴阳衰竭这种量变到质变的病机演变过程。

四、常见症状、体征分析

1. 心悸、怔忡

心衰之心悸、怔忡，不同于惊恐、痰火所致者，其本质乃因心肾阳气亏虚，阴血不足所致。心悸之新暂者，多为宗气虚衰；其来也渐；怔忡之积久者，必为元气亏竭，病痼疾深。虽然心衰之心悸、怔忡亦可兼夹痰饮、瘀血，但论治之时必当重在辨证以求本，以补虚为基本治则，尤其重在调补心肾两脏。一者，心衰乃心体受损，心用失司之病，心衰之为心悸、怔忡，补心、荣心乃为正治。二者，心衰之患，整体受累，"五脏之伤，穷必及肾。"肾元虚竭，则人身之真阳不能化，阴血无以生，皆可致心体失养，心气内竭，血行不畅，瘀血在心，而成心衰顽疾，发为心悸、怔忡之症。所以补益肾脏阴阳乃治疗本原之途，况"欲补心者，必先实肾；欲补肾者，必先守心。"心肾同治，阴阳并补，顽疾可愈。

2. 喘促

心衰之喘促、气短，有别于其他肺病，临床观察心衰之喘，见症多为呼吸短促，难以为继，深吸为快。轻则短气而喘，动则尤甚；重则喘逆倚息，不得平卧，若气欲断，惊恐莫名。病至心衰之时，心之体用俱损，气血阴阳皆伤，脏腑肢身皆受所累，其病本乃真元虚竭，故所作之喘促实为虚喘。其中以肾元虚惫，精气内夺，失于摄纳，尤为主要因素。《医贯·喘论》曰："真元耗竭，喘出于肾气之上奔。"综上所述，心衰之喘促、气短，临床治疗大法，当以求本固元为主，兼以调补心、肝、脾、肺，以竟全功。故临床论治心衰喘促，最忌犯虚虚之戒。心衰喘促，若误做肺病气管疾患的喘促，以平喘化痰理气论治，极恐犯虚虚之戒。心衰之喘与肺病寻常之痰喘不同，其病机乃真元耗竭，喘出于肾气之上奔。其兼夹病邪者，或利水，或化饮，或散瘀，凡此辛散活通之法，皆为治标之法。凡用必刻刻以顾护正气为念，均应在扶正固本、补益阴阳的基础上加减增损，灵活用之。

3. 水肿

详析心衰之水肿，多起病缓慢，其来也渐，易反复出现，或多有长期轻度浮肿史，其肿多先起于足部，渐至身半以下，按之凹陷不起。为病甚者，亦有周身浮肿者。从心衰患者的临床表现来看，辨证属于"阳气虚衰，水湿内盛，瘀血阻络"者极多，一般情况下服用温阳益气、化瘀利水方药病情每能缓解，然临证不少重症心衰用药却无效，其原因就在于对心衰水肿的病理机制认识上有所偏颇。心衰病变早期，多以阳气虚衰、心用失司为主，阴伤轻浅，心体受损不明显，因此单纯温阳化气利水或可取效一时，然亦有弊端和不足，病情多易反复，水肿消而易起。心衰病变日久，阳损及阴，阴损及阳，阴阳双方均无力相互资生，结果两败俱伤。心衰重症之水肿，乃心肾阴阳俱损，阴虚不能化阳，阳虚不能行阴，而致气化不利。阳虚所致气化不利多为人所重视，阴虚也可以导致气化不利则每易被人忽视。有的患者之所以最后能取得较好的疗效，就是因为在扶阳益气的同时，还注意到益阴填精之品选用，阴阳并补，使气化得行，水肿得消。有关此理，张锡纯之《医学衷中参西录》中记载有"宣阳汤""济阴汤"二方轮流服用以治疗阴阳两虚之水肿、小便不利，便是明证。

五、颜面、口唇、舌象望诊的意义

心主血脉，其华在面，开窍于舌，心脏有病，必然会在其外候及苗窍上反映出来。又脾主气血生化，统辖血液运行，唇为脾之外候，气血之病变亦必从其外候有所反映；同时颜、唇、舌均居头面，一荣俱荣，一衰皆衰，故统论之。《灵枢·经脉》曰："手少阴气绝，则脉不通……脉不通，则血不流；血不流，则色不泽，故其面黑如漆柴者，血先死。"说明心脏之疾，每致心气不足，心血受损，心之气血亏虚或循行障碍均可致脏腑肢身失于濡养，反映于外，则可见外华、苗窍失荣。临床所见心衰患者，在病变过程中，都在不同程度上有颜面、口唇、舌象方面的改变。

心衰之颜面望诊，当着重从色和泽两大方面诊查。临床所见之病色，大多为青灰隐黯，或黧黑，或㿠白虚浮。面色青灰者，多为心阳不振，心气不行，血行不畅，致心血瘀阻所致；黧黑者，多为心肾阳衰，水饮不化，阴寒内盛，血失温养，气血不能畅荣所致；㿠白虚浮者，多为阳气衰微，气血失于温煦滋养所致。但在心衰病患者颜面望诊中，望泽（即望气）尤为重要。《素问·脉要精微论》曰："夫精明五色者，气之华也。赤欲如白裹朱，不欲如赭；白欲如鹅羽，不欲如盐；青欲如苍璧之泽，不欲如蓝；黄欲如罗裹雄黄，不欲如黄土；黑欲如重漆色，不欲如地苍。五色精微象见矣，其寿不久也。"《素问·玉机真脏论》曰："色夭不泽，谓之难已。"形象地阐明了色与泽的辩证关系，不论何色，只要明润含蓄，则为善色，预后良好，反之，不论何色，如果枯暗不润，即为恶色，预后必差。可见临床辨治心衰，判断预后，观察病情，望光泽神气尤重于望色。正如《医宗金鉴·四诊心法要诀》所言："有色无气，不病命倾，有气无色，虽困不凶。"故在心衰治疗过程中，可见随着心衰的逐渐好转，面色亦渐有荣润之象，反之，即可判知病情的加重趋势。

心衰病患者，多见口唇色泽的改变，如《备急千金要方》曰"心气不足……口唇黑，呕吐血"即为明证。口唇色泽改变以青黑、紫黯者为多，且多兼晦滞无泽，绝少红活之色。分析病机，口唇青黑者，多为心肾阳衰，阴寒凝滞，气血运行瘀阻，机体失于温养所致；唇色紫黯、隐青，多为心气虚弱，鼓动无力，血行受阻而成气虚血瘀或气滞血瘀之象。据笔者所见，在心衰治疗过程中，口唇色泽变化不大，故对判定治疗效果，不如颜面色诊及脉诊有意义。

心衰病患者的舌诊有一定的诊断价值，亦为临床医生所重视。临床所见，其舌质多胖嫩而大，舌色多隐青，或紫黯，或绛紫，亦少有淡白舌，或兼见瘀点瘀斑，各色舌中，均多少带有一些青紫晦滞成分。这类舌象基本上可以反映心衰病机之心气虚弱，心阳衰微，心血瘀滞，心之体用俱损，脏腑阴阳皆伤的病况。有报道患者心衰程度与青紫舌发生率呈正相关。另外，我们还看到，心衰的舌象，因心衰辨治疗程较短，故变化不明显，所以在观察病情进退及判断疗效方面，不如颜面色诊及脉诊意义大。

六、脉诊的意义

心主血脉，脉为血之府。心衰之为病，主要病机为心之气力衰竭，经脉不畅，血气运行瘀滞，久之更见血气并衰，使脏腑肢身失于濡养，致诸症蜂起，危候迭生，同时也必然在脉象上反映出来。中医对心衰而致脉象改变早有记载，如《内经》曰："手少阴气绝，则脉不通……脉不通，则血不流"（《灵枢·经脉》）；"南方赤色，入通于心……是以知病之在脉也"（《素问·金匮真言论》）；"调其脉之缓、急、小、大、滑、涩，而病变定矣"（《灵枢·邪气脏腑病形》）；"三五不调者，病。三部九候皆相关者，死"（《素问·三部九候论》）。可以看出脉诊是诊察心衰的重要手段，而脉象改变也是心衰最重要的体征之一。心衰病患者皆有明显的病理脉象变化，心衰之病脉主要反映正气衰竭及气血瘀滞的情况。其病脉征象颇多，以数、疾、促、结、代、微、细、散、涩、虚为多见，病甚至危笃者，时兼雀啄、转豆、鱼翔、虾游、屋漏等绝脉。在中医辨治心衰过程中，通过理论研究和临床观察，我对脉象的认识有以下几个方面：

1. 脉象是反映心脏气血盛衰及运行情况的重要指征，有很高的诊断价值。中医在脉诊方面有着极其丰富的理论和实践经验，在诊断心衰时，脉象是最重要的体征之一。

2. 心衰的脉象可随着心脏阳气虚衰的程度而发生改变。心气虚是导致心衰的主要病机。心气虚证是疾病发展过程中一个阶段，它是动态的，是可以转变的，所以心血运行情况亦可以随之发生改变，并从脉象上表现出来。心衰之脉象可随着心衰病变程度的改变而随时发生变化，故要以动态的、唯物的观点看待、分析心衰的脉象，以指导临床实践。

3. 临床所见，心衰脉象由疾、数转缓以及由促、结、代转为正常节律，均为心衰好转的重要标志，反之，则为病情恶化的征兆。故脉诊在心衰的疗效观察、预后判定等方面均有意义。

4. 心衰重症，可见雀啄、转豆、鱼翔、虾游等怪绝之脉，为预后不良之象。中医典籍对此多有记载，认为凡脉无胃、无神、无根便是怪脉，又称绝脉、真脏脉、败脉、鬼祟脉、死脉，多见于疾病后期，脏腑之气衰竭，疾病处于垂危之阶段。《内经》对五脏真脏脉的体象及主病都做了论述。过去文献多认为怪脉的出现，就是病入膏肓，无可救药，必死无疑。但随着科学技术的发展，中医的不断进步，对怪脉和二十八种常见病脉，都有了新的认识，认为真脏脉绝大部分见于心律失常时，而其又多为心脏器质性病变造成的。因此，除少数是功能性障碍引起者外，怪脉的出现预示疾病已经发展到相当严重的阶段，必须全力抢救。随着中医临床救治急症工作的进一步开展和完善，急救手段和投药途径的改进和更新，速效高效的中药急救新制剂（如生脉针、参麦针、参附针、四逆针、万年青注射液等）的问世，治疗心衰也取得较满意的疗效。我们的经验，只要救治及时，辨证论治思维方式正确，并正确采取多途径的给药措施，则每可使已见怪绝之脉的心衰重症转危为安。

七、心衰治疗中需要注意的重点问题

1. 心衰论治，病位在心，病根在肾

所谓五脏交伤，穷必及肾，欲补心者，必先资肾。论治要点是温阳固脱还是温阳益阴固脱。我的经验，心衰乃阴损及阳，阳损及阴，阴阳并损，兼水饮痰浊为患，如此认识方可诠释心衰之病机。

2. 治疗大法扶阳更需益阴

心衰乃各种心脏疾病发展至危重阶段的结局。病至于此，心脏之本体和功用必然都受到损伤，本体是指心脏之阴，功用是指心脏之阳。心脏功用之伤显而易见，而本体之伤隐而难察。所以，人多以阳气虚衰立论治疗心衰，采用参附汤、真武汤等温阳益气、利水消肿之剂。临床也的确取得了一定的疗效，而且在一定范围内，也不失为心衰救急的效法良方。然而单纯运用温阳益气之法治疗心衰，也有偏弊和不足。一者此法救急尚可，而对原发性心脏疾患缺少整体辨治因素，故病情极易反复。二者药偏温燥，恐有耗散、燥竭之弊。因此温阳益气之法可以纳入辨证论治体系，但不可偏执。心衰之患，心之本体受损，心之功用失司，病变日久，必然导致阴阳俱损，继而阳损及阴，阴损及阳，体用俱损，阴阳均无力相互资生而致阴阳虚竭，两败俱伤，阴阳衰微，终成脱竭之势。心主血脉，心之体用俱损，推动、温煦失职，而致瘀血、痰饮等病理产物内停，因虚而致实。

因此，心衰的病理机制可以归纳为"阴阳两虚，体用俱损，本虚标实"。心衰的论治大法可宗"因其衰而彰之"。运用之时，"形不足者，温之以气；精不足者，补之以味"（《素问·阴阳应象大论》）。但具体到临证，还在于精详辨证，灵活运用。切记"无阴则阳无以化，无阳则阴无由生"之理，

或温阳为主，佐以益阴，或温阳益阴并调，以冀全功。诚如《景岳全书·新方八阵》所述："故善补阳者，必于阴中求阳，则阳得阴助而生化无穷；善补阴者，必于阳中求阴，则阴得阳升而泉源不竭。"这段论述明确阐述了温阳益阴药物临床配伍的辩证关系，深得个中奥旨，临证足资取法。

3. 心衰治疗原则

心衰一病，是危急重症之一，治疗之时需遵循以下原则：

（1）急则治其标：多以独参汤、生脉饮之类方药急煎频服。

（2）缓则治其本：缓解后察其病位，定其病性，辨识气血、经络、营卫，判断内外之因，发病季节，从而定其病机，立其法则，遣方用药论治。

（3）中西医结合：灵活运用中西医结合成熟经验，参考近年来科研成果，在辨证基础上有针对性地选配一些富含强心苷类中药，亦可增强疗效。

（4）更新给药途径：选用新的中药制剂，如参附注射液、生脉注射液等，救急作用更好。

论养阴益胃法乃治疗慢性胃炎的大法

慢性胃炎，是临床常见病，包括慢性浅表性胃炎、萎缩性胃炎。临床常见胃痛、胃胀、反酸、纳呆等症。我认为慢性胃病多虚实夹杂、寒热错杂，而胃的生理特点又是"喜润恶燥"；且临床所见，凡治慢性胃炎之方药，又多为辛香行散、理气疏肝、苦燥清解之味。所谓消者多，补者少；燥者多，润者少。至今还少见以养胃阴为治的中成药制剂。故我结合多年来的经验心得，并针对这一类慢性胃疾治疗过程中的偏弊与不足，提出治疗慢性胃炎类疾病，以胃阴不足为本、久病入络为标的整体辨治思路。临床治疗慢性胃炎类疾病，重在养阴益胃，自创百合益胃汤，药用百合、石斛、麦冬、山药、白术、鸡内金、白芍、乌药、丹参、黄芩、半夏、生麦芽。临床运用时，反酸加海螵蛸，纳呆加焦山楂、炒麦芽，胃寒加炮姜，胃火加黄连、蒲公英，肝郁加柴胡、佛手，血瘀加蒲黄，脾胃气虚加党参、山药、太子参。验之临床屡效，并开发出成药"百合益胃片"（辽药制字Z05020075号），功能滋阴养胃，益气和中，适用于慢性萎缩性胃炎、浅表性胃炎。

一、甘平柔润养胃阴

慢性胃炎，病在中焦，古今各家论治之方多用行气疏散之类。胃喜润而恶燥，脾则喜燥恶湿，论治脾胃，常不自觉中偏喜温燥行散，致脾气未健，胃阴大伤。《临证指南医案·脾胃》云："太阴湿土，得阳始运，阳明阳土，得阴自安，以脾喜刚燥，胃喜柔润也。"胃为阳土，喜润而恶燥，故其病易成燥热之害，胃阴每多受损。"知饥少纳，胃阴伤也。"《灵枢·营卫生会》云："中焦如沤。"沤者，久渍也，长时间浸泡之义。饮食入胃，必赖胃液浸渍和腐熟；若胃液不足，沤腐难成。临床遇胃热者常以清热泻火苦燥之剂，清泻胃火，而忽视养胃阴；遇胃寒者又以辛热温胃散寒之剂，伤及津液。终至胃阴耗伤，故养胃阴应贯穿始终，百合、石斛、麦冬为常用药。

我认为，脾胃病用药应该补而不滞，润而不腻，避免滋腻厚味碍胃之品，当以甘味为主。脾为阴土，易虚易寒，故脾病用药应强调温运，多用甘温之味助其升。阳明胃土喜润恶燥，易实易热，治疗时应顾护胃阴，宜以甘凉之品助其降。组方当遵脾以平补为善、胃以通补为佳之原则，以平淡轻灵为要。药性宜平，药味易薄，慎用香燥、辛辣、苦寒、滋腻、破气、攻下之品，力求清润不腻，寓流动之性，甘补不壅，具运展之功。

具体应注意几点：①理气活血药不能泛用。理气活血药共性是"辛"，即辛散，辛散则燥，燥则伤阴伤血，并且能走泄真气，辛能散气动血，损阴伤津。故在用理气活血药时应酌加当归、生地黄、知母、白芍等阴柔之品。尽可能少用辛温理气而多用平和理气，如佛手等，理气而不伤阴。活血常用当归、月季花、红花、丹参、炒蒲黄等较平和之品，免耗气破血，损伤胃气。②不过用苦寒药。我尤重视叶天士胃阴学说，强调顾护胃阴之重要性。临证即使见胃有内火炽盛，如口干、舌红少津、口气臭秽等，亦不过用大寒大凉之品，防损伤脾胃之阳。若胃脘灼热隐隐、口干少津、纳少便干、舌红、少苔等，宜用甘平或甘凉之品，选用石斛、沙参、麦冬、玉竹养胃阴，复津液，通降自成。

二、调和脾胃理升降

脾胃相表里，水谷纳运相得，气机升降相因，阴阳燥湿相济。脾失健运可致胃纳不振，脾失升清，胃失和降则上逆，如《素问·阴阳应象大论》"浊气在上则生膜胀"。脾易湿，得胃阳以制之，使脾不至于湿，胃易燥，得脾阴以制之，使胃不至于燥。脾胃阴阳燥湿相济是保证两者纳运、升降、协调的必要条件。脾胃失和常致运化失常、升降失司，见呃逆、嗳气、纳呆、胃脘胀闷，故健脾和胃，为治胃之必用之法，以白术、山药健脾，半夏、乌药和胃降逆，山楂、麦芽健胃消食，脾升胃降则胀满自止。

三、温润通养调气机

肝主疏泄，调畅气机，分泌胆汁，以助消化。肝失疏泄，横逆犯胃，胃失和降，胃气上逆，则胃脘胀痛，嗳气恶心，呕吐呃逆等。冬春之交，肝木当令，肝火偏旺，肝气横逆犯胃，易致胃病发作。故疏理肝气、调畅气机为治胃常用之法。行气药多辛香温燥，加之运脾调血亦耗气伤阴，不可久用，用量以轻灵为佳，常合补气养阴药同用。临床常用柴胡、生麦芽、佛手、香附等，选一二味即可，用量亦小。且常可先期配以炒白芍、黄精等以润护肝胃之阴，以防辛燥耗竭。由于胃病的胀闷、嗳气症状，临床医者常以大量行气通降药治之，可获短期效果，时间一久反致胀痛更甚。盖如《医学真传》所言："夫通者不痛，理也，但通之之法，各有不同。调气以活血，调血以和气，通也；下逆者使之上行，中结者使之旁达，亦通也；虚者助之使通，寒者温之使通，无非通之之法也，若必以下泄为通则妄矣。"胃胀又有虚实之分，实者宜行气，虚者以补气健脾为法，不可见胀即行气、破气。《临证指南医案·脾胃》进一步提出："所谓胃宜降则和者，非用辛开苦降，亦非苦寒下夺，以损胃气，不过甘平或甘凉濡润以养阴，则津液来复，使之通降而已矣。"颇有指导意义。慢性胃病以虚胀尤多，或可见虚实夹杂，清热攻下及辛散行气药只可暂用，久用必伤胃气。故胃胀不通轻者内金、乌药即可，重则枳壳、香附，并且不可久用，用量宜轻，而重在健运脾胃，润养胃阴。脾胃健运而胃阴来复者，气机自可畅通。

四、辨病辨证参中西

中医所论之"治病求本"即是寻求引起疾病的病因病机，针对病因病机从根本上治疗疾病。临证倡导中西医结合，中西医互补。在脾胃病诊疗时，多采用西医辨病与中医辨证为一体的诊疗思维模式，明显提高了临床疗效。现代医疗检查手段补充了中医四诊之不足，是在中医宏观辨证基础上，对疾病具体表现上的进一步深化和发展，揭示了肉眼看不见的微观变化。

在遣方用药时既注重宏观辨证，又考虑微观辨证，不仅治疗局部病变，同时也使整个机体机能状态得到改善。

如辨治胃癌前期病变（胃黏膜上皮中、重度异型增生和不完全结肠型化生），我认为，无论是素体禀赋不足，或因饮食劳倦、肝气郁结，损伤脾胃而导致的脾胃虚弱，都会引起胃黏膜屏障受损而发病。在脾胃虚弱的基础上，患者易感染幽门螺杆菌，损伤脾胃，致胃络瘀阻，使脾胃更虚，虚实夹杂，日渐形成萎缩、肠化、增生，导致癌变。可见，脾胃虚弱是胃癌前期病变的病理基础。故我在治疗时不仅培土健脾固其本，还常配伍调气活血方药化其瘀，清热解毒之剂祛其邪。在健脾益气活血的基础上配伍白及、黄连、白花蛇舌草、黄芩、蒲公英等，根除幽门螺杆菌。现代药理研究证实，连翘、蒲公英、黄芩、吴茱萸等，能杀灭幽门螺杆菌；白花蛇舌草、莪术等有抗肿瘤作用；瓦楞子、海螵蛸可中和胃酸，故能有效抑制胃酸过多。在治疗脾胃病过程中恰当使用这类药，可直达病所，收事半功倍之效。

五、久病多瘀当活络

胃为多气多血之腑，胃气阻滞，势必影响血行，故胃病初在于气，久病入血入络，而兼血瘀，可见胃痛隐隐或如针刺，舌暗紫，甚者见有瘀点。活血化瘀药亦为治胃病所常用。轻者丹参、当归即可，重者蒲黄、茜草、三七。注意活血药易耗散正气，用量不宜过大，且勿忘补气。

六、补消并用理寒温

治疗脾胃病关键在于准确把握脾胃的生理特性。脾为湿土，喜燥而恶湿，多伤湿而气易陷，故需阳之运化。阳不足则运化不能，使湿太重，阳太过，运化亢进，湿不存则脾亦不存。损伤脾阳，出现食入不化，或食多而体瘦，或下利清谷等症。胃为燥土，其气主降，胃应燥下而就阴，阴不足则胃气不降，阴太过，胃无燥则不存。胃为阳土，易为邪火所伤。耗伤胃液，则口干，喜饮厌食，胃脘灼热，嘈杂而痛，大便燥结难解。基于脾胃功能特性，治脾胃病大法应为寒热并施，辛苦兼用，即辛开苦降，脾辛胃苦。辛药多热，可开发行散宣浊；苦药多寒，降泄通利除湿；辛苦结合，斡旋气机之升降；温清并举，祛其错杂寒热。气机畅达，结开痞消，脾得胃阳接济，则脾阳健运而运化升清，胃得脾阴润之，则受纳腐熟而降浊。脾胃纳运结合，升降相因，燥湿相济，阴阳相合，则精气上奉，浊气下降，传导无滞，气机通畅，阴阳和顺。我临证常应用仲景之泻心诸方加减。对胃失和降、气机不利，又有久病脾胃虚弱、胃阴不足，而见虚实夹杂者，予补泻兼施，以党参、白术、山药、百合、石斛之补气养阴，合佛手、香橼、生麦芽、柴胡、乌药等之行气散结，使气血阴阳调和，脾胃和谐。

七、病案举例

王某，女，30岁，护士，2011年7月20初诊。

反复胃脘饱胀感，伴多食后呕吐半年余，自服抑酸剂法莫替丁及胃动力药吗丁啉（具体用量不详）未见好转，曾做胃镜诊断为慢性浅表性胃炎，稍觉反酸，口微干，夜眠及二便如常，月经无异常，舌淡红，微见齿痕，苔薄白，脉沉细。西医诊断：慢性浅表性胃炎。中医诊断：胃痞、呕吐，证属脾胃虚弱，胃阴不足，胃失和降。治法：益气养阴，健脾和胃，降逆止呕。处方：百合20g，石斛10g，麦冬10g，山药20g，白术15g，鸡内金20g，白芍15g，乌药6g，丹参15g，黄芩6g，半夏6g，生麦芽15g，海螵蛸10g，旋覆花10g。10剂，每日1剂，水煎，分2次服。

2011 年 8 月 1 日二诊：服药后呕吐大减，食后饱胀感亦减，稍觉反酸，口干减，舌淡红，稍有齿痕，苔薄白，脉沉细。前方改海螵蛸 15g，加强收涩抑酸之力，再予 7 剂，用法同前。

2011 年 8 月 8 日三诊：呕吐未再发作，稍觉胃胀、反酸，舌淡红，未见齿痕，苔薄白，脉沉细。前方去旋覆花，改白术 20g 以增健运脾胃之力，海螵蛸加至 20g，7 剂，用法同前。

此后复诊 3 次，前方微调，至 1 个月后再无明显症状，停药，嘱其保持饮食规律，勿过辛辣及饱食，临床治愈。

按语：本例患者的治疗体现了我治疗慢性胃炎的基本原则，以滋养胃阴、健运脾胃为本，配合疏理气机，化瘀通络，消补兼施，终使胃阴得养，胃气康复，脾胃调和，顽疾得愈。

慢性溃疡性结肠炎论治琐谈

溃疡性结肠炎是一种原因不明的以直肠、结肠黏膜非特异性炎症、溃疡形成为主的病变。临床主要症状有腹痛、腹泻、里急后重、黏液脓血便。病程迁延，常反复发作。部分患者可有关节、皮肤、眼、口及肝、胆等肠外表现。本病的诊断多依赖于结肠镜和病理学检查。临床分为慢性复发型、慢性持续型、急性暴发型、初发型四种类型，其主要并发症有大出血、穿孔、中毒性巨结肠及癌变等。溃疡性结肠炎为临床常见多发病，属中医"肠澼""泄泻""久痢"等病证范畴。临床主要以腹痛、腹泻、便下脓血等症状为主，病程缓慢，病情缠绵，反复发作，调治颇难。

一、病因病机

外邪入侵，或饮食不节，或情志抑郁，或气滞血瘀痰饮，均可损伤脾胃，酿湿生热，下注大肠，导致腑气不通，气血壅滞，蒸腐化脓，而见腹痛腹泻、脓血黏液便。腹泻日久，正气损伤，脾肾阳虚，以致出现遇寒则甚、清晨必泻、反复发作、缠绵不愈等临床症状。本病病位以脾、胃、大肠为主，兼可涉及肝和肾。脾肾不足为本，胃肠湿热为标，寒热虚实错杂。病证反复日久，脾病及肾，阴损及阳，或气病累血，经病入络，都是病情传变，病势发展，正气日衰而邪气愈盛，渐成顽重难治之象。

二、辨证论治

1. 湿热内蕴证

症见腹痛泄泻，反复发作，粪便中夹脓带血，里急后重，身热，肛门灼热，胃痞纳呆，大便秽臭，小便短赤，舌苔黄腻，脉象滑数。治宜清热利湿，理气止痛。方用芍药汤、葛根芩连汤、白头翁汤加减。

2. 气滞血瘀证

症见腹痛拒按，下痢脓血或黏液，泻下不爽，反复发作或迁延不愈，肠鸣腹胀，嗳气少食，胸胁胀满，面色晦暗，舌紫或有瘀斑瘀点，脉弦涩。治宜行气活血，佐以健脾益气。方用少腹逐瘀汤加减。

3. 脾肾两虚证

症见久泻不愈，下痢脓血及黏液，腹中隐痛喜按，腹胀肠鸣，五更泄泻，形寒肢冷，遇寒则甚，食减纳呆，少气懒言，腰膝酸软，舌淡苔白，脉象沉细。治宜健脾温肾，佐以涩肠止泻。方用四神丸、理中汤加减。

4. 阴血亏虚证

症见泻痢不止，长期不愈，便下脓血，腹中隐痛，午后低热，头晕目眩，失眠盗汗，心烦易怒，消瘦乏力，舌红少苔，脉细数。治宜养阴补血，佐以益气固肠。方用生脉散合六君子汤加减。

三、从"瘀毒留滞"论治慢性溃疡性结肠炎的经验

1. 对溃疡性结肠炎的认识

鉴于古人有"泄泻之本，无不由于脾胃"（《景岳全书·泄泻》）之记载，以往亦多有从健脾涩肠、利湿解毒之法治之，虽然也取得了一定的疗效，但终不能蠲除此等顽疾。由于肠镜的问世，扩大了中医的望诊范围，显示本病肠间局部表现为充血、水肿、渗出、出血、糜烂及溃疡，按中医理论分析本病的病理基础当为湿、热、瘀、浊。何况肠腑乃排泄毒浊废物的通道，《素问》曰："大肠者，传导之官，变化出焉。"解剖上又具有曲折蜿蜒之特性，病发于此，每兼毒浊废物排泄不畅，久滞肠腑，蕴湿生热，而化为粪毒，粪毒伤及病所，夹瘀入络，致毒瘀夹杂胶结难去。病程日久又必然耗损正气，而致脾胃虚弱，精血不足。因此本病固然有脾虚的一面，但论治之时，应首重祛邪，菀陈除则肠腑洁，当以解毒泄浊、清肠化滞为大法。纵有虚象，亦不宜滥投滋补，"必先导涤肠胃，次正根本"（《严氏济生方·痢疾论治》），当遵循"腑以通为用"的古训，务求腑气得通，瘀滞得散，毒浊得清，而后补益，庶无留邪之弊，乃为正治。

2. 标本兼顾，擅用解毒化瘀法

我治疗本病，常用辨病与辨证相结合的方法，临床治疗用药，遵循辨证论治的原则，不概以健脾涩肠、利湿解毒等法统治之，而有是证则用是药。

在以上认识基础上，我们研制了"结肠清化汤"，药用生地榆30g，酒炒大黄15g，黄连10g，当归15g，丹参15g，桃

仁 10g，白术 15g，白及 10g，薏苡仁 30g，炙甘草 10g，诃子 3g。临床上尤其喜用生地榆、酒炒大黄二药。生地榆"入足厥阴、少阴，手足阳明经"（《本草经疏》），功能凉血止血，清热解毒，"止血痢蚀脓"（《药性论》），专走大肠，清热解毒、收敛攻瘀之力颇佳，且清降不虑其过泄，收敛亦不虑其过涩，施于脓血夹杂之泄泻、血痢、肠风、脏毒等病，收效最捷，用量多应在 30g 以上。酒炒大黄擅走肠中，"主治下痢赤白，里急腹痛"（《本草纲目》），能破积散滞，泻热攻毒，乃推陈致新，去陈腐而安五脏之神品，热毒积聚肠中，秽浊留滞体内者，用之最宜。用酒制者，有升清化瘀之功，而缓其过度苦寒、峻下疾走之性。二药合用于方中主药，共奏解毒泻浊、化瘀生新之功。然此类药物毕竟属于苦寒攻泻之品，久用重用每有伤正损胃之虞，不可过剂。鉴于本病瘀毒留滞的同时，泻痢又每易伤脾害胃，脾虚湿盛则泻痢加重，健脾除湿之法当贯穿始终。临床除常选用党参、白术、炙甘草健脾外，薏米一味尤不可少。《药品化义》谓："味甘气和，清中浊品，能健脾阴，大益肠胃。……又取其味厚沉下，培植下部，用治脚气肿痛，肠红崩漏。"本品味甘淡，性凉，既能健脾利湿，又能解毒排脓，用之于本病可谓邪正兼顾，惟药力薄弱，非多用不能建功。我在临床常让患者用薏米配少许大米煮粥随意服用，正如《内经》所谓"谷肉果菜，食养尽之"，以助药力。此外久泻又能耗损阴津，当时时以顾护阴液为念，但滋阴之品又多有滑肠之弊，我临床常喜选用白芍、百合及旱莲草。白芍酸能养血敛阴，又主泻痢腹痛；百合一味，既能滋阴，又能解毒；旱莲草滋肝肾之阴，又能止血，而且滋阴无滑肠之弊。又加丹参活血化瘀，砂仁理气消滞，正如刘河间所谓："行血则便脓自愈，调气则后重自除。"

3. 就近祛邪，外用解毒灌肠方

根据本病瘀毒留滞、因虚致实的病理变化，内治法除了解毒泻浊、清肠化滞外，还可补益脾胃、顾护气阴、调养正气，消除泻痢对人体造成的伤害，发挥其整体治疗作用。但是通过口服药清除肠间局部的湿热瘀毒总有鞭长莫及之嫌，病程较长而疗效不显。反复论之，不利之处颇多：①清解肠道热毒之品如黄连、黄芩、苦参等均极其苦口，而本病又须长时间服药治疗，患者真的苦不堪言；②解毒清肠之品又多苦寒、苦燥而味劣，每易败伤脾胃之气；③胃本身不吸收药物，胃酸反能破坏部分药性；④药物由小肠吸收后又要经肝回心，再经体循环运送到大肠，到大肠时，药物有效成分已有一部分被稀释或破坏，局部治疗作用就变得相对微弱。

所以，我们采用清热解毒、祛瘀生新的药物直接灌到肠间，药力直达病灶，因势利导，就近祛邪，局部治疗作用就可以得到淋漓尽致地发挥，而且不会伤及无过之地。再结合整体治疗，标本兼顾，则可收良效、速效。这种治疗方法不但与中医的整体观念不相违背，而且还可以作为整体疗法的一个重要组成部分。溃疡性结肠炎病变集中于下焦结肠，《黄帝内经》谓："其下者，引而竭之。"中药保留灌肠治疗本病正符合这一指导思想，使药物直接作用于结肠黏膜，清除肠间局部的湿热瘀毒。

自拟外用方剂名为"丹榆清肠方"。方药组成：牡丹皮15g，生地榆30g，苦参15g，黄连10g，大黄15g，白及15g，生甘草15g，锡类散1支（对入）。也可以用云南白药或西瓜霜适量代替锡类散。水煎，保留灌肠，时间不拘多少，但最少不能少于1小时。病情急性期，腹痛剧者加没药10g或三七粉10g；热毒炽盛者加蒲公英30g，黄芩15g；病情缓解期加蜂蜜30~50g，或液态鱼肝油适量。方中地榆凉血止血、清热解毒。

牡丹皮一味外用，古称"无双生肌散"，有凉血解毒、化瘀生新之功。大黄祛瘀生新，清热攻下，防止湿、热、瘀、浊过长时间停留于肠道。白及收敛止血，消肿生肌，促进肠黏膜的修复。《滇南本草》谓苦参主"肠风下血，便血"。《别录》记载黄连主"久下泄脓血……调胃厚肠"。生甘草解毒而缓急止痛。锡类散原名"烂喉痧方"，方出《金匮翼》，常用于乳蛾、牙疳、口舌糜烂等口腔咽喉疾病，具解毒消肿、利咽止痛之功，外用吹敷患处，功效卓著。口腔、大肠均为水谷之通道，对口腔部溃疡有效，大肠溃疡也同样可以建功。临床应用时也曾选用过西瓜霜或云南白药，替代锡类散亦有较佳疗效。另外，灌肠方的随症加减亦很关键，急性期以祛邪为主，瘀滞重者加没药或三七粉化瘀止痛，热毒重者加蒲公英、黄芩以清热解毒，缓解期以润养肠黏膜为主，加用蜂蜜或液态鱼肝油适量，以增润养肠道、护膜生肌之力。

四、病案举例

曲某，男，48岁。

腹痛，腹胀，里急后重，大便不爽，或夹杂脓血，日行三四次，日间畏寒，夜间烦热，倦怠乏力，时轻时重，病延十载，脉弦细，舌体胖大，质暗红，苔黄腻，中间少许剥脱。肠镜报告（内窥镜号：PENTMLEC-3801F。肠镜编号：369）：进镜顺利到达回盲部，回盲瓣肿胀，其下方见一处片状溃疡，盲肠至降结肠弥漫性充血水肿，见散在大小不等片状及不规则状溃疡及糜烂灶。其溃疡表面均附有白苔，部分糜烂面有纤维素样渗出，并见多处片状出血，血管纹理不清，乙状结肠与直肠黏膜欠光滑，见多处出血点，取病理4块。病理报告（病理号：032313）：送检黏膜呈慢性炎症样改变伴炎性渗出物。

诊断：肠澼（慢性非特异性溃疡性结肠炎）。

辨证：瘀毒留滞，湿热内蕴，气阴两伤。

治法：解毒泄浊，清肠化滞，益气养阴。

方药：地榆30g，酒大黄15g，党参30g，白术15g，炒白芍15g，薏米30g，百合15g，黄连10g，丹参15g，砂仁5g，半夏10g，炙甘草15g。每日1剂，常规水煎服。

灌肠方：生地榆30g，大黄15g，黄连10g，苦参15g，白及15g，牡丹皮15g，没药5g，锡类散1支（对入）。水煎取汁150～200mL，候温，取左侧卧位，行保留灌肠，每日1次。

二诊：腹胀痛大减，便渐成形，日行一两次，兼夹少许黏液，仍倦怠乏力，脉弦细，舌苔薄黄略腻，仍有剥脱。乃湿浊渐化，气阴未复，口服方去半夏加旱莲草20g，灌肠方去没药。

三诊：大便已经恢复正常，每日1次，无黏液及脓血，无里急后重，体力渐复，但仍不耐劳作，脉沉细无力，舌苔薄黄。

口服方去黄连，加黄精15g。灌肠方另对入蜂蜜10mL。

前后诊治近3个月，诸症均好，复查肠镜显示：结肠各段可见散在充血点，无溃疡及出血点。继以参苓白术散善后。

按语：本病以腹痛、腹泻、里急后重、便下黏液脓血、反复发作为主症。前医多以健脾涩肠、利湿解毒之法治之，虽然也取得了一些的疗效，但疾病反复发作，终不能愈此顽疾。病程日久虽然耗损正气，但就诊之时，其病机关键还在于肠道顽毒瘀浊久滞为患是重点，故应以解毒泄浊、清肠化滞为大法。临证我选用自拟验方"地榆清化汤"加减内服以调理整体寒热虚实，再配合中药保留灌肠治疗，使药物直接作用于结肠黏膜，清除肠间局部的湿热瘀毒。诸药合用，内外并治，终使顽疾得愈。

此外，除了药物治疗，注意生活的调摄对本病的康复也十分重要，要嘱咐患者对不能耐受的食物如牛奶、花生等尽量避免避免，忌食辛冷刺激之品，戒烟酒。腹痛腹泻者，宜食低渣、低脂肪、低乳糖饮食。保持心情舒畅，起居有常，避免劳累过度，防止肠道感染，增强体质，对预防本病的发作也起到一定的作用。

论活血化瘀法治疗顽症怪病、疑难杂症

我治疗顽症怪病、疑难杂症善于应用活血化瘀法，而尤擅应用血府逐瘀汤，屡获显效。

一、注重病史辨别

瘀血是人体功能失调而发病时的病理产物，又是某些疑难杂症的致病因素。瘀血致病的症状表现错综复杂，其临床表现随着病变部位的不同而各异，临床上很难把握。我潜心研究多年，创立了一套简易可循的辨证方法：①心、肝、血脉的病变多易夹瘀，久病久损多易夹瘀入络。②起病前有外伤、出血、月经胎产等疾病历史者多有瘀血存在。③有时虽然瘀血的征象不太显著，但有屡服他药、变更治法而未效的治疗史，多属瘀血作祟。

二、注重证候辨识

在临床征候的辨识上我将其归纳为十个方面，即舌、脉、目、颜、肤、经、衄、积、痛、神。详言之：①舌，即指舌象，多见暗滞、瘀斑、青紫、有纵沟及木舌、硬舌。②脉，即指脉象，多见沉、弦、涩。③目，指白睛见血丝紫赤，眼周黯黑、泛青。④颜，指颜面暗青、黧黑，两颧暗滞、口唇青紫、瘀斑。⑤肤，指皮肤颜色紫暗，肌肤甲错，皮下瘀点紫斑，肚腹青筋外露，或身目发黄晦暗。⑥经，一指妇人月经，月经不调、痛经、闭经、经血色黑有块。二指经脉、经络，可见肢体疼痛，青筋暴露，脉络瘀紫，肚腹青筋显露，蟹爪纹络，中风偏瘫，肌肤麻木。⑦衄，指各种出血症。⑧积，指癥瘕积块，即各种肿块、包块，质地坚硬，按之不移，常与疼痛并见。⑨痛，即疼痛。瘀血疼痛的特点是：痛处固定；久痛不愈，反复发作；性质如锥刺刀割，亦可为牵扯痛、灼痛、绵绵作痛、痛而拒按。⑩神，即精神、神志异常。瘀血为病常见神志方面的表现，如头痛眩晕，幻觉幻视，健忘，癫狂，昏迷，瘫痪，精神抑郁，呆若木鸡，噩梦纷纭，失眠或夜游症等，亦可见无故哭笑但又非精神疾病者。临证辨识瘀血，上述诸症不必悉具，典型者但见一症便是。

三、应用血府逐瘀汤的经验

血府逐瘀汤出自王清任的《医林改错》，是最能代表王氏活血化瘀学术思想的临床常用方剂之一，其疗效得到中医界的一致认可。血府逐瘀汤为活血化瘀法中最具代表性的方剂，本方系由桃红四物汤合四逆散再加桔梗之升、牛膝之降而成，方中当归、川芎、赤芍、桃仁、红花活血祛瘀，牛膝祛瘀血、通血脉，并引瘀血下行，为方中主要组成部分；柴胡疏肝解郁，升达清阳，桔梗、枳壳开胸行气，使气行则血行；生地黄凉血清热，配当归又能养血润燥，使祛瘀而不伤阴血；甘草调和诸药。本方不仅行血分瘀滞，又能解气分之郁结，活血而不耗血，祛瘀又能生新，合而用之，使瘀血去气滞行，故为通治一切气滞血瘀之方。

疾病往往由多种原因引起，形成瘀血的原因亦多种多样。活血化瘀治疗大法为消法，但通消之法又各有不同，临证须辨证而为之，立法用药当随其兼证各异。虚者补之以通，寒者温之以通；气虚者当补气以通脉，血虚者当养血以充经；兼里实者当通下并用，兼气滞者当行气以活瘀；出血而夹瘀者重在化瘀止血，动血而兼火热者宜清热消瘀。也就是说在论治过程中应详审病机，主证兼证互参，相兼论治。

临证时要明确活血化瘀治法终属证治大法之消法范畴，临床应用时须注意不要一味地攻伐，当行渐消缓散之法，且同时适当配以温阳、益气、养血、清热、理气、滋阴等药物，以免耗损正气。切记勿犯"虚虚之戒"。

瘀血为病，多病久积深，其去较慢，治疗非三五天可效，因此，在治疗见效后，应有方有守，不能频频更方，欲速而不达。

活血化瘀药物属活血动血之品，故大量长期使用应注意监测出凝血时间以指导治疗。

我应用活血化瘀法治疗顽固性失眠、顽固性头痛、脑外伤后遗症、中风后遗症、癫痫、老年性痴呆、冠心病、心肌梗死、肺心病、心肌病、慢性心衰、糖尿病多种并发症、难治性肾病、顽固性哮喘、多种肿瘤疾患、男性不育症、阳痿、血精、顽固性前列腺痛、不射精症、女子月经病、不孕症、子宫内膜异位症、更年期综合征、脉管炎、血栓性静脉炎、顽固性皮肤瘙痒症、银屑病、顽固性湿疹、结节性痒疹、结缔组织病等各科疑难重症，屡获满意疗效。

四、病案举例

1. 假性球麻痹案

赵某，男，75岁。

患者素有头晕、头痛，因突然失语、偏瘫、吞咽困难、饮水呛咳1天，于2002年3月26日急诊收入我院神经内科，经查头颅CT等临床诊断为"脑梗塞并发假性球麻痹，轻度脑萎缩"。给予低分子右旋糖酐、能量合剂、血浆蛋白等治疗 2 周后，偏瘫有所改善，但语言和吞咽功能未见好转。又予中药益气复元、滋阴潜阳、调补脾胃等法治疗 10 天，仍无好转，遂邀我会诊。刻诊：体温 36.8℃，脉搏 80 次/分，血压 130/80mmHg，呼吸平稳，形体消瘦，面色不华，表情淡漠，口角㖞斜，舌强，发音无声，饮水呛咳，吞咽困难，右半身不遂，舌偏，舌淡暗，苔白，脉弦细。

诊断：中风，失语。

辨证：血瘀经络，筋脉不用，气虚血瘀。

治法：活血化瘀，健脾养胃。

方药：血府逐瘀汤加调养脾胃之品。

服药 5 剂后，患者发音有声，言语断续，能少量饮水，呛咳明显减少。继服药 7 剂，患者发音清晰，语言较前流利，能进半流质饮食，少有呛咳，患肢活动较前有力，语言及吞咽功能恢复。

按语： 本例中医诊为中风、失语。病初肝肾不足，阴虚阳亢，肝风内动。病至后期渐至脾气虚弱，形瘦肉羸，血瘀经络，筋脉不用，气虚血瘀征象明显，故予活血化瘀法佐以调补脾胃治疗，使中风不语和吞咽功能障碍迅速得到恢复。古代医家有"久病多虚""久病多瘀"的论述。本例因久病不愈，耗伤正气，而致气血阴阳皆虚，气虚则推动无力，阳虚则温煦无能，阴血亏虚则血脉不充，均导致气血运行不畅，形成瘀血，而瘀血又可阻滞新血之化生，使虚者更虚，虚中夹瘀，病情缠绵难愈。而住院期间静脉给予了大量支持补养的西药，又予中药一味壅补，其补之有余而祛邪不足，故难奏效。用血府逐瘀汤加健脾益气之品攻补兼施，使瘀血祛除，正气恢复而顽症顿愈。

2. 顽固性失眠案

王某，女，46 岁，于 2003 年 5 月 10 日初诊。

失眠半年，近 1 个月加重。彻夜不眠，昼间精神萎靡。究其原因，乃因半年前被迫献血 200mL，郁怒紧张，忧心忡忡，遂致顽固性失眠，来诊时已经 1 个月余完全不能入寐。郁怒烦躁，并经常去单位吵闹，单位给予多种补偿，此期间还曾于外院予输血 400mL，并服养心、安神、补血中药治疗无效。现每晚须服安定片 6 片方能入寐 2~4 小时。

愁苦面容，面色暗滞，食欲不振，胸中督热，烦躁焦虑，头胀痛，口渴不欲饮，大便干，舌暗隐青，脉弦缓略滑，少冲和之象。

诊断：顽固性失眠。

辨证：肝郁血滞，神明失养。

治法：疏肝解郁，活血宁神。

方药：血府逐瘀汤加味。柴胡 6g，川牛膝 15g，当归 15g，赤芍 15g，生地黄 15g，桃仁 10g，红花 6g，丹参 20g，枳壳 10g，合欢花 10g，远志 10g，生麦芽 15g，炙甘草 10g。6 剂，水煎服，每日 1 剂，并嘱逐渐减少安定类药物用量。

自服用中药起即将每日 6 片安定停用，前两日彻夜不寐，几乎想停服中药，自第三日起每夜渐能入睡 3~4 小时，且食欲增加，心烦减轻。效不更方，守方续进，继服 30 剂后睡眠正常，诸症悉除。随访半年，未见复发。

按语：本例不寐半年，久治乏效，乃因辨治失误。本例乃因郁而起，因情志失调，气机不畅，久之气病及血，气滞血瘀，瘀血扰乱心神，使神不归藏而发为顽固性失眠。且该患者发病后曾住院输血 400mL，并应用各种中西补品无数，其病机全无虚损之征，而多瘀实之象。但众医皆因其为献血后所病而皆以补益滋养、清心安神类方药调治，正所谓"愈补愈壅，愈凉愈凝"，故病情愈治愈重。其本在于瘀血，故投血府逐瘀汤加味治疗，疏其气血，令其条达，药证相契，故效如桴鼓。诚如王清任《医林改错》中说："夜不能睡，用安神养血药治之不效者，此方若神。"

3. 脑动脉硬化（笑病）案

杨某，女，68岁。2003年8月21日初诊。

患笑症已近半载，无明显诱因，发无定时，或两三日一发，或一日发两三次，阵发嬉笑，笑声中等，笑发时内心明了，但不能自控，每次发作10分钟左右，止后如常。曾于西医院多方检查，排除精神疾患，诊断为"脑动脉硬化"，口服改善脑循环药物无效。刻诊：体胖，神清，应答自如，举止正常，面色少华，舌略红，舌下脉络紫暗，苔白，脉沉细。投血府逐瘀汤化裁，2剂知，4剂愈。之后用血府逐瘀丸合天王补心丹缓调1个月，随访半年未复发。

按语：本例为心血瘀阻，心神失养而致嬉笑不休。《内经》云："心气虚则悲，心气实则笑不休。"故予血府逐瘀汤治之而效。中医认为，心藏神，在志为喜，在声为笑。《内经》云："心者，君主之官，神明出焉。"由以上可知，"笑不休"病位在心，病性属实。证之临床，心气实者不外乎心火亢盛，痰火扰心，顽痰滞塞心窍及心血瘀阻。而心火亢盛者多伴面红目赤，烦热躁急，少寐，溲赤，渴喜冷饮，舌红干，舌尖绛，脉数等火热炽盛之征象；痰火扰心者多伴见兴奋狂乱，面目红赤，舌尖红，苔黄浊腻，脉滑数；顽痰内结，滞塞心窍者则见笑后时悲，目光呆滞，头晕头重，脘痞咳痰，舌体胖大，苔白厚腻，脉弦滑等症。观本案患者既无心火亢盛之象，亦全无痰浊内盛之征，虽然亦无瘀血的一般见症，但排除上述心火、痰浊致病的可能，又遵"怪病多瘀""久病多瘀"之说，从活血化瘀入手，药到病除。

慢性肾炎、肾病综合征中医辨证论治纵横谈

慢性肾炎、肾病综合征是由多种病因导致的原发于肾小球的一组免疫性疾病。我们对慢性肾炎、肾病综合征的治疗，在学习继承历代先贤经验的基础上，更能发前人所未发，屡多新解，值得深刻总结解析，今撷其精粹而论之。

一、病名

对于慢性肾炎、肾病综合征中医尚无统一病名，根据其临床症状而诊断为腰痛、水肿、血证、虚劳、关格等，这种症状诊断无可非议，但是名不正则言不顺，病名的不统一缘于对本类疾病缺乏深刻的认识，必然造成对疾病的病机认识产生诸多分歧。我认为此类疾病的直接致病因素为风毒瘀滞于肾，风盛于肾，故曰"肾风"，因此中医诊断为"肾风"似乎更能反映其病理实质。正如《素问·奇病论》所云："帝曰：有病痝然如水状，切其脉大紧，身无痛者，形不瘦，不能食，食少，名为何病？岐伯曰：病生在肾，名为肾风。肾风而不能食，善惊，惊已，心气痿者死。"此论虽不能确指肾病综合征以及肾小球肾炎类疾病，却可说明"病生在肾"由风邪外袭所致的病机。

二、治法

治疗肾病中医提出的宣肺、健脾、补肾之法，见仁见智，理法方药可谓周全，验之临床也取得了一定的疗效。以往经验提出从肺论治，古医籍及现代经验往往侧重于论述肺为水之上源，开启上源以利水道方面的论述，但是往往忽略了风邪、风毒袭肺是发病根源，风毒入中，瘀滞于肾而致顽疾经久难愈的

根本。从肺立论，首重风毒，搜风剔毒之法当贯穿辨证施治的始终。至于活血化瘀通络之法，现代医家每以久病入络立论，而实质是风毒胶结，新病即夹瘀，不单纯久病而入络。又肝藏血，主疏泄，调畅气血的运行，主气血的疏运畅达，故活血化瘀之法重点从肝论治。从整体分析，风寒、风热、风湿之邪夹毒侵袭于肺，多为肾病发生以及反复发作的诱因，是为外因。脾肾两虚为致病的根本原因，是为内因。外因通过内因而起作用。一方面，脾肾两虚，肺易受风邪侵袭，而多外感之疾；另一方面，脾肾两虚，不能祛邪外出，风邪内蕴久滞而成毒，风毒因虚而内陷于肾，而致生"肾风"顽疾。因此我提出"肾病顽疾求之肺脾肝肾，审证求因论之风毒瘀浊"的新辨治思维观。西医认为本病的发病机理主要与机体的免疫反应、炎症反应、凝血与纤溶、激肽等密切有关。而中医的疏风药，比如我们临床治疗肾病选用的乌梢蛇、僵蚕、蝉蜕之品，大都具有调节免疫、抗变态反应之功；益母草、水蛭等活血化瘀药具有改善肾血流、增强肾小管的排泄、增加纤维蛋白的溶解性、减少血小板的凝聚等作用，有利于增生性病变的转化和吸收，促进已损组织的修复。

然搜风剔毒、化瘀通络之法，终属正治八法中之消法范畴，而本病终属本虚标实之证，正治当以补法为主，搜风剔毒、化瘀通络之药可用，只宜当作必不可少的治标之品贯穿病程始终。使用时，当刻刻以顾护正气为念，祛邪而不犯无过之地。

1. 从肾论治，不惟温阳益气

肾主蛰藏，为五脏之本，主藏精，主司水液代谢。若肾之阳气不足，失于固摄封藏，则精微漏泄，随尿排出，而发肾炎蛋白尿之疾，以肾虚论治应贯彻慢性肾炎辨治过程的始终。而临床论治之时应分为补肾、固肾两大范畴。古今医家治疗肾虚多尊崇温肾壮阳之法，尤其是治疗慢性肾炎重用温肾壮阳药。

我们认为慢性肾炎蛋白尿多为久病耗竭阴气而伤阴，即或损阳，亦多为气阴两伤，阴阳俱损。因此，治疗慢性肾炎最忌一味温补。否则，必重伤其阴，诸症复发。临床论治，多宜温阳、滋阴并用，则更为贴切。因为蛋白的流失本身就属于人体精华的丧失，故阴虚为其本质；但流失过多，亦可阴损及阳，而见畏寒、浮肿诸症，当阴阳并补。温阳利水之法亦不可久用，特别是证见湿热内蕴、热重于湿者更宜谨慎。利水药使用过多过久，则必伤阴；而桂、附类辛热刚燥温阳药物虽可振奋阳气，若久用则煎灼阴津，亦是弊多利少。肾主蛰藏脏腑精气，守而不泄，然肾炎患者，肾虚失摄，封藏失职，固摄无权，精微下注外泄可致蛋白尿。收涩固精法亦为治疗蛋白尿常用之法。临床代表方剂为水陆二仙丹、桑螵蛸散、金锁固精丸。但单纯固精法仍属治标之法，我们临床强调此法必待邪毒除尽之后方可运用，切不可专事补涩而致闭门留寇，必须在补益精气、协调阴阳的基础上，配合收涩固精之法，则可相得益彰，事半而功倍。

我们临床喜用的药物有桑螵蛸、山茱萸、覆盆子、芡实、金樱子、刺猬皮、莲须、益智仁等。并拟验方益肾固精汤：熟地黄 30g，肉苁蓉 10g，白芍 15g，山茱萸 10g，鱼鳔胶 10g，桑螵蛸 15g，山药 30g，益母草 15g，鸡内金 15g，砂仁 3g。

2. 从脾论治，健脾固摄助运

脾有统摄运化水谷精微的功能，故有脾能散精之说。若脾不散精，功能失常，气不摄精，则精微外泄，可发蛋白尿。另外，脾胃为后天之本，气血生化之源，脾胃强健，不但能固摄精微，亦能使气血精微生化有源，而且能促进药力的运化。从脾虚立论，以补脾摄精助运之法治疗肾炎蛋白尿，亦是临床常用有效治法。常用代表方剂为参苓白术散、补中益气汤、归脾丸等。很多医生治肾炎，只知肾虚而不知脾虚，临床辨证认为，肾阳虚衰，肾精不足，但实际上却大量应用白术、山药、黄芪、党参等，实可谓只知其然而不知其所以然。同时临床辨证确属脾虚为主，而治疗单纯补肾疗效不会好，同时反因服用多量滋腻补益药壅碍脾胃，反生他疾。

脾肾两脏兼病时，必有一脏是主要的，临床当分辨清楚，何时补脾，何时补肾，何时双补，运用之妙，存乎一心。古代医家如许叔微倡补脾不如补肾，孙思邈倡补肾不如补脾，只能说是见仁见智，各有千秋。实际临床上只要对两脏虚实皆有所了解，本着有是证则用是药的原则，必可事半功倍。临床辨证可参考王旭高所言：久病虚羸，胸无痞满者宜补肾，胸有痞满者宜补脾。其意即为，虚劳之患，有脾虚伤损证者重在治脾，而无脾虚伤损证者可着重治肾。

常用药物有白术、山药、黄芪、党参、黄精等，自拟益脾固精汤：黄芪 50g，山药 50g，白术 15g，人参 6g，巴戟天 10g，芡实 20g，茯苓 20g，红花 5g，当归 15g，刺猬皮 10g，莲须 5g，炙甘草 15g，白蔻仁 3g。

3. 从肺论治，首倡风毒内蕴

古今诸多医家一提到从肺论治肾炎蛋白尿，往往注重肺为水之上源，主宣发肃降，使气血津液布散全身，通调水道，下输膀胱。以宣降肺气为法，使上焦开发，水道通调，小便通利，解除水肿诸症，的确对临证遣方用药有重要的指导意义。然而慢性肾炎有明显水肿者，有微肿者，还有根本不肿者，单纯以肺为水之上源立论就不能完全概括其病理实质。而我认为风邪侵袭肺表，因为正气虚弱不能逐邪于外，风邪内蕴久滞而成毒，风毒之邪侵袭人体，每可致肾风、风水之证。

所谓毒，中医学中主要包括以下几个意思：一指药物或药性（偏性、毒性、峻烈之性），如《素问·脏气法时论》曰：

"毒药攻邪，五谷为养，五果为助。"二指病证，如丹毒。三指外来致病因素或内生病理产物，如《素问·生气通天论》谓："大风苛毒，弗之能害。"我们所说的风毒，显然是指第三者而言。中医理论认为，一方面外感六淫之邪可直接夹毒入侵，如《素问·五常政大论》王冰注云："夫毒者，皆五行标盛暴烈之气所为也。"另一方面，外邪内蕴，诸邪久滞，皆可化毒，风邪久滞为风毒，寒邪久滞为寒毒，《金匮要略》言："毒，邪气蕴结不解之谓。"

风毒致病具有以下特点：①亲上善变：风毒多先由肺表入侵，起病急，传变迅速，多直中脏腑，而不循经内传，病势急重，不断恶化，变证丛生。②壅滞致瘀：风毒之为病，易于胶结脏腑气血，壅塞阻滞气机，气滞血瘀络阻，因此本病新病既夹瘀，不单纯久病而入络。③顽固难愈：风毒内蕴，血络不通，毒瘀互结，使得病邪深伏，入络入血，又进一步耗伤正气，虚虚实实，缠绵难愈。正所谓：无邪不毒，风从毒化，变从毒起，瘀从毒结，疾从毒生。

因此我们提出导致慢性肾病迁延难愈之本源在于风毒侵袭于肺经，从肺论治，当以疏散风毒为主，方能令水谷精微归其正道，从而使蛋白尿、血尿好转或消失。故在辨治过程中，从本上讲，肺经病变亦极重要，可与脾、肾等同；从标上讲，"风毒"辨治亦当贯彻始终。从中西医结合的角度上讲，肾炎多是感染后免疫反应性疾病，疏散风毒的中药大都具有调整免疫之功。从风毒立论，选用宣畅肺气、疏散风毒的药物，常用的有浮萍、金银花、牛蒡子、蝉蜕、僵蚕等。自拟牛蝉肾风汤：牛蒡子15g，蝉蜕15g，僵蚕10g，浮萍3g，茯苓15g，石韦15g，连翘15g，白术20g，地肤子10g，益母草15g。

4. 从肝论治，化瘀贯穿始终

肝主疏泄，具有条达、畅通气血运行之功。慢性肾炎蛋白尿久治不愈者，常见面色晦滞灰暗，或兼腹水、女子经闭，舌紫黯或有瘀斑，乃风毒内蕴，久病入络，肝脉瘀阻之患，治宜畅达肝络，活血化瘀。临床治疗时，化瘀生新当贯穿肾炎辨治始终。血瘀可致水肿，其瘀滞为患每易被忽视，尤其是肾病型的低蛋白血症的水肿大多重用扶助脾肾，补益固摄，然而尿蛋白的流失，却是肾脏瘀浊之为害，不祛瘀则无以生新。现代医学已经证实，在肾脏病中都存在有不同程度的高凝状态。动物实验证明，活血化瘀方药有改善肾血流、增强肾小管的排泄、增加纤维蛋白的溶解性、减少血小板凝聚等作用，有利于增生性病变的转化和吸收，促进已损组织的修复。治疗肾炎蛋白尿主用活血化瘀之法，也是辨证与辨病相结合的产物。常用方剂有桃红四物汤、少腹逐瘀汤、小蓟饮子、大黄䗪虫丸等。临床常用益母草、红花、当归、丹参、桃仁、赤芍、水蛭等药。而我最擅用者为益母草，本品可走水道而化瘀浊、生新血，乃化瘀利水之神品，且价廉易得。并自拟验方肾风化瘀汤：益母草30g，红花10g，当归15g，白蔻仁3g，山药30g，黄芪15g，蝉蜕10g，肉苁蓉10g，鸡内金10g，茯苓15g，石韦15g，鸡血藤15g。临证屡获良效。但是活血化瘀利水之法，终属正治八法中之消法范畴，若肾炎晚期，终属本元大伤。正气衰惫之证，正治当以补法为主，故活血化瘀药可用，而不可作为主药长期使用，只宜当作必不可少的辅佐药配用。使用时当时刻以顾护正气为念。

综而论之，上述各证各有其病机证候特点，其论治方药都各有侧重。临床所见，又每多虚实并见，诸脏相兼，病机夹杂。故综合病机，自拟验方"蝉蚕肾风汤"，临床加减用之，多可取效。药用：蝉蜕10g，僵蚕10g，鸡血藤20g，茜草10g，益母草20g，土茯苓20g，党参30g，山药30g，白术15g，熟地黄15g，当归15g，覆盆子10g，炙甘草15g。水煎服，每日 1 剂。功能疏风解毒，祛瘀化浊，兼补脾益肾，补气滋阴。适用于慢性肾炎、肾病综合征。

慢性肾炎、肾病综合征类疾病，中医临床多从水肿、虚劳等范畴论治。然在本类病证的不同病理阶段，水肿见症或有或无，凡见肾病必从水肿治之已属牵强，而临床疗效也不满意。我们认为此类疾病之病机关键为风毒瘀滞于肾，夹湿夹浊，久羁为患，病久正气亏损，脾肾先后天气阴两伤，故从"肾风"论治更能切中病机。论治之时，当时时抓住风毒伤肾之病机关键论治，以期全功。故方中以蝉蜕、僵蚕疏风解毒，化瘀散浊，为君药；再辅以鸡血藤、茜草化瘀生新散邪，益母草、土茯苓化浊利湿解毒，为臣药；配以党参、山药、白术、甘草益气温阳，熟地黄、当归、覆盆子滋阴固摄，而为佐使。诸药合和，风毒瘀诸邪可祛，先后天阴阳正气得复，而收良效。本方作为治疗慢性肾炎、肾病综合征之基础方。如风毒瘀浊较甚者，加乌蛇 10~15g，水蛭粉 3g（分冲）；如兼风热毒邪袭肺者，加牛蒡子 10g，金银花 15g；如阳气虚衰较甚者，加黄芪 15g，淫羊藿 10g；如阴虚兼尿血为主症者，加仙鹤草 15g，旱莲草 30g；如久用肾上腺皮质激素或在减撤激素类西药而呈病情反复者，可酌加淫羊藿、巴戟天等温肾壮阳，以拟激素之功用，再加生地黄、女贞子、旱莲草等药，以阴配阳，共收卓效。

三、关于应用激素治疗的思考

对慢性肾炎、肾病综合征的重症，西医通常采用激素进行治疗，但是因为激素治疗本病虽可缓解症状，但却不能从根本上改变病程。又因为激素类药物的诸多副作用及其临床很难克服的依赖性，再加之大多数患者对激素类药物的误解及高度排斥，往往使医生很难在第一时间及时使用，或正确地放胆使用。有鉴于此，针对激素类药物在治疗变态反应类疾病及风湿免疫类疾病时利弊相兼的特殊性，近二十余年来，我一直致力于激素类药物的中药替代研究。激素类药物按中医理论分析可以归属为补肾壮阳药的范畴，此类药久用必生助火升阳、耗劫阴津之弊。中医理论认为阴阳之间在生理上既是对立的，又是互根互用的，同样在病理上也是互相影响的，阳损必伤及于阴，阴损必伤及于阳，只不过是要看哪一方为主罢了。慢性肾炎、肾病综合征临床常现阳虚证，临证治疗，温阳益气之法必不可少，特别是在激素减量过程中，温阳益气之中药对激素又可起到替代作用。但中医的补阳药又不等同于激素，西医是直接补充外源性的激素，人的脏器腺体都有用进废退的生理特点，外源性激素的进入必将反馈性地抑制自身腺体的分泌，久之则可导致腺体的废用性萎缩。而中医的补阳药本身就有类似肾上腺糖皮质激素之强壮温补样作用。现代研究证明，其机理是通过改善腺体的功能，促进腺体自身的分泌而达到补充激素的目的。在补阳的同时我们还注意到阳损及阴、阴阳互根的特点，这也是中医临床辨证用药的特点，即补阳之中必应适当参以滋阴之品，充分体现中医整体观念，燮理阴阳之妙。正如《景岳全书·新方八阵》所述："故善补阳者，必于阴中求阳，则阳得阴助而生化无穷；善补阴者，必于阳中求阴，则阴得阳升而泉源不竭。"如是治疗既可防止停止使用激素时病情反弹和长期应用激素发生的不良反应，又能更好地治疗风湿免疫类疾病本身，促进顽疾早日痊愈。

四、病案举例

1. 肾病综合征案

刘某，男，66 岁，初诊时间：2014 年 9 月 20 日。

主诉：周身浮肿 6 个月余。

现病史：2014年2月7日因周身浮肿就诊于大连市中心医院，肾穿刺活检病理诊断为微小病变肾病，临床诊断为肾病综合征、微小病变肾病、急性肾损伤，予甲强龙大量冲击治疗，并予低分子肝素抗凝治疗，氯沙坦控制血压，黄葵胶囊减少蛋白尿，治疗半月疗效甚微，出院时诸症未见明显减轻，周身浮肿较前加重，血浆白蛋白27g/L，建议回家口服泼尼松（60mg）维持治疗。现症见：精神萎靡，面色晦暗，周身浮肿，喘息气短，纳眠均差，小便少，大便溏。

既往史：体健，无过敏史。

体格检查：四肢严重水肿，双上肢肿胀（因其上肢肿甚已无法测量血压），双下肢水肿严重，指压痕（+），舌红少苔，脉沉无力。

辅助检查：尿液分析：蛋白（+++），红细胞3.96/HP。血白蛋白21g/L，尿蛋白定量3968.9mg/d。总胆固醇8.72mmol/L，肌酐158μmol/L，尿酸614μmol/L，免疫球蛋白G 570mg/dL，免疫球蛋白A 304mg/dL，免疫球蛋白M 197mg/dL，免疫球蛋白E 249IU/mL。

西医诊断：肾病综合征，急性肾损伤。

中医诊断：肾风，阴水。

辨证：气阴两虚，水湿瘀毒阻络。

治法：养阴益气，化瘀利水，解毒通络。

方药：黄芪30g，白术15g，山药30g，仙灵脾5g，炙附子10g（先煎），茯苓30g，泽泻15g，薏苡仁50g，生地黄30g，当归15g，牛蒡子10g，僵蚕15g，地龙15g，蝉蜕5g，鸡内金15g。每日1剂，常规水煎服。

1个月后，诸症好转，面有潮红，检尿蛋白（+），舌红少苔，脉沉弱。加白芍15g。一者防水去阴伤；再者芍药本身"破阴结，利小便"；三者防附子等阳药燥热，补阴配阳。

3 个月后，患者自行来诊，面露喜色，水肿基本消退，体力渐复，纳可便调，舌淡胖，苔白滑，脉沉细。化验：尿蛋白（-），24 小时尿蛋白定量 0.4g，血浆白蛋白 35g/L，血浆胆固醇 4.6mmol/L。标实已去大半，前方去泽泻，以期收全功。

按语：辨证论治，法参中西，患者久用激素，阴阳失调，应补阴配阳，既减少激素之燥热不良反应，又为激素替代疗法，缓撤激素。针对蛋白尿（属中医学精微范畴）应治病求本，立法不在补肾，而在健脾益气，摄纳精微，不补肾中有真补也。因患者当时重度水肿，四肢肿胀（当时量血压都很困难），故建议患者应补充人血白蛋白，应用利尿剂，急则治标是也。对于免疫性肾病当首推变态反应因素，而变态反应乃中医"风邪"之范畴，当应用疏风解表、调节免疫之中药清除病因。针对肾病综合征晚期，肾脏基底膜受损，当予活血化瘀生新之法，改善血运，加强肾脏自身修复。此病案中，阴阳平调，健脾摄精，活血通络，外疏风邪，再以补阳阳药替代激素，丝丝入扣，顽疾竟获临床痊愈。

2. 慢性肾炎案

吴某，女，38 岁。

半年前不明原因双下肢轻度浮肿，检查尿蛋白（+++），而于中心医院住院治疗，多次化验尿蛋白（++~+++），诊断为慢性肾小球肾炎，采用西医常规治疗无效。来诊时，倦怠乏力，手足心热，口干不欲饮，纳可，便调，月经量少色暗，双下肢轻度浮肿，舌红苔白，脉沉细涩。

辨证：气阴两虚，风毒瘀滞。

治法：益气养阴，祛风通络。

药用：熟地黄 15g，生地黄 15g，山茱萸 6g，山药 20g，茯苓 20g，泽泻 10g，丹参 15g，白术 15g，茜草 15g，鸡内金 15g，僵蚕 15g，蝉蜕 15g，益母草 30g。

半月后复诊：水肿明显消退，仍觉乏力，尿蛋白（++），加太子参20g，当归15g。1个月后，水肿痊愈，全身症状也不明显，尿蛋白（+）。前方去泽泻，余药不变。两个月后，诸症均好，其间化验尿蛋白（±）。又以前方治疗1个月，尿蛋白完全转阴。继以六味地黄丸巩固治疗，随访1年，未再反复。

慢性肾炎、肾病综合征乃属临证痼疾，临床当辨证论治，最忌拘泥治肾一法而忽视诸法。同时，邪实者不可峻补，正虚者不可一味克伐，伤及正气。于脏腑求之，脾肾为本，且多虚证；肺肝为标，以风毒、瘀浊实为主；其他如三焦之疏泄、膀胱之气化亦与水液代谢，与肾炎之治疗密切相关，论治之时皆应综合考虑。更当嘱患者慎起居，调情志，节劳欲，避风寒，严格限制食盐的摄入量。如是，则顽疾可望治愈。

论中医药治疗肿瘤化疗后毒副反应有良效

中医防治放化疗毒副反应的研究已有40年历史，对放化疗的减毒增效作用已被大量临床及实验研究所证实。

一、养胃降逆方（法）治疗化疗后消化道反应

不同化疗药物副反应各有侧重，但最常见的不适为消化道反应，即出现恶心、呕吐、食欲减退、胃脘部不适、全身乏力等。这些副反应增加了患者痛苦，降低了生存质量。西药治疗化疗引起的恶心、呕吐，疗效尚可，但对化疗引起的食欲减退、胃脘部闷满不适、全身乏力等副反应，效果不明显，而中药治疗这些症状优势突出。另外，中药治疗恶心、呕吐也有很好疗效，和西医止吐药物在化疗前同时开始使用，会增强止吐效果，减少西药用量，能非常好地改善消化道的化疗后不良

反应。

我的经验方"养胃降逆方"：党参 20g，炒白术 15g，茯苓 15g，半夏 10g，陈皮 10g，竹茹 10g，砂仁 2g，藿香 3g，百合 15g，石斛 15g，炙内金 15g，生麦芽 15g，炙甘草 10g。

用法：每日 1 剂，水煎两次，分多次频频饮服。若觉药苦口，酌加水果汁或糖或蜂蜜亦可。

我们亦曾用百合、山药适量煮水，送服藿香正气丸或胶囊（半量），治疗化疗后恶心、呕吐，亦有较好疗效。

二、扶正固本法治疗化疗后骨髓抑制

在化疗期治疗和预防白细胞减少，其中中医药协同治疗是一种很成熟的方法，如人参归脾丸、人参养荣丸、十全大补丸、乌鸡白凤丸、六味地黄丸、知柏地黄丸、二至丸、生脉注射液等传统中成药，辨证论治得当，都能有效控制化疗给患者身体带来的损伤，稳定化疗期间白细胞水平和整体虚弱状态，帮助患者顺利完成化疗，起到良好的辅助治疗效果。

临床辨证论治之时，化疗后的骨髓抑制，当属中医虚劳重症。中医论及人体的造血功能，总的说来，分为先天肾脏（肾藏精，主骨，生髓，精髓为先天造血之源）和后天脾胃（脾胃主化生水谷精微，水谷精微为后天造血之源）。而治疗骨髓抑制主要求诸肾脏，以补肾生精、填髓造血为主，再辅佐以强壮脾胃，补益气血，则可收良效。

我在临床自拟验方"益髓固本汤"，加减治疗化疗后骨髓抑制（包括白细胞抑制、贫血、血小板抑制）等副作用，获得较佳疗效。

组方：熟地黄、黄精、当归、灵芝、阿胶、鸡血藤、菟丝子、黄芪、人参、鸡内金等。

若见阳虚气虚症状较甚者，酌加淫羊藿、鹿茸、杜仲、西洋参、白术、山药等；若见阴虚血虚症状较甚者，酌加旱莲草、女贞子、生地黄、白芍、百合、麦冬、石斛、山萸肉等药物以增加药效。

当然，扶正补益一定要以辨证论治为根本，要了解或掌握每个化疗后患者的具体病况及原发肿瘤疾病性质特点，客观辨证地选择最符合患者病况的药物。在服药时，应根据身体虚弱的不同症型，选购不同的药物，这样既有利于充分发挥扶正固本药品的疗效。

中药现代药理研究成果亦值得借鉴，临床有较佳疗效。当然，在辨证论治的基础上用药，则能取得更好的疗效。

①升白细胞的中药：灵芝、阿胶、鸡血藤、菟丝子、山萸肉、生熟地黄、黄芪、党参、人参、紫河车、绞股蓝等。

②升红细胞的中药：黄芪、阿胶、大枣、当归、仙灵脾、补骨脂等。

③升血小板的中药：花生衣、三七、炒蒲黄等。

大量临床证明，中药升血象虽然速度缓慢，大约需要1周左右，但血象一旦升上来，就维持很久。其一要正确把握扶正祛邪的时机。中医治疗讲究扶正祛邪。扶正是守，祛邪是攻。在化疗期间，只可守，不可攻。因为患者此时抵抗力弱，只可用补气升血、健脾养胃的药物来扶正，如果再用清热解毒、活血化瘀的药物进攻癌细胞，那只能是雪上加霜，加重对患者身体的伤害。在放化疗结束后，如果患者情况良好，可以用中医攻法，来控制肿瘤的复发转移。因此，患者不可随意服用所谓的"家传秘方"，而应该在正规的医院接受规范的中医治疗。

头部外伤的辨证论治

头部损伤，系指跌仆、坠碰、冲撞、打击等外力伤及头部，骨破或未破，而出现情神、神志方面改变者，即西医颅脑外伤。

头部损伤乃危急凶险之症，诊治之时最忌盲无定见，临证之时，须熟谙其生理之常，细辨其损伤之异，即外伤头颅部位、暴力作用形式、损伤时间新久、素体正气强弱及其伴随症状，参合辨治则不致误。

脑为奇恒之府，精髓汇集而成，故曰"脑为髓之海"（《灵枢·海论》)，主藏而不泻。五脏六腑之精气皆上注于头而营养脑气，五脏六腑之精气盛衰，血气盈亏，均可影响脑气，而脑气之损亦可影响五脏六腑。

濒湖老人曰："脑为元神之府。"神明之主在心，其调在肝，其本在肾。临证辨治脑伤，尤以心、肝、肾为要。

脑伤辨治可分为初、中、后三期。初期亦称急救期，此期多从心经辨治，证多属实；中期亦称进行期或稳定期，此期可从心、肝两经论治，证多属实或虚实夹杂；后期亦称迁延期，此期多从肾论治，证多属虚或见虚中夹瘀。

脑伤之初，轻者头痛、头晕、恶心，或见短暂昏迷，移时即醒，重则头痛剧烈，或昏迷不醒，肢厥脉微，瞳神散大，谵妄躁动。损伤局部或可见有外伤创口。治疗之时，先使患者平卧或侧卧，尽量减少搬动，见昏迷不醒者急宜芳香开闭，宣窍醒脑，可先用通关散取嚏，或用烧铁淬醋熏之，促进脑气恢复，待醒后即可用童便送服特效散或七厘散以回阳转气，活通瘀滞。配用针灸疗法亦有促进复苏之良效。如有出血者，急宜包扎止血，待伤者神志已清，症情渐稳即可清洁伤处。若有骨折者需整复，骨折凹陷者，可于伤处两侧缓缓用力捺按，使伤处逐渐平整而后包扎或敷药后包扎。

此期如见头颅严重外伤，骨破脑溢，七窍流血，或昏迷，呕吐，高热，角弓反张，或半瘫全瘫，二便失禁，瞳神散大，脉微欲绝者，均属预后不良之症。

中期系指经急救期内外疗法治疗后症情逐渐稳定者。症见头痛较重，多呈刺痛或胀坠作痛，头晕目眩，恶心时吐，情绪不宁，惊悸烦乱，治疗以调理心、肝两经血气为主，可用活血化瘀、镇心安神、平肝息风等法，方药可酌情选用特效散、安神散、息风散，每用红花、合欢花、荆芥穗、蝉蜕、僵蚕等花穗轻扬透瘀之品及虫类息风活络药物煎汤送服以增其效力。

后期多见脑伤较重或失治误治而致迁延不愈者，不易根治，故辨证治疗亦当精细。此期病程较长，正气大伤，上气不足，髓海空虚，故见头痛绵绵，多作空痛、晕痛，眩晕耳鸣，失眠多梦，倦怠乏力，心悸气短，腰酸膝软，记忆力减退等症。治宜大补真元，填精益髓，益肾健脑。可选用益髓健脑汤，兼夹瘀滞者可用益肾壮骨丹。

然临证之时，又不可拘泥三期之法。伤病轻浅者，初期治疗得当，每于中期即获痊愈。素体精血虚弱者，脑伤虽然不重，初诊即应按中后期之法治之。初中二期、中后二期症状又每相兼合，往往不能分之过细，故须灵活论治。

一些医生认为头部损伤必是瘀血无疑，无论伤病新久，不辨虚实，惟以活血化瘀为治，一味攻伐，必然反复戕伤正气，致髓海愈亏，病必不愈矣。故病久亏虚者，治宜大补真元，填精益髓，益肾健脑，或少佐活络生新之品，可获良效。

病案举例

病例 1. 脑震荡后遗症验案

李某，男，18 岁。

3 天前被人用木棒打塌前额，当即昏迷不醒，约半时许方醒，于当地卫生院诊为前额凹陷性骨折、脑震荡。经治疗未见好转，仍时时昏愦，头痛剧烈，遂来求治。现症头晕胀刺痛，神志恍惚，烦躁不安，恶心较重，时作呕吐。查前额中间偏左有一凹陷性骨折，约 2cm×2.5cm×0.6cm，局部皮肤少许瘀斑青紫。

诊断：前额凹陷性骨折，脑震荡。

辨证：血瘀清窍，元神被扰。

治法：宣窍醒脑，活通瘀滞。配合外治处置，首先揉按复位，再服内服药。

方药：特效散 10g，以红花 10g，蝉蜕 15g，合欢花 15g，荆芥穗 7.5g，菖蒲 7.5g，僵蚕 6g，川芎 5g，钩藤 10g，煎汤送服。骨伤处用蝉蜕粉及镇痛散各半混匀，凉茶水调敷之。

旬余复诊，头痛大减，自述服药 3 日后即无昏愦，现惟觉头胀晕作痛，耳鸣烦乱，易怒，改用童便送服息风散。

又旬余来诊，诸症均见好转，头部有时胀晕空痛，目眩耳鸣，心悸失眠，倦怠腰酸，改用童便送服益肾壮骨丹 15g，每日 3 次，十余日后，诸症悉除。

病例 2. 脑震荡

朴某，女，51 岁。

4 年前乘坐手扶拖拉机时，在急转弯处向后摔下，跌伤后头部，当即昏迷，二十多分钟后方有知觉。抬送当地医院，诊断为"脑震荡"，住院治疗二十余日仍有头痛头昏，目眩耳鸣，心烦易怒，失眠多梦，记忆力大减。先后于省内几大医院诊治，服多量维生素、镇静、安眠、止痛之西药，服中药百余剂，初服尚有小效，头痛稍减，而终未能愈。现症头晕空痛，不敢稍快转头，目眩耳鸣，腰酸膝软，倦怠乏力，身时畏冷，或觉手足发热，形体消瘦，脉沉细无力，双尺尤弱。观前医之方，皆为活血化瘀、平肝息风、镇惊安神之品，偶有补药，亦成点缀，力不过十之一二耳。

诊断：脑震荡。

辨证：肝肾不足，髓海空虚，瘀血阻络。

治法：补肝益肾，填精益髓，化瘀通络，益气健脾。

方药：蚂蚁粉 10g（冲服），熟地黄 30g，首乌 30g，巴戟天 20g，枸杞子 15g，山萸肉 10g，当归 15g，白芍 10g，山药 20g，人参 3g，川芎 5g，三七 5g，红花 3g，桂枝 5g，砂仁 1g。服药 6 剂，并嘱可按原方配制丸药长期服用。

两个月余告知，服前药后头痛眩晕已不发作，恐其复发，又以前方 6 剂配丸药服之，诸症皆愈。

按语： 脑震荡后遗症一般属于中医眩晕、头痛、健忘的范畴，本患系由于跌伤头部，导致瘀血阻滞头颅，因此出现头痛、头晕、目眩、健忘等症状，病久肝肾亏虚，正气不足，髓海空虚，兼夹瘀滞，久病入络，加之久服活血化瘀、平肝息风、镇惊安神之品，更伤人之本。因此本病立论当以"补中寓通"为法，使其通瘀不伤正，补益不滋腻，佐以补益肝肾、益气健脾之法。故方中首选蚂蚁为君药，取其血肉有情之体，峻补肾督肝脉之虚，生精壮力，扶虚益损，又以其虫蚁善行通达之力，飞升走窜，化瘀通络，无微不至，通中有补，补中有通，药力畅行而无壅腻之弊，实为通补之上品，于补益之中，尤具有活泼之性。佐以熟地黄、首乌、巴戟天、枸杞子、山萸肉、当归、白芍等滋阴养液，并加强其填精益髓之力；山药、人参补气健脾；川芎、三七、红花血化瘀，行气止痛；桂枝温通阳气；砂仁宽胸理气。诸药合用，效如桴鼓，对于久滞入络者，我们临证常酌加水蛭少许以加强化瘀通络之力。

附方

（1）特效散：乳香、没药、血竭、大黄、三七、红花、土鳖虫、自然铜、当归、虎骨（用代用品）、骨碎补、金银花、麝香、冰片、牛黄、川断、木瓜、老鹳筋、穿山龙。

（2）伤科镇痛散：乳香、没药、土鳖虫、金银花、红花、连翘、五加皮、自然铜、如意金黄散。

（3）伤科息风散：菊花15g，钩藤15g，天麻10g，磁石20g，珍珠粉3g，丹参20g，红花6g，牛膝15g，僵蚕15g，蝉蜕6g，全蝎10g，地龙15g，乳香3g，没药3g。

（4）益髓健脑汤：熟地黄30g，炙首乌15g，巴戟天10g，枸杞15g，山萸肉10g，当归15g，白芍10g，山药20g，人参3g，鹿茸2g，川芎3g，三七5g，红花3g，桂枝3g，砂仁3g，紫河车3g。

急腹症中医辨证论治

急腹症是以急性腹痛为主要症状的腹腔器官急性疾病的总称，临床特点以痛、胀、吐、闭、炎为主，历代医家治疗本病多从少阳阳明合病立论，多以大柴胡汤为主进行辨证治疗。现代医家更在此基础上衍化出一系列有效方剂，治疗急腹症并获效。尤其20世纪70年代兴起的中西医结合治疗急腹症及通腑泻浊的总攻疗法，也曾在一定程度上有效地指导临床。非常遗憾的是，近二三十年中医治疗急腹症基本淡出了人们的视野，患者患病时不管是否是适应证，就是挂吊瓶，或者是开刀手术。其实，许多急腹症患者，不愿意手术或者不适合手术，中医中药治疗效果又很好，这种情况中医或者中西医结合治疗可以极大地提高疗效。

一、治疗急腹症以大柴胡汤

1. 急腹症治疗应用大柴胡汤的机理

急腹症临床以痛、胀、吐、闭、炎为主的特点，急腹症发病大多既有口苦、咽干、目眩、往来寒热、胸胁苦满、心烦喜呕、默默不欲饮食的少阳证，又有痞、满、燥、实的阳明证，所以多从少阳阳明合病立论，而代表方剂首选治疗少阳阳明合病的大柴胡汤为主进行治疗，并在此基础上衍化出一系列有效方剂。这就要求和提示我们首先要将大柴胡汤的方证特点及治疗机理真正理解。大柴胡汤系和解少阳的小柴胡汤合通下阳明的小承气汤加减而成。小柴胡汤为治少阳病的主方，小承气汤为治阳明病泻下之剂，二方相合为用，则少阳、阳明二经同治。

2. 大柴胡汤的临床运用

（1）以往来寒热、便秘腹痛、苔黄脉弦为辨证要点。如连日不大便，加瓜蒌、青皮以清热行气；若发黄者，加茵陈、黄柏以清热除湿退黄；若呕仍不止，加左金丸、生姜、竹茹以清热止呕。热甚便秘烦躁、渴饮、舌红、脉实者，可加芒硝泻实。心胃火盛，神昏谵语者，可加黄连、石膏、栀子清热泻火。胁肋作痛较剧者，可加瓜蒌、青皮、川楝子、延胡索等行气止痛。

（2）本方也可治疗湿热下利。如果此下利是因肠中积滞，影响肠道传导失常，利用大黄的泻下荡积作用，使积滞去，传导复常，而其利自止。如果此下利虽无积滞而热毒较甚，亦可利用大黄泻下荡热，排除毒素，此即"通因通用"的道理。

（3）现代临床亦用治急性胃肠炎、痢疾、传染性肝炎、急性胆囊炎、胆石症、急性胰腺炎、腹腔感染等疾病，而有上述见症者。

二、急腹症不可单以和解攻下法治疗，也要辨证论治

中医治疗急腹症，临床常以和解少阳法及通腑泻浊法并用治疗，每有收获。但在临证之时，也时常感到对一些病例疗效不佳，如年老体弱者，或慢性病变急性发作者，尤其是过量应

用大剂量抗生素及短时间过度使用大剂量苦寒攻下类药物者。疗效不显而反生正气衰脱诸疾。探究其理，原来是心中只见疾病而忘记辨证，总是在不自觉中专以和解少阳法及通腑泻浊法并用治疗急腹症，并认为是前人经验，为临床不二法门。犯了作茧自缚的错误，其失之也泥。也让我们看到了过去所谓传统成熟方法的一些不足。其最关键处即在于，辨证论治永远是每一位中医生临证治疗必须遵循的准则。临证应审因论治，永远遵循辨证论治的原则，在此基础上，辨证辨病相结合，随证治之，可保无虞。并以此辨治观点总结出一整套急腹症治疗思路，临床屡效。经验如下：

1. 急腹症皆可以少阳证为主辨证论治

一切急腹症临床上均可见有少阳证，如往来寒热，胸胁苦满，默默不欲饮食，心烦喜呕，口苦，咽干，目眩等，"但见一症便是，不必悉具"，故均宜用小柴胡汤作基础方治疗。

2. 实则阳明，虚则太阴，中气虚实要参详

所有急腹症均合并有消化系统症状（即脾、胃、大小肠病），如呕吐，腹痛，腹胀，下利或便秘等，历代医家多从阳明腑实证立论，以承气类治之，而辨证最主要体现之处即在于此。我认为对此一定要遵循实则阳明、虚则太阴之原则。一般来说，急腹症初起，体质尚实者多见少阳阳明合病，宜用小柴胡汤合承气汤类和解攻下；但遇年老体弱或素有慢性脾胃病或过用苦寒攻下之品致虚者，多见太阴虚寒病证，我创"少阳太阴合病"为论治之法，此时予小柴胡汤合理中丸、补中益气汤之类治疗以补虚扶正，温阳健脾。如此方能切中病机，而收良效。

3. 辨病加入对症药物，提高疗效

又因为急腹症病变的各自不同特点，故在不影响上述整体

辨证论治的前提下，再根据各急腹症的不同特点，灵活辨病加减用药。如阑尾炎加蒲公英、双花、桃仁、丹皮等清热解毒化瘀之品；胆道蛔虫症加川椒、细辛、乌梅、黄连等酸辛苦降之品（蛔虫得酸则静，得辛则伏，得苦则下）；胆囊炎加蒲公英、茵陈等清热解毒利胆之品；胆石症加郁金、鸡内金、金钱草等利胆排石之品；肾结石症加海金砂、石韦、琥珀、鸡内金等通淋排石消坚之品；肾盂肾炎加萹蓄、瞿麦、车前子等通淋利湿之品等。但是，无论何病何证，辨病加减用药一定不能超过总药量的十之二三，不可在不经意之间喧宾夺主，再犯以辨病取代辨证的大错误。

4. 总结分析，辨别虚实最重要

急腹症表现为腑气不通、腹胀、便闭、高热等，多为阳明腑实证，但知治病首当分清虚实，虚者当补，实者当消。我综合以下三方面判断虚实：①通过中医主症、舌脉判断虚实；②结合病史判断，病程略长，有过用苦寒攻下剂不效者多为虚；③结合西医检体，若听诊肠鸣音亢进者当辨为实，听诊肠鸣音减弱甚至消失者当辨为虚。这是把西医的诊断手段作为中医辨证的依据，是真正意义的中西医结合。腑气不通之证，肠鸣音亢进者多可通泻，肠鸣音减弱或消失者多宜温补。对虚性急腹症，我采用的治法正是"塞因塞用"，是以补开塞。其虚者乃病后气阴两伤、脾胃虚弱之象，故以健脾益气法治之，使脾气健运，胃肠功能恢复正常，则腹胀自消，大便自通。临床上引起腑气不通的原因很多，但不外乎虚实两端，治疗大法截然不同，临证时要审因论治，知守善变，不可一味攻下通腑，则必犯虚虚之戒。实质上仍是宗于"辨证论治，治病求本"之旨。

吉林石氏中医伤科学术经验选粹

我出身于吉林中医世家，迄今已传承五世。吉林石氏中医代有闻名乡里的名医。然其最有建树、登峰造极者，乃吾祖父吉林名医石春荣老中医。其在中医内科基础上进一步完善的吉林石氏伤科，疗效卓著，经验宏富。

祖父石春荣老中医26岁时，曾以内科悬壶，后系统学习伤科，遂专伤科，子袭父号，人称为治伤石九先生。渐次名噪江城，就诊者踵趾相接。因伤科医术精湛，于吉林市行医七十余载，又因其疗效卓著，医名远播，曾于20世纪80年代入选国家中医药管理局组织评选的吉林省近百年中医外科学界代表人物。

石春荣老中医作为吉林石氏中医伤科学术代表人物，曾为吉林中医的发展竭尽心力，提携后学。我少时即有幸学医于石老身侧，耳提面命，耳濡目染，朝斯夕斯，获益良多。石老早年即与吉林省名医王仙舟、王喜天、陈玉峰、盖受益等交游，切磋研讨医理，于是业技日臻娴熟，并自新中国成立后即担任吉林省政协委员，并曾为中医事业的发展建言献策。同时还于20世纪50年代在吉林中医界带头献方，极获好评。

我早年曾侍诊于侧，获益极丰，更目睹石氏伤科造福桑梓，泽被苍生所做出的巨大贡献，并继承发扬石氏伤科宝贵经验。兹将石老珍贵经验系统整理，以飨同道。

一、石氏中医伤科学术精要

1. 理伤续断，内外合一，调血益精，攻补有序

石氏治伤理论渊源于《内经》，对《内经》关于筋骨、皮肉、血气、津、脏腑、经络之间的生理病理之论述尤为精熟。

伤科治疗必须从整体出发，辨证施治。推崇《正体类要》"肢体损于外，则气血伤于内，营卫有所不贯，脏腑由之不和，岂可纯任手法，而不求之脉理，审其虚实，以施补泻"之论述，倡"调血""益精"之说，强调内外合一而治。

石春荣老中医尝谓："血宜调而精惟补。血伤有瘀血，有虚损，血瘀宜攻，血虚宜补，临证以瘀血为多，或血虚夹瘀，故血宜调之也。精伤自当填补精髓以壮筋骨耳。"石老认为：骨伤初期，血气逆乱，瘀滞为患，活血化瘀攻散之法为治伤之首务也；损伤中期，则瘀滞渐消而虚象已显，自当攻补兼施，多可化瘀生新，续筋接骨；损伤后期，虚象已著，惟有益精填髓始能强筋壮骨。石老治伤，初期内服特效散、活血散，外用镇痛散、正骨敷药，中期内服接骨立效散、接骨丹，外用紫金散，后期内服益肾壮骨丹、骨伤滋补酒，外用舒筋万灵膏、伤科舒筋洗药、韭子回阳膏等。以此指导临床，疗效颇佳，兹举二例以证之。

案例1

魏某，男，15岁，玩耍中自两米高处摔下，当即跌伤左肘，去市某医院治疗，诊为肱骨髁部粉碎性骨折、桡骨小头脱位，经手法复位后小夹板固定。而后摄 X 片复查，见骨折移位未复，且肿痛愈重，3 日后经人介绍来诊。诊见局部肿胀，有少许瘀斑青紫及水疱，疼痛明显。石老先用手法复其脱位，后整复骨折，并对局部皮损进行处理，用纸板夹板、压垫及纸板超关节固定托包扎固定，内服活血散。1 周后来诊，肿痛大减，调整固定，改服接骨立效散。3 周后服益肾壮骨丹，嘱其做功能锻炼。4 周后拆除外固定，临证治愈，外用舒筋洗药以善后。

按语：本例急性损伤，初诊手法复位，固定良好，为骨折治疗打下了良好基础。辨证用药，亦属精当。初用活血散以活血化瘀，消肿止痛，次用接骨立效散，以祛瘀生新，接骨续断，后用益肾壮骨丹以填精养血，壮骨强筋，配用外洗药以改善局部挛急，并功能锻炼，竟获全功。三期分治，攻补之宜，了然于目。

案例2

乔某，男，27岁。新婚半月，左前臂被机器绞伤，曾在某医院诊为"尺桡骨双折"，手法整复后小夹板固定，服鱼肝油、钙片、白药等，3个月后摄片，骨折对位差，仍未见骨痂生成。诊见：面色㿠白，言语低微。患肢略肿，疼痛明显，肌肉萎缩。骨折处有异常活动，舌淡脉弱。石老整复后以小夹板配合纸板托固定，以童便送服接骨立效散合益肾壮骨丹。两周后单服益肾壮骨丹，多食猪脊髓、肉皮等物，并嘱分房静养，节欲百日，30天后摄片见骨痂生成良好，临床治愈。

按语：本例虽为初来求治，病程已达中后之期，并见血虚血滞、肝肾两亏之症，一派虚中夹实之象。且兼新婚燕尔，不慎摄生，肝肾复戕，筋骨失濡，故致骨断不得续矣。初以接骨立效散合益肾壮骨丹，活血化瘀以定痛，填精养血以续骨。旬日后瘀滞消散，虚象更显，惟以填精养血峻补之法治之，并多食益精填髓、补血滋荣之物，以助药力。而分房静养尤为必嘱，始能精充骨健，以获良效。

2. 整复先要心明，巧施牵捺旋转，纸板托固定，惟求静中寓动

石氏理伤技法特别强调，整复务必心中先明，惟心明方能手灵。临证时要详细了解受伤情况，而后平心静气，以指端细细循摸伤位，识其体相。根据伤损部位，瘀肿疼痛轻重，肌肉之厚薄，或重按，或轻循，或缓缓屈伸关节，或渐旋远端肢体，或轻叩微拼伤骨，悉心揣摩，骨伤可明。

正骨手法，在前贤总结的摸、接、端、提、按、摩、推、拿、牵拉、捺正等基础，尤重牵、捺、旋转诸法。石春荣老中医认为："骨折必致筋肉损伤。"每使肌肿筋缩，挛聚局部，而使伤骨重叠成角。牵拉拔伸可使挛聚弛张，短缩复长。推拿捺正可使陷者复起，突者复平，错位归原，壅肿消散。旋转屈伸可使骨斜以正，筋反得顺，再参以端提、捏对、夹挤、折顶、推拿等法，多可复位良好。

兹将石老治伤手法举述一二，以窥一斑。

骨干或近肩、肘关节部位粉碎性骨折，在明确移位情况和粉碎骨片游离方向的条件下，先让助手施行对抗牵引，持续用力，缓缓求之，勿令骤暴。术者再行捏挤、按摩之小手法，使筋肉挛聚肿胀初步缓解，游离骨片推拢归位，再用推捺扳提等手法，参以轻旋、屈肘等，即可达到良好对位。

儿童跌仆外伤而致的髋关节疼痛、跛行，患肢略长 1~2cm，足尖轻度外展，臀部微翘，摄双髋正位片正常，侧斜位可见轻度骨骺分离。石老将此类患者诊为"闪环"。施行旋转推捺手法。施术时患者仰卧，术者轻牵患肢，揉按患处，继而使患侧膝关节屈曲，术者一手推捺髋关节后方，一手把住膝下，便患肢自外向上、向内旋转，反复施行十数次。手法完毕，患肢即可恢复等长，患髋疼痛即减。外敷秘方镇痛散，或配内服药，五七日可愈。

若见骨错筋挪、肌肿筋挛等单纯筋肉损伤，或伴关节脱臼者，石老临床常用治疗手法有点、捏、切、揉、搓、搽、拨、弹、打、挪、摇、抖、屈、伸、扯、捻、按、摩、推、拿等。在基本技法及应用技巧熟练掌握后，临证自当灵活用之。石老曰："此乃大略，而贵于临证之权衡，一时之巧妙，故用缓而不可用暴，使巧而不可使蛮。神而明之，在乎于心，而存乎其人矣。"

如何运用手法治伤，石老根据多年临床及授学心得，初步总结了一套简单易行、极易掌握、带有普遍规律的方法和经验。大部分筋肉损伤（软组织伤），以手法治疗时，均可分为六个步骤，而次第进行。石老称为"循经取穴，周围舒缓，按摩周部，提摇推搬，放松手法，自我摇旋"。

一曰循经取穴：临证首先根据辨证施治的原则，选与损伤有关的经络，自远端循经取穴，直至局部穴位。自远至近，自近至远，反复数次，按摩手法力求和缓深透，以疏通经络之壅滞，使血气活通，经络畅达。

二曰周围舒缓：局部挫扭损伤，必致筋肉痉挛，肿胀疼痛，病在局部，影响周围组织。治疗时，先宜在患处四周或两端行轻揉按摩手法，以舒缓挛急，消除肿痛。

三曰按摩局部：此为治伤关键，可真正使损伤局部肿胀痉挛状况得到改善，疼痛得以减轻。

四曰提摇推搬：乃治伤最重要之手法。损伤局部之骨错筋挪、筋歪、筋转、筋翻、筋挛，均可用上述手法将其拨正理顺，使之复归原位。手法得当，功效立见。

五曰放松手法：治疗基本完毕之时，可施行放松手法，力求轻软舒缓，使气血畅行，筋肉松弛。

六曰自我摇旋：术毕当即使患者自己逐渐摇动或旋转伤处关节，并嘱加强功能锻炼及练功以为善后。

病案

靳某，男，35 岁，搬运工人。于劳动中身负重物，足下不慎，而将腰部扭伤，腰痛明显，呻吟连声，转摇不能，俯仰不利，于某医院外科摄 X 线片，除外骨伤，服跌打丸、云南白药，外敷七厘散，诸症不减，疼痛加重，又经针灸治疗，仍未能愈，4 日后经人搀扶来诊。诊见其腰痛剧烈，不能挺直，活动明显受限，不能俯仰转侧，不能久立，以手携腰。查腰肌略肿，紧张板硬，压痛明显，左侧尤重，未见皮肤瘀斑。施术时，令患者俯卧，尽量使其伸展腰身，先循经取穴，以督脉及足太阳经为主，取承山、殷门、环跳、肾俞、悬钟、腰部阿是穴、风门、肩井等穴，远端腧穴多用指按，近端局部而用掌揉，远近反复，再用轻柔手法大面积揉捻推摩，渐至患处，以松解痉挛，消散肿痛。再令患者侧卧，术者以一肘抵患者肩部向前搬，一肘抵患者髋部向后推，先摇抖数次，而后突然推搬。对侧亦用同样手法重复。继以二人对抗牵引须臾，又令患者俯卧，用一臂将患者双腿托起，一臂按压腰部，先轻后重，如此反复，以达压腰后伸之目的。最后再用徐缓轻柔手法顺畅经络血气运行，舒解筋肉紧张痉挛。随即使患者下地，自己活动身腰，做蹬腿、屈体、伸腰、旋转活动。施术始毕，患者当即疼痛大减，腰部功能基本恢复。配用活血化瘀内外药物善后，并嘱回家数日内宜静养。

良好的固定是骨折治疗的关键。总结石氏家传经验，多用自制纸板夹板和纸板超关节固定托，使用方便，固定可靠。制作超关节固定托以柔韧易折叠塑形的黄板纸为佳。用黄板纸三层均匀折叠成半圆桶状，根据患者伤损部位，随体量形后，将折叠部位多余部分剪去，折叠出顺应关节的角度，修整边缘。塑完基本外形后，将纸板托之边缘每隔 1~2cm 次第剪之，裁口 1~4cm 深长，再折叠一下，使之与肢体紧密贴附。其内可衬以纱布或棉垫。使用时根据关节部位骨骼之凹凸在纸板托内衬以不同厚度的脱脂棉或软纸。

石氏伤科这种固定方法特别适用于肩、肘、腕、踝关节部位的损伤。髋、膝关节多不用此法固定。纸板托固定，挤压力均匀，弹性好，静中寓动，符合生理要求，优于石膏固定，且材料来源广泛，方法简单。

二、石氏伤科用药法度

1. 化瘀生新，擅用蛇蚁诸虫搜剔

石春荣老中医在伤科用药方面，悉心汲取少林金刀散、十三太保丸、边臣十八味等武林治伤秘方之精髓，融汇家传经验及个人心得，用药选方颇有独到之处。

石老擅用蛇蚁诸虫搜剔之品，尝谓："顽疾久损，五内俱伤者，必致瘀血久滞，沉痼难消，宜用蛇蚁诸虫为治，取其走窜之性直达病所，搜剔之性以除滞痼也。"临证喜用大蚂蚁、土鳖虫、乌梢蛇、全蝎、蝉蜕等虫类药物，配用三七、血竭、乳香、没药、桃仁、红花等品，功效颇著。如大蚂蚁，典籍鲜有记载（我在20世纪80年代整理石春荣老中医的中医伤科用药经验时，遍查中医中药典籍，鲜见关于大蚂蚁的记载，只有《本草纲目》稍有简述，而《四川中药志》的点滴记载，却将其列为清热解毒之品），石老在长期的临床实践中体会到：大蚂蚁有过顶之力而性如将军，补以强筋壮力，善搜剔而通络托瘀，虚损夹瘀者用之神效。石老曰："诸虫用于治伤，多能逐瘀剔邪于筋骨之间，以其善走效宏故也。但苏土鳖虫续筋接骨力专，乌梢蛇强筋通络为长，全蝎、蜈蚣皆能穿筋透骨，疗瘀毒深遏，蝉蜕、蝼蛄皆可托透升提，疗骨伤塌陷，且甲珠性窜，骨伤瘀滞沉痼可用，地龙善通，跌仆瘀热尿闭最宜。自当灵活审证，相机用之也。"

关于虫类药的炮制，石老体会以香油将药物在锅内用微火烘炒至干黄，或用土瓦焙干，即可研末备用，疗效亦佳。初服常规剂量，3~5日后可增量2~5倍无妨，临证自当辨证而灵活掌握。

案例1

张姓男童，左额顶被打伤，局部血肿，伤处局部塌陷约

2cm×2.5cm×0.7cm，以特效散与蝉蜕粉各半混合，每服 5g，配服 3g 大蚂蚁粉，每日 3 次，童便送服，周余后复诊，骨陷已起，余症亦愈。

按语：此例石老应用轻扬走上、达表托瘀之蝉蜕，及强筋壮力、托瘀外达之大蚂蚁，配以活血化瘀、消肿定痛之特效散，共收托瘀提陷、活血止痛之功。且童便凉血散瘀以助药力，而奏捷效。

案例 2

王某，女，32 岁，医务人员。自高处跌下，当即腰痛剧烈，不敢伸直，转侧俯仰俱不能，双下肢时呈麻木感，摄 X 线片诊为第 2、3 腰椎压缩性骨折，小便不畅，大便秘结，5 日后症状愈重，腰痛明显，烦躁口苦，腹胀纳呆，小便渐至不行，故来求治于石老。为其疏方于下：桃仁 15g，川牛膝 15g，大黄 10g（后下），芒硝 15g（分冲），地龙 20g，桂枝 5g，甘草 5g，乳没各 7.5g，甲珠 7.5g（研末冲服），土鳖虫 7.5g（研末冲服）。时值夏秋之交，嘱自备蝼蛄 3~4 枚，炒研冲服。翌日来人告之，二便已通，腰痛顿减，诸症均见好转，嘱其以童便送服特效散。

按语：腰伤之症，石老辨治之时，最重二便是否通利、下肢有无知觉等症。认为二便不利，最宜急速应用攻下通利之法，故以桃仁承气汤加用虫类利尿通闭、活络达瘀之品。

2. 益精健骨，最宜血肉有情峻补

石老治疗伤科顽疾大症（骨延迟愈合或不愈合，骨坏死及部分骨病）时，针对肝肾精血大伤，正气亏极的病机，喜用紫河车、鹿茸、海狗肾、驴肾、龟板胶、阿胶等血肉有情之品峻补。石老曰："亏损至重，精血伤极，非草木之类可调，宜以血肉有情之品峻补，方可收功。"

骨伤后期，常配以钙类健骨药物。石老认为亦以血肉有情动物钙类为优。尝谓："凡动物钙类，如立马锥、虎骨、方海、龟板等，均优于矿物药，以其血肉有情，同类相求故也。"石老体会，温补强壮以紫河车、大蚂蚁、鹿茸、立马锥等治伤疗效最佳。

石老曾诊治一例股骨头缺血性坏死的患者，年过五旬，3年前冬季外伤致左股骨胫骨折，愈后年余又觉得患侧髋膝疼痛，摄 X 线片诊为股骨头缺血性坏死。髋膝疼痛麻凉，痛重则筋肉拘挛，不敢行走站立。石老嘱内服"益肾壮骨丹"，重用紫河车、鹿茸、大蚂蚁、乌梢蛇等品，外敷韭子回阳膏，旬日后关节渐活，寒痛挛麻亦减。后长服益肾壮骨丹及其他填精养血、补肾健骨药物，以善后调治，3 个月后恢复整日工作。

常有身罹顽重骨伤骨病患者，寄希望于一线，而前来求治于石老。这些患者曾经多方治疗而弗效，石老为其尽心诊治之时，悉心研究，认为往往多兼"至重之亏损，沉痼之瘀滞"的共同病机。在用常法辨治的基础上，根据自己独特体会，主用或配用重剂血肉有情峻补之品及蛇蚁诸虫搜剔药物，尝谓："血肉有情，极具补益，贵乎同类相求，只要不动火，不滞腻，则不厌其多，蛇蚁诸虫，尤擅攻剔，长于达骨祛邪，只要不耗散，不伤正，则不厌其烦。"

3. 石氏伤科常用药物

（1）活血祛瘀药：筋骨损伤，瘀肿甚者多用之。血竭、乳香、没药、西红花、红花、川芎、申姜、赤芍、姜黄、泽兰。

（2）攻下逐瘀药：瘀伤于内，二便不利者多用之。土鳖虫、桃仁、大黄、地龙、苏木、川牛膝。

（3）骨伤止痛药：跌仆瘀肿疼痛重者多用之。三七、无名异、制马钱子、延胡索、刘寄奴、制川乌、香附。

（4）提骨托瘀药：骨伤塌陷、瘀血深在者多用之。大蚂蚁、蝉蜕、蝼蛄、升麻、柴胡、丹皮。

（5）骨伤止血药：损伤内外出血者多用之。三七、马勃、花蕊石、炒蒲黄、白及。

（6）骨伤清解药：损伤感染瘀热者多用之。金银花、连翘、黄柏、黄连、紫草、花粉。

（7）清上化瘀药：瘀伤于上，头痛神昏者多用之。麝香、红花、荆芥穗、蝉蜕、僵蚕、全蝎、蔓荆子、细辛、川芎、白芷。

（8）钙类聚骨药：接骨续筋时多用之。虎骨、立马锥、龟板、方海、自然铜、煅龙骨、公鸡爪、鹿骨、猪下颌骨、狗头骨、黄瓜子。

（9）骨胶形成药：接骨续筋，滋荣筋骨时多用之。龟板胶、鹿角胶、阿胶、黄精、天冬、石斛。

（10）滋荣筋骨药：损伤后期，骨折愈合不佳，或筋骨痿弱，兼夹寒湿者多用之。大蚂蚁、韭菜子、川断、杜仲、海狗肾、鹿茸、狗脊、肉苁蓉、五加皮、驴肾、紫河车、酒当归、熟地黄、酒白芍、枸杞、何首乌。

（11）温补强壮药：损伤后期，骨折愈合不佳，或筋骨痿弱，兼夹寒湿者多用之。大蚂蚁、韭菜子、川断、杜仲、海狗肾、鹿茸、狗脊、肉苁蓉、五加皮、驴肾。

（12）舒筋解挛药：损伤筋挛，关节拘紧者多用之。全蝎、乌梢蛇、甲珠、僵蚕、地龙、老鹳筋、穿山龙、秦艽、桂枝、透骨草、桑寄生。

（13）骨伤通窍药：损伤窍闭，脉络阻滞者多用之。麝香、冰片、细辛。

4. 石氏伤科治疗经验

（1）伤科论治，应遵循三期分治的原则：①骨折筋伤初期，即骨折新伤2~3周以内，此期间损伤处瘀血肿痛明显，治疗宜活血化瘀，消肿止痛。若过早服用钙类生骨药物，往往可使骨折伤处血肿机化，瘀血更加不易消散。②骨折筋伤中期，即骨折4~6周，此期间损伤处瘀血渐散，肿痛已减，临床治疗重在接骨续筋，佐以化瘀消肿。③损伤后期，即骨折损伤7~9周，骨折新愈，筋骨痿弱，此期间重在补气温阳，养血强筋，益肾壮骨。若见骨折愈合不佳，骨折延迟愈合或不愈合者，治疗需要更长的时间，用益肾壮骨丸疗效满意。如若是小儿骨折，三期的时间都要相应缩短。

（2）临床骨折三期分治时，三期的时间往往要根据患者的病情及患者的体质灵活确定。活血祛瘀药与攻下逐瘀药多可互参，骨胶形成药与滋荣筋骨药多能互补，通窍药每可增强祛瘀药之功，温补药又能增益滋荣药之力。或内服，或外用，自可斟酌。且常一药多能，应兼顾之。临证根据病情，灵活用之，自能药中肯綮，而效如桴鼓。

三、石氏伤科家传秘方

1. 特效散

组成：乳香、没药、血竭、大黄、三七、红花、土鳖虫、自然铜、当归、虎骨（用代用品）、骨碎补、金银花、麝香、冰片、牛黄、川断、木瓜、老鹳筋、穿山龙。

2. 活血散

组成：乳香、没药、当归、川芎、土鳖虫、苏木、元胡、香附、红花、连翘、川断、骨碎补、姜黄、生地黄、川牛膝。

3. 镇痛散

组成：乳香、没药、土鳖虫、金银花、红花、连翘、五加皮、自然铜、如意金黄散。

4. 正骨敷药

组成：血竭、乳香、没药、红花、大黄、土鳖虫、苏木、丹皮、川芎、紫草、黄柏、甘草、金银花、连翘、五加皮、自然铜、制川乌、泽兰。

5. 接骨立效散

组成：乳香、没药、当归、自然铜、川断、红花、土鳖虫、鹿角胶、丹参、方海、白及、骨碎补、金银花、大黄、老鹳筋、穿山龙、怀牛膝、琥珀、冰片、制马钱子、无名异、公鸡爪、炒黄瓜子。

6. 接骨丹

组成：立马锥、自然铜、炒黄瓜子、方海、鹿角胶、酒当归、血竭、土鳖虫、红花、川断、石斛、虎骨、炙麻黄。

7. 紫金散

组成：自然铜、三七、土鳖虫、虎骨（用代用品）、红花、五加皮、古铜钱。

8. 益肾壮骨丹

组成：大蚂蚁、紫河车、酒当归、酒白芍、五加皮、怀牛膝、熟地黄、老鹳筋、川断、杜仲、川芎、红花、阿胶、枸杞、鹿茸、细辛。

9. 骨伤滋补酒

组成：熟地黄、枸杞、三七、红花、川断、白芍、川芎、制首乌、当归、骨碎补、虎骨（用代用品）、怀牛膝、天冬、龟板、陈皮、白酒。

10. 韭子回阳膏

组成：韭菜子、川芎、麝香、蜂蜜。

四、石氏中医伤科论药

石春荣老中医常说："药有医病之能，医乃司人之命。而用药如用兵，自有万般奥妙。故《内经》曰：五味之变，不可胜穷。知其甘苦寒温之节，而成后先胜复之用，庶得参互旁通，彼此兼济，善知药性，剂量无差，始为医之智而成药之能也。"石老在七十多年的临床实践中积累了丰富的用药经验，仅择其要者介绍如下。

1. 童便

童便乃咸寒之品，一名还元汤，自溺自饮者名曰轮回汤。咸寒能引肺火下行，降火滋阴最速，凉血散瘀尤捷。善治肺伤失音，跌仆伤损，血晕吐衄，杖疮肿毒。过去人犯杖毕，家人速讨童便，急和酒服，可收散瘀止痛之效，又免瘀血攻心之患。凡产后血晕，败血入肺，阴虚火热如燎者，惟此可以治之。《本草纲目》曰："凡一切伤损，不问壮弱及有无瘀血，俱宜服此。"本品求之极便，且无偏弊，不动脏腑，不伤气血，百无一失。取十二岁以前无病童男者，无相火，去头尾，取中间一段清澈如水者。热饮则真气尚存，其行自速。惟今人已少见用，实可惜哉！

2. 大蚂蚁

大蚂蚁，古来医籍从无详载。味咸略酸，可入少阴、厥阴之经而峻补。黑赤黄白皆可应用，以产于山中黑大者最为上品，取其黑咸入肾，硕大效强。

大蚂蚁性如将军，常见其持重于本身数倍之物过顶而经久不衰，故云此物有过顶之力。本品大能益精健骨，强筋壮力，兴阳道，疗虚损，托瘀外达，通络逐风。用于骨折久不愈合，骨伤塌陷难复，诸般虚损夹瘀，筋痿骨痹风毒，均有奇效。李时珍曰："蚁能举起等身铁，吾人食之能益气力，泽颜色。"石老用大蚂蚁每以水烫，晒干，炒黄，拌等量白砂糖，共研细末备用。酒浸晒干后，再如上制用，兴阳逐瘀之力尤捷。

蚁卵名蚳，功似蚂蚁而补益之力更胜。古人多食之，名蚳醢。云："味似肉酱，非尊贵不可得也。"今南人亦有食之者。

3. 麝香

麝香独产雄麝之体，为纯阳之品，极善行窜，乃诸香魁首。麝香辛香走窜，无处不到，可开窍透肉，深入骨髓，并能活血通络，行滞散瘀。治骨伤顽痹可引药直入伤处以攻散搜剔之。浅尝即用显，剂微而效著，尤具宣窍醒脑之能，为治脑伤瘀滞，神明迷蒙必不可少之品，他药实不可代，故通窍活血汤冠之以君。前贤云："麝香走窜，能通诸窍之不利，开经络之壅遏，若诸风、诸气、诸血、诸痛、惊痫、癥瘕诸病，经络壅闭，孔窍不利者，安得不用为引导以开之、通之耶。"惟其香燥之性太烈，恐耗损真元，阳盛之体、久虚之人均有投鼠忌器之虞。

4. 三七

三七又名山漆，因其能合金疮，如漆黏物也。《本草纲目》曰："乃阳明厥阴血分之药，故可治一切血病。"实为活血化瘀，消肿定痛，敛疮止血，理血治伤圣品，南人多谓其补而喜食之。三七配补药则补，单用则攻，化瘀且止血。故伤损于内，血溢络瘀者用之神效。古有代杖秘方，即为本品，名金不换，言其至贵至重也。受杖之时，先服本品数钱，则血不冲心，可不为病，杖后尤宜服之。武林中亦多备此品以应急。

5. 马钱子

马钱子又名番木鳖，乃苦寒大毒之药，最具消肿止痛、活络散结之能。临床用治跌打损伤，筋挛骨痛，风湿顽痹，瘫痪麻木等证，均有卓效。治各种顽疡恶疮亦多有效验。本品通经透络，解挛止痛，远胜它药，为骨伤镇痛最佳之品。因其"能搜筋骨入骱之风湿，祛皮里膜外凝结之痰毒"（《外科全生集》），为治筋骨顽痹、跌仆恶疮必不可少之良药也。

本品功高价廉，惟其毒性剧烈，而人多不敢轻易用之。常用制法有四，童便制、白水煮、麻油炸、粗砂炒，以除其毒而存其能。临证所见以砂炒制者为多，以童便制者为上。用童便浸马钱子于小坛中，夏五七日，冬二旬余，取出洗净后去皮，其核仁再用新鲜童便浸一二日，洗净晾干，研末备用。服用量每日可达二分，然应自小量服起，三五日后再增至常量。

6. 紫河车

紫河车又名胞衣、胎衣，即人胞也。医者病家俱讳之，故别立诸名。本品乃禀父精母血结孕之余所生者，纳先天乾坤之气，成后天混沌之形。性味甘咸而温，主治诸虚百损。《本草经疏》曰："乃阴阳两补之药，有返本还原之功。"故能入五脏而大补血气精津之亏，治男女一切虚损劳极，顽疾久损，五劳七伤。盖亏损至重，非草木可调，惟取紫河车血肉有情峻补之妙，以血肉之属，为血肉之补，以同气相求也。

常有人谓此品大热，动阳助火，此说大谬。《折肱漫录》云："有人谓河车性热有火，此说最误人，河车乃是补血补阴之物，何尝性热，但以其力重，故似助火耳，配药缓服之，何能助火。"每取新鲜者，淡盐水浸泡，挑破血络，抽去紫筋，米泔洗净，土瓦焙干，研末可用。或以童便、黄酒蒸熟，捣晒研末，更能阴阳相济，奥妙无穷。亦可煎汤捣饼服食，丸、散、膏、丹俱可入。

7. 蝉蜕

蝉蜕甘寒微咸，王好古云："蝉性蜕而退翳，蛇性窜而祛风。"均言其长也。取其蜕义，最能轻扬透发，清虚达表，自里至外，通顺畅达。虽主走太阴之表，亦能入厥阴之里。治伤之时，每取轻扬走上、达表托瘀之能，用治头部外伤，清窍受损，神明失用，或骨伤塌陷，不能复原，瘀血难散者。临证多入复方，伍逐瘀之品以助药力。又能疏风退翳，镇痉定惊。多用清水洗净，晒干，研末，内服外敷均可，用量随证。

8. 麻黄

麻黄味辛气温性散，发表散邪，轻扬上达，亦为治伤妙品。既能透出皮肤毛窍之外，又能深入凝痰积血之中。《日华子本草》谓其"调血脉"。于活血化瘀方药之中加入此品，每能助其行血活络、消肿散瘀之功。且麻黄辛温，表散风寒之力尤佳，冬令伤损，每寒凝相杂，辅以麻黄尤为相宜。夏令跌仆，瘀血郁热者，自当易以同形同性之木贼，以二者效同而气异也。

9. 土鳖虫

土鳖虫又名䗪虫、地鳖虫，乃土气所生。有小毒而力峻，味咸入血而专司血证之实，为治伤常用之品，接骨神妙之药。善能破血逐瘀，使瘀结得散，特具搜剔之性，主宿患根除。临证多用于骨断筋折之重症，死血难消，瘀滞不去者。《本草纲目》曰："用土鳖，焙存性，为末，每服三五钱，接骨神效。生者擂汁酒服。""须先整定骨，乃服药，否则接挫也。又可代杖。"

活血通络之虫类药物中惟本品最具接骨续筋之专能，实为理伤续断之首选药物也。

10. 水蛭

水蛭咸平，有小毒，其色黑味咸，入下焦，天性食血，故走血而攻瘀。本品善能破血逐瘀，消积散癥，且有下趋之性，故中、下二焦瘀血用之尤宜。临证用治跌打损伤，瘀血肿痛，癥瘕积聚，冲任血瘀等，极有效验。其本为水之所生，乃水精所凝，物随水性，虽为食血之虫，但其药力徐缓持久，而绝无酷烈耗散之性。《医学衷中参西录》曰："凡破血之药，多伤气分，惟水蛭味咸，专入血分，于气分丝毫无损，且服后腹不觉痛，并不觉开破，而瘀血渐消于无形，真良药也。"

临床内服外敷均有良效。入药以水中小者佳。张锡纯云："纯系水之精华生成，故最宜生用，甚忌火炙。"此说甚当。

11. 臭虫

臭虫，本草不见记载，色赤味咸而入心走血，生性嗜血无度而人多恶之。入药专主攻散陈瘀死血，活通久滞脉络。石维玉公言其："可攻剔真气难达之沉痼死血，用于心、肺、胸胁打仆外伤尤宜。"惟此物色赤属火，攻散力峻，不为瘀重实证，自当慎投。入药多先用新鲜童便浸一日夜后晾干，用麻油少许，微火炒后，研末备用。

本品现已在临床弃用，今载之以供诸位同道闲谈之时品读。

12. 血竭

血竭色赤如于血，一名麒麟竭，其味甘咸，性平无毒，主入肝及心包两经。李时珍曰："麒麟竭，木之脂液，如人之膏血，其味甘咸而走血，盖手足厥阴药也，肝与心包皆主血故尔。"本品专主入血而治一切血病，止血神效，又能活血瘀，消肿止痛，为治跌仆折损最常用之品，散瘀止痛极效。本品虽与乳没均为治伤最常用之品，功效相近，但乳没活血散瘀之中兼可行气导滞，血竭专主入血化瘀。

本品味甘色赤，石老体会尚可入血补血而生肌敛疮。临床常用本品与粉丹皮各研极细末，等量对合，名无双生肌散，敷一切恶疮疥癣、肌腐脓溃而久不敛合者。

13. 红花

红花又名南红花、草红花，性味辛温，入心肝二经血分，为活血养血之品。诸本草每言其"多则通瘀，少则养血"。本品攻中寓补，宜参合配伍以用其长。大剂补血之剂，伍用本品，每使生机活泼，补而不滞。因其本为花穗之品，自有轻扬之性，走上达表，无处不到，故行血攻瘀之剂每取本品活泛之性以增其用。头面被伤，血瘀于上之证，尤当选用。故《本草汇言》曰："红花，破血、行血、和血、调血之药也。跌仆伤损而气血瘀积……气血不和之证，非红花不能调。"

又有西红花，或名番红花、藏红花，其性甘寒，祛瘀力少而养血功多，兼能解毒凉血，惟其价昂且不易得也。

14. 桃仁

桃仁，苦甘而平，主入心、肝、大肠经，功能苦润降泄，破血逐瘀，临证每用于跌仆伤损，重伤腰肾，二便不利者，多能攻下逐瘀，导滞通便，用之每获良效。因桃仁为子实而体润多脂，气薄味厚，苦泄沉降，故可通润大便而直走大肠。仲景即君本品而为"桃核承气汤"，临证用以破血下瘀，效验非常。并在攻逐蓄血之猛剂抵当汤、下瘀血汤中屡用本品，即取其破血下瘀之能。

本品与红花均能活血化瘀而互为相须，临床多呈对药应用，相得益彰。

15. 乳香、没药

乳香辛苦而温，其气香窜，性擅走血而入心、肝、脾三经。功能活血化瘀调气，止痛消肿生肌。凡一切跌仆折损，黑红两伤，心腹血瘀，攻冲刺痛，皆能治之。且专攻血气之实，又不碍元气之亏，本草尚言其有补益之力，能"下气益精，补腰膝，治肾气"。可去腐敛疮，生肌长肉。

没药苦平，功似乳香，临床每成对药，相兼而用，而为相须。《本草纲目》曰："乳香活血，没药散血，皆能止痛消肿生肌，故二药每每相兼而用。"二者均为临床治伤必不可少之圣药也。然细详其用，又略有不同。乳香辛温香窜，兼入气分而走阳，活血之中又善调气，且可伸筋活络，而止痛效强；没药性味苦平，偏入血分而走阴，活血之中长于攻瘀，且能散血消肿，而破泄力大。

入药米醋制能增强入肝止痛之效，童便、黄酒制可增益活血散瘀之能。一说"乳香、没药，最宜生用，若炒用之则其流通之力顿减。"（《医学衷中参西录》）临证论治用药之时可资参考。

类风湿关节炎论治杂谈

中医对于类风湿关节炎有着丰富的相关记载和临床治疗经验，类风湿关节炎在中医学中属于"痹证"范畴，根据其临床表现，与中医古籍所记载的"历节病""白虎历节""骨痹""顽痹""鹤膝风"等相似。其命名一直没有统一，现代老中医焦树德教授首先提出"尪痹"之病名，已纳入了中华人民共和国中医药行业标准之中医病证诊断疗效标准中。"尪"者意指足跛不能行、胫屈不能伸、身体羸弱的废疾；"痹"者闭也，乃闭塞不通之意。《金匮要略·中风历节病脉证并治》云"诸肢节疼痛，肢体尪羸"，其中的尪羸就是指关节、肢体变形，关节不能活动而渐成废人而言。《素问·痹论》云："痹在于骨则重，在于脉则血凝不流，在于筋则屈伸不利，在于肉则不仁，在于皮则寒……凡痹之类，逢寒则急，逢热则纵。"所谓名正则言顺，类风湿关节炎中医诊断为"尪痹"更能够形象地反映出其病证特点。

一、类风湿关节炎病因病机

类风湿关节炎是一种临床痼疾，一般多根据《素问·痹论》"风寒湿三气杂至，合而为痹"认为风寒湿邪侵袭为本病的病因，而我认为一般风寒湿之邪侵袭是不会形成尪痹的，只有正气亏虚，风寒湿三邪久滞，深入筋隧、骨骱而成毒，缠绵难愈，才会形成本病。久病又耗损正气而致虚。脾藏营而主肉，脾气虚馁，无能生肌长肉，肉失所养而致肌痿无力；肝藏血而主筋，肝血不足，不能濡润滋养宗筋，筋脉失养而致拘挛；肾藏精而主骨，肾精亏损，无以充髓养骨，骨失所养而致疏松变形。所以邪气外侵只是发病的诱因，而肝肾精血不足，气血阴阳交损，当为类风湿关节炎发病之本，所谓："正气存内，邪不可干；邪之所凑，其气必虚。"

二、类风湿关节炎治法

1. 正治以养正为主

尪痹的正治之法当以补气血、养肝肾、强养筋骨肌肉为主。正如《景岳全书·历节风痛》所云："若筋脉拘挛，伸缩不利者，此血虚、血燥证也，非养血养气不可。"所以我临证强调养气即是养脾，养脾即是养肌肉；养血即是养肝，养肝即是养筋络；养精即是养肾，养肾即是养骨骼。筋强、骨壮、肉丰则顽疾自愈。

我最反对单纯蛮用祛风、散寒、除湿之类药物治疗本病，这类药物每有耗气、伤血、损精之弊。因为此类药必具辛燥之性，不辛不足以散风寒，不燥不足以除湿浊，而辛散又能耗气，辛燥又必损精伤血，久用必致气血精津亏虚，筋骨肌肉失养而致顽疾恶化。《景岳全书·风痹》云："是以治痹之法，最宜峻补真阴，使血气流行，则寒邪遂去。若过用风湿痰滞等药，而再伤阴气，必反增其病矣。"

2. 恰当运用虫类药

我认为虽然尪痹治疗当以养正为主，但祛邪之法亦是治疗本病的重要环节。只是本病病邪深在，需入络剔毒，非寻常草本之品所能奏效，惟虫类之大力者始能建功。一者，自古便有虫类搜风之说，虫类药善于入络搜风剔毒，逐邪外出；二者，中医学认为虫类药多有小毒，而又专善以毒攻毒；三者，虫类药乃属血肉有情之品，有一定补益之性；四者，大多搜风剔络之虫类药皆有免疫调节作用，用中西两法诠释皆有满意疗效及科学解释。然而应用本类通络化瘀、搜风剔毒药物终属消法的范畴，临证只能作为必不可少的治标攻邪之品，在不同的病程阶段适当选用，还需时刻以顾护正气为念。临床我常在整体辨证基础上选用乌梢蛇、蜂房、蜈蚣、僵蚕、甲珠、土鳖虫等虫类药以求搜剔骨骺、通络追拔之功。

3. 妙用独活寄生汤

"独活寄生汤"来源于唐代《备急千金要方》，是治疗类风湿关节炎的千古名方，其功效为：①祛风湿，通经络，止痹痛；②益肝肾，补气血，强筋骨。主治痹证日久，肝肾两亏，气血不足。症见腰膝冷痛，肢节屈伸不利，酸软气弱，或麻木不仁，畏寒喜温，舌淡苔白，脉细弱诸症。许多医生临证喜以独活寄生汤化裁治疗风湿类疾病，但是，因为对风湿类疾病病因病机的理解有误或不全面，过多地夸大"风寒湿三气杂至，合而为痹"的重要性，甚至将其看成辨治风湿类疾病的惟一病因病机，临床往往因为长期过度使用祛风除湿、通经活络等攻散类药物，戕伤正气，耗竭精血，败伤胃气，每使顽疾难愈而反生它疾。所以，更应强调中医辨证论治的重要性，强调绝对不能墨守成规，对号入座，什么病就用什么方。方剂只是给我们提供一个选方用药的思路，必须在精究方义的基础上，根据病情的表里寒热虚实灵活化裁，以使方药与病证相符，才能取得预期的疗效。

独活寄生汤为例，顾名思义，这首方名本身就蕴含着方剂本身的精义。方中君药为独活与寄生，其中独活代表着具有祛风湿、通经络、止痹痛功效的一组药物，以攻散为主；寄生代表着具有补肝肾、养气血、强筋骨功效的一组药物，以扶正为主。在临床上我治疗风湿类疾病常根据邪正虚实不同，活用独活寄生汤，攻补之间或三七开或二八开或五五开，运用之妙存乎一心，屡建奇功。

三、类风湿关节炎治疗要点

1. 中药为主，辨证治疗

类风湿关节炎为一难治性全身性疾病，病情反复发作，临床表现形式复杂，因人而异。真正的中医是以方证治病，而不是单纯以药治病，所以妄想研究出某味药能治类风湿关节炎根本不可能。精确的辨证乃是保证治疗效果的关键，中医理论其精髓一是整体观念，一是辨证论治，中医药治疗类风湿关节炎的核心仍然是牢牢把握辨证的精确，把握好这一关键，临证施方用药方能有的放矢，确保中医疗效显著。目前研究运用较多的一些验方、单方或其他制剂，如风湿片、雷公藤多苷、白芍总苷等，局限性太大，根本不能体现出传统中医的精髓。

2. 戒除陋习，保养元气

类风湿关节炎属确难治性顽疾，其致病原因一定与不良的生活方式息息相关，患者必须戒除过度耗损元气的不良习惯，才可能取得较好疗效。就是说必须患者惜命，坚心定志，远房帏，息妄想，戒恼怒，节饮食，以自培其根，此为内外交治，方可获全功。古人云"三分治，七分养"，这句话绝非妄言，而是实实在在的真理。医生的处方用药用的千好百好只能起三到五成的作用，剩下的就要看患者是否有痛改前非的决心和毅力了。

3. 医患配合，守方守法

由于本病病情复杂，病程漫长，易于反复，治疗难度大，见效慢，医者对此应有足够的认识，治疗不可操之过急，尤忌轻率地更方易法，只有详查细审，精确辨证，守法守方，坚持长期治疗，方可获得满意疗效。对类风湿关节炎的治疗非短期内可解决问题，即使明医良药仍需假以时日，不能囿于"中病即止"的一般原则，错失良机。医患均应树立信心，坚持守方治疗至少半年，甚至终生服药。即使缓解期也应坚持以中医药治疗为主，并配合生活、情志调理以及适当锻炼等。部分患者有病乱投医，相信游医野药、家传秘方，必然会延误病情，贻害终生，后悔莫及。

4. 注意调护，加强锻炼

由于本病经久难愈，疼痛、致残而使患者丧失治疗信心，精神抑郁、萎靡，应动员家属及社会各界关心、体贴、帮助患者，做好患者的思想工作，使其认识本病的危害性，了解有关常识，与医生密切配合。首先要注意精神护理，树立战胜疾病的信心，坚持合理、有效的治疗。其次，注意防范风寒潮湿。因痹证的成因与风、寒、湿密不可分，居住高寒潮湿之地之人，更易感风寒湿邪。同时根据患者年龄、病情及体质等特点，循序渐进地加强锻炼，增强体质，以利尽早康复。但是有一条，就是元气大伤的患者是不能强迫进行体育锻炼的。

5. 顽痹久病，妙用虫药

类风湿关节炎患者疼痛难忍怎么办？可以暂时应用虫类药物以通络止痛。古今医家治疗痹证临床经常使用虫类药，治疗顽痹更是如此。痹证日久，邪气久羁，深筋入骨，气血凝滞不行，变生痰湿瘀浊，经络闭塞不通，非草木之品所能宣达，必借虫蚁之类搜剔窜透，方能浊去凝开，气通血和，经行络畅，深伏之病邪除，衰退之正气复。然而虫类药毕竟属于攻散之品，有耗散正气之虞，只可以暂时应用以治标，不可以过量、过久应用，必须时时以固护正气为念。

6. 早期正确的诊断是治疗的重要前提

医师临床治病，正确的诊断是前提。对于类风湿关节炎来讲，虽属中医痹病范畴，但又有别于一般的痹证，乃风寒湿之邪内舍肝肾，深筋着骨所致之尪痹，所以施治的方药、治疗的疗程、用药方法等都有一些特殊的要求。临床实践证明，早期正确诊断，及早进行正确的治疗和多方调护，其治疗效果、预后和转归都是比较理想的。

7. 不要单纯服用祛风除湿类中药

常用的祛风、散寒、除湿药物，都偏于走表，用来治疗里证会造成耗气、伤血、损精的弊端。而类风湿关节炎多为积年之患，正气屡伤，而祛风湿药物多为攻散消伐、伤阳耗津之品，更易伤胃（胃喜润而恶燥）。所以治疗风湿类疾患如何避免药物的副作用也是非常重要的！更何况，慢性风湿类疾患，风湿寒热之邪不显，而肝肾脾（筋骨肉）的损伤为主要矛盾，求本扶正之法当为不二法则。

四、病案举例

赵某，男，52岁。

患类风湿关节炎5年，手足关节初则窜痛，久则定痛，漫肿变形，疼痛夜甚，腰脊疼痛不能俯仰，肢节强直难以屈伸，历服祛风湿、通经络、止痹痛之方药罔效，久用肾上腺皮质激素类药，亦渐转失灵，并见倦怠乏力，畏寒肢冷，大便干燥，舌质红，苔薄黄，脉弦细。

诊断：尪痹。

辨证：气血两亏，肝肾不足，脉络痹阻。

治法：益气养血，填精益髓，通痹止痛。

方药：当归15g，生白芍15g，生地黄15g，生白术15g，杜仲15g，桑寄生30g，知母15g，肉苁蓉5g，续断15g，乌梢蛇 15g，灵芝 30g，露蜂房 5g，僵蚕 15g，鸡血藤 30g，炙甘草 15g。

每日 1 剂，常规水煎服，并嘱逐渐减少激素用量。

1 个月后，患者自觉痹痛减轻，大便通畅，关节红肿，畏寒肢冷，舌红少津，脉弦细。前方去知母、肉苁蓉，加淫羊藿 10g，炙黄芪 20g。

2 个月后，体力大增，痹痛基本缓解，关节轻度肿胀，舌红，苔薄白，脉细涩。前方加水蛭粉 2g（冲服）加强通脉之力。

按语：本病是一个本虚标实之证，风寒湿邪侵袭为本病发生和发展的诱因，风寒湿三邪久滞而成毒，深入筋隧、骨骼，而致本病缠绵难愈，因此祛邪之法亦是治疗本病的重要一环。本病病邪深在，需入络剔毒，非寻常草木之品所能奏效，惟虫类之大力者始能建功。虫类药善于入络搜风剔毒，逐邪外出；再者，取虫类药血肉有情补益之性，祛邪而又不甚伤正，标本兼顾。

本例患者在前期治疗过程中使用了激素缓解症状，但却不能改善病程。激素类药可以归属为补肾壮阳药的范畴，此类药久用有助火升阳、耗劫阴津之弊，故在补阳的同时我们又应注意到阳损及阴的一面，适当参以滋阴之品，刻刻以顾护阴精为念，这样才能充分体现中医辨证论治、燮理阴阳之妙。如是治疗既可防止激素反跳和不良反应，又能更好地治疗类风湿关节炎本身，促进顽疾早日痊愈。本例尪痹患者之所以取效就，乃因辨证准确，抓住了因虚致痛、因虚致瘀、因虚致痹的病理本质，以补益气血、温养脾肾为主，祛风湿、止痹痛为辅且贯穿治疗始终。

带状疱疹后遗神经痛的辨证论治

带状疱疹是由水痘-带状疱疹病毒引起的一种常见皮肤病，俗称"蛇串疮""缠腰火丹"。本病老年患者在皮损消退后大多数遗留有顽固性的神经痛，隋·巢元方《诸病源候论》将带状疱疹的疼痛形容为"惨痛"，可见其疼痛程度之剧烈。带状疱疹初期乃由热毒夹湿侵于肌腠，阻滞经络，导致局部疼痛、出疱疹、渗出等病变，随着病程的进展，局部渗出减少而结痂，却留下了无尽无休的顽固性疼痛。以中医常理分析，患者局部刺痛、灼痛、掣痛，痛如针刺、如刀割、如火灼，绵绵不休，入夜尤甚，为血瘀的典型症状，当用活血化瘀之法以止痛，但遍服化瘀通络止痛之药无效，而大量益气生津养血之品却取显效，其理安在？详论之，这种疼痛的病机固然是血瘀，但是导致血瘀的原因是多方面的，有出血致瘀、血寒致瘀、血热致瘀、气滞致瘀，此四者属实，又有气虚致瘀、血虚致瘀、阴虚致瘀、阳虚致瘀，此四者属虚。引起血瘀的原因有虚实两端，由血瘀导致的疼痛也存在虚痛和实痛两方面。虚痛当补，实痛宜消，治疗大法截然不同。"痛证有虚实，治法有补泻，不可不详"（《景岳全书》），正说明了这一点。泥一法而应万变，本为医家大忌，就是说绝不能一见疼痛，便想到不通则痛，一味活血化瘀、通络止痛，往往药证不符，屡犯"虚虚"之戒而贻误病机。

病带状疱疹后遗神经痛者往往是老年患者，精气津血原本不足，复加热毒灼伤津血，在治疗过程中又历用活血化瘀、开破攻伐之剂戕伤气血，数者相合，必致津血耗亏，本元大伤，气阴虚竭，络脉失于充养、润养而致局部经脉挛急而痛，终成不荣则痛顽疾。但若治疗之时，再泥化瘀通络一法而止痛，则无异于竭泽而渔，而致愈散愈虚、愈通愈痛之弊端。临床常见患者因惨痛日久不愈，寝食难安，也有难耐病痛折磨而生自杀念头者。治疗本病之疼痛，必宗于"辨证论治、治病求本"之旨，根据"虚则补之"的治疗原则，以补养滋荣为法，方能一举成功。正如《内经》所言："必伏其所主，而先其所因。"滋阴养血润燥之法是治疗津枯血燥而致血瘀证的关键。滋阴养血药可滋荣濡养脉道，有养血生津、充脉活络之效。源足流畅，切中病机，顽痛自消。

关于疼痛，临证当审因论治。血瘀络阻者，当活通以止痛；寒凝脉闭者，当温运以止痛；气虚失濡者，当温养以止痛；久病络滞者，当搜剔以止痛；血亏失润者，当滋荣以止痛。不可拘泥于不通则痛，临证还需考虑络虚失养亦可致痛，所谓"顽痛未必尽活通，久病络虚当养荣"。"补法"和"通法"一样，都是治疗疼痛的基本方法之一。只有审因论治，根据疼痛性质的不同，灵活应用"补法"和"通法"，才能真正体现中医辨证论治的精髓。

本病发展到这个病程阶段，气血津液严重耗损，证属虚痛，大法宜养，已经无可置疑。然而本病在发病的初期毕竟还存在着实邪阻滞血瘀络滞的一方面，而见不通则痛之实痛。但往往只是随着病程的进展，津血的耗伤，不荣则痛的虚痛成为主要矛盾，而气滞血瘀之实痛已经下降为次要矛盾。古人云："气以通为补，血以和为补。"治疗本病亦应当以养为主、以通为辅。单纯滋阴，易生壅遏之弊，而致愈补愈滞；单纯化瘀，势必又伤津血，而致愈消愈燥。从中医病机学角度审视，不荣则痛和不通则通一样，也是疼痛的基本病机之一，只是医生常偏执于不通则痛、痛则不通，而不荣则痛，即虚痛这一病机常常被忽视。虚痛虽然同样为痛，但病因却是不充、不养、不荣、不润所致。在治疗学上，清代医家程钟龄说："若属虚痛，必须补之。"同时期的陈士铎治疗虚痛也主张："必须用补，不补虚而痛不能止。"虚痛当以补虚养荣为正治之法。这种治痛的思维方式，看似有异于常法的辨治思维，其实是一种辨证求本的常规思维。正如清·王九峰所说："治病必求其本，滋苗必灌其根。若不培养真元，徒以痛无补法，即系呆理，安望成功。"一理通，百理通，各种疼痛都可以遵循这种原理，病虽不同，理则一也。

中医无神经痛之说，而全包括在肝脉筋络体系之中，"肝血不足，则为头痛，为胸胁痛，为少腹痛，为疝痛诸症，凡此皆肝血不足也。"（《质疑录》）中医理论认为肝藏血，在体合筋，养血即是养肝，肝血充足，筋络得血所养，则能舒展自如；肝血不足，不能充养、润养筋络，筋络拘挛、紧急、涩滞，则见绵绵作痛、火灼作痛、针刺作痛、拘急而痛。临床论治之时，每于大队滋阴养血缓急止痛药中，佐少量效专力宏之活血化瘀药入络剔毒，化瘀定痛，则顽痛可愈。

顽固性皮肤病从毒论治经验

顽固性皮肤病是指临床皮损严重，缠绵不愈，反复发作，极难调治的一类皮肤病，包括银屑病、慢性湿疹、结节性痒疹、神经性皮炎、天疱疮等。

一、从毒立论，顽疾皆由毒作祟

"毒"的概念非常广泛，而"毒"作为一种特殊的致病因素则格外受到古今医家的重视。就皮肤病而言，大多数是由六淫等外邪侵袭，留恋肌表所致。因此治疗一般性皮肤病多采用疏风解表等方法使病邪从表散而解。但是对一些顽固性皮肤病，这种表散的方法往往很难奏效。

我认为，这些顽固性皮肤病是由于诸邪反复侵袭、蕴结、久滞内变而成"毒"，如《素问·五常政大论》王冰注云："夫毒者，皆五行标盛暴烈之气所为也。"顽毒深遏肌肤腠理之间，伤人肌表，为害酷烈，致病缠绵，难化难除。这类顽固性皮肤病虽然各自有不同的病机特点，临床表现也各不相同，但是它们却有一个共同的病理本质，就是"邪毒内蕴"。因此治疗此等顽疾，表散之法无异于隔靴搔痒，应当着重从"毒"立论，以解毒、搜毒、剔之法治之，方可切中病机，蠲除顽疾。

二、以虫为君，攻毒剔毒可收功

既然"毒"是导致顽固性皮肤疾病的根本原因，那么治疗上就要针对毒邪而选方用药。我认为治疗此等顽疾，草木之品虽然确有一定的疗效，但总觉不尽如人意。根据本病顽毒深遏肌腠，为害酷烈，难散难除的病机特点，重点选用虫类药物为君，以虫类药毒性之偏以毒攻毒，取虫类药善行之性入络剔毒，即所谓"辄仗蠕动之物以松透病根"（《临证指南医案》），方能切中病机，直捣病所，逐邪于外，以建全功。其临床常用的虫类药主要有乌梢蛇、白花蛇、蛇蜕、蝉蜕、全蝎、蜈蚣、僵蚕、蜂房、地龙、穿山甲等。

应用虫类药物须注意以下几点：①某些药力比较峻猛的虫类药如水蛭、蜈蚣、白花蛇等，必须从小量服起，逐渐递增至正常用量，甚则大剂量。②虫类药既可以入汤剂，又可以入丸散剂，但使用之时以入散剂装胶囊吞服为佳。一则虫类药味多腥秽，入汤剂往往难以入口，且容易败伤胃气；二则虫类药入汤剂较之散剂药力三不及一，既浪费药源，又大损药效。③虫类药虽然也属血肉有情之品，但大多数以祛风攻毒见长，所谓风药多燥，每有耗伤津血之虞，临证还须在辨证论治的基础上适当选用。

三、病案举例

案例 1. 全蝎治疗泛发性神经性皮炎案

赵某，男，56 岁，干部。

患者于十余年前，因工作紧张、劳累、思虑过度，经常少寐多梦，逐渐出现四肢皮肤瘙痒，抓之起暗红色丘疹，初起于四肢肘膝关节伸侧，逐渐发展至全身，瘙痒剧烈，难以忍受，夜间难以入寐，经常搔抓至出血方可罢手，痛苦万状，病情逐年加重。经多方治疗，口服扑尔敏、酮替芬等抗过敏、止痒药物，维生素 B_1 及 B_{12}、谷维素等营养神经药物，外涂各种激素类药膏，效果不理想。病情反复发作，苦不堪言，性情急躁易怒，便秘。来诊时查体：躯干部（以腰背部尤甚）、骶尾部、四肢伸侧、双手足背部密集或散在粟粒至高粱粒大小暗红色、褐红色扁平丘疹，腰背部、四肢伸侧融合成大片状，皮沟加深，皮脊增高，皮肤肥厚、粗糙，其上有白色鳞屑、血痂、抓痕。舌质黯红，苔薄黄，脉弦滑。血常规检查无异常所见。

西医诊断：泛发性神经性皮炎。

中医诊断：牛皮癣。

辨证：肝气不疏，气滞血瘀，生风生燥，肌肤失养。

治法：疏肝理气，通络化瘀，祛风止痒。

方药：全蝎 5g（先以清水浸泡去掉盐分晾干，在炒勺内放少许香油，焙干全蝎研面，以煎好的中药汤汁送服之），当归 15g，白芍 20g，柴胡 10g，茯苓 15g，白术 15g，僵蚕 10g，蛇蜕 5g，威灵仙 15g，丹皮 15g，白蒺藜 15g，常规水煎服，10 剂。

二诊，周身皮肤瘙痒明显减轻，抓痕、血痂消退，部分丘疹缩小，二便调，但夜寐欠安，皮肤干燥。前方加玄参 20g，夜交藤 20g。

治疗 3 个月，周身皮疹、皮屑消退，瘙痒症状消退，睡眠改善，临床治愈。

按语：神经性皮炎中医称之为牛皮癣、摄领疮，以皮肤苔藓样变及阵发性剧烈瘙痒为特点。患者常伴有头晕、失眠、情绪易于激动等神经官能症或更年期症状。中医认为本病多由外邪阻肤、情志内伤、营血不足所致。如《诸病源候论·摄领疮候》云："摄领疮，如癣之类，生于颈上痒痛，衣领拂着即剧。"《外科正宗·顽癣》曰："牛皮癣如牛项之皮，顽硬且坚，抓之如朽木。"该病由于工作紧张，思虑过度，情志不畅，致肝郁气滞，五志化火生热，火热伏于营血，灼伤阴液，日久耗血伤阴，致营血不足，经脉失疏，肌肤失养而发为本病。全蝎味辛，性平，入肝经，善于搜剔祛风，开瘀通络，解毒散结。久病入络成瘀，邪瘀胶结，最难祛除，非走窜搜剔虫类药难取其效。瘀毒深遏用之最宜，能使郁热、瘀血、毒邪一并搜剔而去。全蝎常规煎汤内服剂量为 2.5～4g，研面冲服，效力可增 3 倍，在方中为主药。配僵蚕增祛风、通络、散结之效；配蛇蜕增解毒、祛风、止痒之力。而虫类药又多辛燥，故于方中辅以补气养血、滋阴柔肝之当归、白芍、玄参、夜交藤、白术使邪去而不伤正。柴胡疏肝解郁，丹皮凉血化瘀，茯苓健脾渗湿，威灵仙祛风通络散结，白蒺藜疏肝散郁，祛风止痒。诸药合用，共奏化瘀解毒、通络散结、滋阴养血、祛风止痒之功效，使多年顽疾得以痊愈。

案例 2. 乌梢蛇治疗银屑病案

张某，女，工人，2004 年 2 月 6 日初诊。

患者于 5 年前不明原因头身突发红疹，伴瘙痒，上覆多量白屑，经皮肤科诊断为银屑病，间断服用迪银片、昆明山海棠片等药物，病情时轻时重，终未能治愈。近 1 个月来病情加重，再次服用迪银片、昆明山海棠片等药物无效，遂邀我诊治。现症见皮疹瘙痒较重，伴见口渴心烦，便秘溲赤，夜寐欠佳。查体：皮损泛发周身，头部较重，皮疹色红，上覆盖大量银白色鳞屑，皮屑容易脱落，搔抓剥离后，皮损基底色红，并见筛状出血点，舌红，苔黄白而腻，脉细数。

西医诊断：银屑病。

中医诊断：白疕。

辨证：毒热内蕴，生风化燥，血热风毒，搏结肌肤，内不得疏泄，外不得透达，伤人肌肤，而发白疕。

治法：清热润燥，搜风剔毒。

方药：乌梢蛇粉 10g（冲服），苦参 30g，丹皮 15g，赤芍 15g，首乌 30g，麦冬 15g，玄参 15g，百合 15g，丹参 15g，白鲜皮 15g，生白术 15g，秦艽 15g，生甘草 15g，夜交藤 30g，每日 1 剂，水煎服。

乌梢蛇粉制法：将乌梢蛇碎成小块，放入铁锅内，加香油少许，微火烘焙，稍见黄脆即好，碾细成粉。

5 月 17 日二诊：自诉服药 2 剂时皮疹多发，但瘙痒减轻，因有医嘱在先，故继服前药。现诸症均见好转，皮损明显减轻，已无新发皮疹，仍见咽干便燥，脉细略数。继宗前法，加生地黄 30g 以增凉血养阴润燥之力，乌梢蛇粉加量至 15g。

前后调治两月余，共用乌梢蛇粉 2kg，皮损全消，临床治愈，随访 1 年未见复发。

按语：银屑病乃临床沉疴难医疾病之一，远较一般皮肤疾患为重，且顽固难愈。根据其发病过程及局部皮损特点，应着重从"毒"立论，其病因病机多由素体血热蕴毒，或复感外邪，袭人肌表，内外合邪，搏结肌肤，久蕴成毒。治疗本病应在辨证的基础上，突出从"剔毒"论之。

"精瘀"学说的创立及在男女科中的应用

"精瘀"之证属男科疾病之一，多由于排精不畅，败精瘀阻精道而致睾丸牵引少腹憋闷疼痛，房事射精少，或排精时阴茎刺痛，甚至不能排出精液的病证。本病记载最早见于《灵枢·经脉》，称为"丈夫㿉疝"，其原因为寒邪侵犯肝肾，凝气滞血，精道不通而致腹部拘急疼痛牵引睾丸。《医宗必读》云："心动于欲，肾伤于色，或强忍房事，或多服淫方，败精流溢，瘀滞精道。"说明古代医家对精瘀的临床特征及病机早有认识。现在临床所见精瘀主要表现为排精不畅或排精不能，并伴有精道疼痛、睾丸小腹重坠、精索小核硬结如串珠以及腰痛、头晕等症。精瘀致病特点：胀（闷胀、坠胀），痛（抽痛、掣痛、跳痛），晕（昏晕、晕痛）。肾络滞阻，精瘀不通而致胀、痛见证。其实这些都是狭义的精瘀。而现代临床论述精瘀不单单是指男子排精无能或不畅，更广泛的病因病机是泛指精道、水道，或更广泛的下焦盆腔的血瘀血滞，我称为精道血瘀。临床所论精瘀不单单是指男科相关疾病，同时已经涵盖了相应的女科类似病证。

我于20世纪90年代初即提出"精瘀"的理论及"血瘀精道"之论点，认为败精瘀血、阻滞精道是很多男科疾病发病的病机关键，甚至贯穿于整个病程的始终。其他如湿热、浊毒、本虚等往往均为兼夹病机，常随着病程长短、病情变化、体质差异、治疗的得当与否，在血瘀精道的基础上派生而出现。中医的病因病机学说认为：肝主全身气血的疏泄，主筋，肝之筋脉环绕阴器，前阴又为宗筋汇聚之所；肾藏精，主生殖发育，开窍于前后二阴。若内外病邪侵袭，导致败精瘀血阻滞精道，宗筋脉络失养而发诸症。西医学则认为，由于多种因素引起血液流变学等病理变化，前阴及盆腔的慢性充血、淤血，局部组织受炎症的刺激导致分泌增加，纤维组织增生，微循环阻滞，而出现前述诸症。因此我们强调，败精瘀血阻滞精道是很多男女科疾病的病机关键，有提纲挈领之要义。治疗当以活血化瘀，畅达肝肾精道为先，血行瘀化，精道畅通，其病自愈。大量临床实践证明，通达精道、活血化瘀药不但可以解除炎性梗阻，畅通血行，还可以改善盆底肌群的慢性充血淤血等情况。再辨证配合清热解毒、利湿化浊、扶正补虚等兼治之法，顽疾可效。

关于败精，古人亦早有记载。如陈士铎《辨证录》云："人有交合时，忽闻雷声，或值人至，精不得泻，化为败浊。"《内科心典》云："精浊者，茎中如刀割火灼而尿自清，惟窍端时有秽物，如疮之脓，淋沥不断，与便溺绝不相混，皆由败精瘀腐，龙火虚炎也。"近年来，将败精作为一种致病因素已被众多医家所认识。由于生活方式的改变，当今社会耳濡目染之声色刺激比比皆是，每可致相火妄动，精离其位，又未能通过正常的方式排出，停留体内，即为败精。其他如过度手淫、纵欲、禁欲，往往亦可致生败精。败精与我们常见的痰饮、瘀血一样，既是一种病理产物，也是一种新的致病因素。同时亦可为"精瘀"的病因及另一种表现形式。《临证指南医案·淋浊》指出："败精宿于精关，宿腐因溺强出，新者又瘀在里……经年累月，精与血并皆枯槁……医者但知八正、分清，以湿热治，亦有以地黄汤益阴泻阳，总不能入奇经。"此一论述，对精瘀为患所导致的男女科疾病论治，极具指导价值，也更能广开思路，更好地拓宽临床治疗视野，避免了一见男女科疾病，就知道单纯从肝肾虚损、阴阳两亏、湿热下注、湿浊壅遏入手，画地为牢，按图索骥。

论女子不孕症中医辨证论治

凡生育年龄的妇女，其配偶生殖功能正常，婚后夫妇同居一年以上，未避孕而未妊娠者；或曾孕育而又两年以上，未避孕而不再妊娠者，统称"不孕症"。前者为原发性不孕症，《千金要方》称"全不产"，《脉经》称"无子"；后者为继发性不孕症，《千金要方》称"断绪"。

在不孕症中，不孕的因素经任何治疗都不能消除，根本无妊娠可能性的为绝对性不孕；经过治疗，或不给予特殊治疗亦可能受孕的称相对性不孕。不孕症是妇科常见病、疑难病之一，也是一个困扰社会和家庭的实际问题。目前随着人们思想观念的变化，不少妇女推迟婚龄及育龄，由此而出现的生育能力逐渐降低及遗传性疾病的发生率逐渐提高，使得对不孕症的诊治有某种程度上的紧迫感。我在女性不孕症的诊治方面略有心得，今撷其要简介如下。

一、病因病机

导致不孕症的病因十分复杂，男女任何一方的异常都可致病。据统计，在不孕症中，女方因素占 40%，男方因素占 30%，尚有 30%为夫妇双方原因。但是据近十余年临床所见，因男方因素所导致者，明显多于女方。

肾为生殖之源，女子肾气盛，天癸至，任脉通，冲脉盛，月事以时下，男子生殖功能正常，二者合洽，则交而孕，孕而育，育而壮。而肾气亏，任脉虚，太冲脉衰少，天癸竭，地道不通，则形坏而无子。《素问·奇病论》说："胞络者系于肾。"肾气通于胞，肾主藏精，为冲任之本，天癸之源。如肾亏则天癸、冲任、子宫功能失调，或脏腑气血不和，经络不调，致成不孕。临床常见有肝郁气滞、气血亏损、痰湿阻滞、瘀血留胞及肾虚等型。

1. 肾元虚惫

（1）肾阳（气）虚：先天肾阳不足，命门火衰，不能化气行水，寒湿注于胞中，致冲任胞宫虚寒不孕。如《傅青主女科》所说："寒冰之地，不生草木；重阴之渊，不长鱼龙。今胞胎既寒，又何能受孕。"

（2）肾阴（精）虚：先天禀赋不足，肾精不充，或合男子多，血枯虚人，天癸不能按时而至，或至而不盛，冲任脉虚，胞脉失养，不能摄精成孕；或阴虚火旺，灼伤精血，亦致不孕。如《傅青主女科》云："寒阴之地，固不生物；而干旱之田，岂能长养。"

2. 痰湿内阻

素体肥盛，或嗜啖肥甘厚味之品，或蛮补脾胃，痰湿内生，气机不畅，胞脉不荣，不能摄精成孕；或素禀脾胃不足，或大病久病戕伤脾肾之阳，运化失健，水精不布，聚湿成痰，阻滞气机，冲任不通，生化之机能不足，月事不调，致成无子。如何松庵所说："在肥白人则躯脂满溢，占住血海，故不能摄精也。"

3. 瘀血停胞

经行产后，余血未净，感受六淫之邪；或伤于七情，或因合之非道，败精与余血浊液相搏结，致使宿血停滞，凝结成积，日久成癥，滞气碍血，经水失调，胞脉受阻，故难受孕。《千金要方》云："妇人二三十年全不产育者，胞中必有积血。"亦有气虚血运无力，气滞血瘀，稽留子门，子门闭塞，不能摄精成孕者。

4. 气血虚弱

素体虚弱，营血不足；或大病久病，脾胃虚损，化源衰少，冲任血少，胞脉失濡，不能摄精成孕。如《格致余论》所说："妇人无子者，率由血少不足以摄精也。"

5. 肝郁气滞

素体抑郁，情怀不畅，动辄多怒，更因忧怒思虑过激过久，致肝失疏泄条达之性，气机郁滞，疏泄无常，则气滞而血不行。气血不和，冲任不能相资，胞宫血海失养，月经不调，发为无子。如《女科要旨·种子》说："妇人无子，皆由经水不调。经水所以不调者，皆由内有七情之伤，外有六淫之感，或气血偏盛，阴阳相乘所致。"又因婚久不孕，求子心切，抑郁寡欢，更加重了肝郁。因此，不孕症在不同程度上与肝郁气滞有关。

总之，不孕症的病因病机复杂，而与肝肾关系最为密切，并与天癸、冲任、子宫功能失调，或脏腑气血不和，影响胞脉胞络功能有关，临证当详加察辨。

二、论治要点

不孕症病因虽多，仍不外虚实两端，虚者脾肾不足、气血亏损，实者气滞血瘀、肝郁痰滞等。

其临床表现，是婚久不孕，多由月经不调发展而成，有月经期、量、色、质的改变，或先期、后期，或量多、量少，或崩漏或闭经，或色淡、色红、色紫暗，或质薄、质稠、瘀块等。其病因不同，则可伴见不同的症状。

在诊断方面，根据病者的初潮年龄及禀赋，参合经带情况以辨虚寒热。如初潮迟，或月经后期，量少色暗，质稀，带下清冷，腰酸腹凉者，多属肾之阳气不足；月经后期，量少色淡，形瘦体羸者，多为营血不足；带下量多，黏稠如涕，形肥痰多者，为痰湿内阻；月经延后，量或多或少，经色紫暗，有块而黏，少腹痛，块下痛减，腰骶坠痛，经前加重，腹痛拒按者，多为瘀血内蓄；月经或前或后，量或多或少，或痛经，精神抑郁，烦躁易怒，经前乳胀者，多为肝气郁结。

治疗上，应以补肾气、益精血、养冲任、调月经为总原则。中医认为，月经不调，不易受孕，故强调"求子之法，贵先调经"，经调方能受孕。不孕根本在肾，应以补肾为主，但由于不孕症往往虚实夹杂，不可一味蛮补，"种子之方，本无定轨，因人而药，各有所宜。"切不可以一方一药，不辨虚实寒热而滥施，以免戕害阴阳气血。除药物治疗外，尚应配合针灸、体育锻炼，保持身心健康，房事有节，掌握真机的候，不妄作劳，方可玉种蓝田。

1. 治肾为本，兼调肝脾

不孕症的治疗应着重从肾入手，兼及肝脾。因"经本于肾"，"经水出诸肾"，先天禀赋不足、大病久病、多产房劳等均易导致肾精不足、肾气亏损、肾阳虚衰、肾阴阳两虚、冲任虚损，从而致精气血阴阳失调，月经紊乱，如月经量少、经期延后甚至闭经等，不能孕育。故临证用药多以女贞子、旱莲草、熟地黄、枸杞子、山萸肉、桑椹、菟丝子、炒杜仲、巴戟天、桑寄生、续断、覆盆子、炒白芍、当归、鹿角胶、龟甲胶等补肾之品为主药。肝藏血，肾藏精，肝肾同源，精血互生；肝主疏泄，调畅气机，肝体阴而用阳，冲脉附于肝。故肝与女子月经及孕育密切相关。且当今社会许多女性由于工作、生活压力大，肝气郁结，情志不畅，气血失调，肝脾不和，肝肾亏虚，而致不孕者越来越多。另外脾胃为后天之本，气血生化之源，脾之生化赖肾阳之温煦，冲脉隶于阳明，若脾虚血少，或脾肾阳虚，或脾虚聚湿成痰，或肝气乘脾，可致冲任亏损，胞宫、胞脉失养，或胞宫、胞脉受阻而不孕。故在治疗时，除补肾外，还需调理肝脾，在临证中常用柴胡、枳壳、香附、麦芽、神曲、党参、山药、焦山楂、陈皮、川楝子、鸡内金之属配伍于补肾之品中，以使脾气健运，肝气条达，而达肾肝脾功能协调，共同作用于胞宫，完善其主月经及孕育的功能。

2. 循经周期，辨证用药

治疗不孕时，还要根据月经各期中阴阳消长的规律，掌握不同时期的特点，循时用药。本人积四十余年临床经验，形成了"卵泡期（促卵泡汤）-排卵期（促排卵汤）-黄体期（促黄体汤）-经前期（调经活血汤）"的周期治疗模式。在补肾阶段，阴虚者补肾阴，阳虚者补肾阳，阴阳两虚者阴阳双补。卵泡期多选用补肾养血之当归、熟地黄、制首乌、肉苁蓉、女贞子、菟丝子、淫羊藿等；排卵期加用丹参、赤芍、泽兰、当归、香附、桃仁、红花等活血化瘀通络之品；黄体期温补脾肾，常选用白术、山药、续断、巴戟天、炒杜仲、阿胶等；经前期补肾活血，多用茺蔚子、桑寄生、丹参、赤芍、香附、菟丝子等药。

精血少或闭经久不受孕者，有两个方面原因，一者无能为下，一者无以为下。无能为下者即血滞、血瘀，无以为下者即血虚。因此在治疗上血滞血瘀者采用疏肝活血、化瘀通络法，治疗时常选用桃仁、红花、鸡血藤、当归、香附、柴胡、川楝子、荔枝核、益母草、水蛭、郁金、川芎、牛膝、土鳖虫、丹参、泽兰等品，血虚者予补肝肾、益气血为大法，治疗时常选用白芍、熟地黄、当归、制首乌、党参、山药、女贞子、旱莲草、菟丝子、桑寄生、续断、紫河车、覆盆子、黄芪、阿胶、枸杞子、百合等药。对于形体肥胖、月经稀发而不孕者，多责之脾肾两虚，痰湿阻滞，不能摄精成孕。临证治疗中多加用紫河车、鹿角胶、山药、薏苡仁、穿山甲、牡蛎、路路通、僵蚕、水蛭、山楂、灵芝、玉竹、蒲黄、黄精、丹参、鸡血藤等补肾活血、健脾祛湿、软坚散结、轻身益气之品。平素以四二五六合剂（四君子汤、四物汤、二至丸、五子衍宗丸、六味地黄丸）为基本治疗方脾肾双补。

3. 擅用虫药，治疗顽疾

中医临床运用虫类药物治疗顽疾，有着悠久的历史，《神农本草经》中记载虫类药物 28 种，历代名医中应用虫类药颇有心得者包括张仲景、叶天士、张锡纯等。我潜心于虫类药的应用和研究，不仅广泛应用于内外各科疑难杂症，在妇科疾病中更有独到之处。很多不孕症患者是因为慢性盆腔淤血综合征、子宫内膜异位症、子宫内膜增厚、慢性盆腔炎、卵巢囊肿、闭经等疾病久治不愈导致的，这类妇科病常久治不愈，病情缠绵，究其病根，多为肝郁气滞、肝肾不足、寒湿凝滞、湿热下注、湿浊毒瘀等日久导致瘀血形成，瘀血又成为新的致病因素，故治疗上以化瘀血为第一要务，常用蜈蚣、全蝎、土鳖虫、地龙、僵蚕、水蛭、甲珠等虫类药，辨证用虫，择虫组方，能够疏达肝脉、逐瘀通经、化瘀止痛、透络解毒，因其走窜之性最捷，搜剔之性最猛，攻坚之性最强，去瘀之性最峻，常有意想不到之效。

4. 厥冷不孕，和法论治

临床中经常见到一些周身发凉、手足厥冷、久治不孕而前来就诊的患者。从常理上讲，周身发凉、手足厥冷的病证就是寒大，治疗时遵照"寒者热之"的原则，选用温热祛寒、壮阳补气的中药治疗。大多数患者也认为此厥冷为寒邪伤人，是宫寒，自行服用温热祛寒的食物或药物，结果非但没有改善其上述症状，反而出现口舌干燥、胸胁满闷、坐卧不宁、情绪急躁、目赤流泪等上火症状，让很多患者费解。此类厥冷的患者，非真正的宫寒，而是热厥（或称阳厥）。当今社会，麻辣之风盛行，假若果真有寒，也早已为茴香、干姜、胡椒、花椒及十三香之类温热祛寒的药物治愈了，所以说实寒者十难一见。这种情况更是非常符合现代女性的特点，工作家庭压力大，情绪因素引起内分泌紊乱，气机郁滞，阳气不能伸展，究其本质乃为阻滞不通而非阳虚不达，疏泄失职影响月经来潮，月经延期，甚至闭经、不孕。我们认为治疗此类不孕，当以和法论治，方药用四逆散、柴胡疏肝散、逍遥丸等加减。

治疗的同时，积极对患者进行宣教，嘱其不要乱吃桂圆、姜汤、固元膏、鹿茸、黄芪、人参、麻辣类食物，平素应多饮水，多吃新鲜蔬菜水果，生活饮食作息规律，避免过度劳累及安逸，这样才利于受孕。

5. 中西结合，病证相参

中医辨证论治的同时，借鉴西医学的最新成果，探讨本病的发病机理，对不孕患者进行系统的西医检查，以明确病因。根据具体病因，将中医辨证与西医辨病相互结合。雌激素水平偏低，子宫、卵巢发育欠佳，卵巢功能下降者，应以补肾养血为主，根据肾阴、肾阳之不足，辨证选用杜仲、巴戟天、肉苁蓉、仙茅、仙灵脾、续断、菟丝子、枸杞子、桑椹、女贞子、旱莲草等补肾之品，补肾之中酌加紫河车、鹿角胶等血肉有情之品养血益精。对于目前常见的多囊卵巢综合征患者而不孕者，先根据病因调理月经，恢复排卵。以肾虚血瘀为主者，治以补肾活血化瘀，常于补肾之品中加入郁金、丹参、益母草、鸡血藤、牛膝、桃仁、红花、水蛭等活血化瘀之品；对于肾虚痰湿脂浊为患者，补肾同时酌加山楂、丹参、郁金、蒲黄、水蛭、黄精、女贞子、生地黄、枸杞子、灵芝、玉竹、鸡血藤、僵蚕、黄芪、党参等轻身益气、滋阴生精、活血化瘀、祛痰化浊之品。同时鼓励患者运动减肥，嘱其合理饮食，生活规律，并给予心理疏导。对于雄激素高的患者，以滋阴补肾抑雄为主，常用女贞子、旱莲草、桑椹、石斛、玉竹、枸杞子、麦芽、百合、麦冬、熟地黄等品。对于肾虚肝郁，或伴有高泌乳素血症的闭经患者，治以补肾疏肝，常在补肾药中加入柴胡、青皮、百合、川楝子、枳壳、麦芽、夏枯草等疏肝解郁之品。嘱患者作息规律，避免熬夜。又有席汉综合征，多因产后大失血，血去精亏，冲任失养而致，补肾同时常加入紫河车、鹿角胶、阿胶等血肉有情之品大补精血。若卵巢早衰，月经延后甚至闭经者，治以滋肾补血、补益心脾、调和营卫、甘润滋补之法，常用生地黄、熟地黄、山萸肉、丹皮、盐黄柏、知母、桂枝、炒白芍、百合、麦冬、党参、山药、当归、黄芪、远志、浮小麦、菟丝子、女贞子、覆盆子、紫河车、鹿角胶等品。

多囊性卵巢综合征的治疗

多囊性卵巢综合征是育龄妇女最常见的内分泌紊乱综合征。中医认为，多囊卵巢综合征属"阴雄""经闭"等病证范畴。主要与肾的先天禀赋不足、脾胃后天运化失调以及肝气郁结有关。

一、辨证论治

1. 肾阳虚痰湿证

症状：头重昏蒙，腰膝酸软而痛，畏寒肢冷，双下肢为甚，懒动乏力，面色偏暗，月经量少色淡，或闭经不孕，性欲冷淡，带下清稀，小便频数，大便稀溏，舌淡胖，苔白腻，脉沉细。形体虚肥，双卵巢多囊性改变。

治法：温补肾阳，化痰泄浊。

方药：金匮肾气丸合桃红四物汤加减。

2. 肾阴虚血瘀证

症状：腰膝酸软，眩晕耳鸣，失眠多梦，手足心热，咽干颧红，月经量少或闭经，或见月经先期，淋沥不尽，小便短赤，大便干结，舌质黯，瘀斑，或舌红少津，苔少或光剥，脉细弦数。形体肥胖，黑棘皮症，双卵巢多囊性改变，胰岛素抵抗，克罗米芬抵抗。

治法：滋补肾阴，化瘀生新。

方药：知柏地黄丸、二至丸合桃红四物汤。

3. 痰瘀互结证

症状：形体肥胖，面色偏黯，毛发浓密，胸脘满闷，倦怠乏力，多懒动，头晕目眩，白带量多，闭经不孕，或月经量多，经期提前，少腹作痛，舌体胖大，舌质紫暗或有瘀斑，苔厚腻，脉沉细。

治法：燥湿化痰，化瘀泄浊。

方药：苍附导痰汤合少腹逐瘀汤加减。

4. 肝郁化火证

症状：形壮体胖，面目红赤，痤疮丛生，烦躁易怒，头痛眩晕，胸胁胀痛，失眠多梦，口干口苦，闭经，大便干结，舌红苔黄，脉弦数。

治法：清肝泻火，理气通瘀。

方药：龙胆泻肝汤合血府逐瘀汤加减。

二、经验和体会

治疗多囊卵巢综合征时需要根据患者自身特点进行辨证治疗：①对于高雄激素血症的患者，避免用补肾壮阳药，或配伍清热药。②对于肥胖、胰岛素抵抗、血脂高者，配伍消脂化痰药，可选用决明子、焦山楂、胆南星、白芥子、山慈菇、皂角刺、贝母、夏枯草、法半夏。③对于卵巢增大、被膜厚，排卵障碍者，可选用透骨草、桃仁、红花、丹参、赤芍、泽兰、三棱、莪术等，活血化瘀，促排卵。④对于卵巢明显增大者，可选用鳖甲、牡蛎、鸡内金等，软坚散结。⑤对于闭经，舌紫黯，瘀阻重者，可选用水蛭、蟅虫、穿山甲虫类破瘀药。⑥生麦芽有极好的抑制高泌乳素样作用以及类溴隐亭样作用，大量应用疗效尤佳。

论男性不育的辨证施治

男性不育症是男科常见疾病，据统计，每 8 对育龄夫妇中就有一对遭遇生育困难，而且，这个数字还在呈不断增长的趋势。一般认为，夫妇婚后有正常的性生活，未采用任何的避孕措施，一年以上未能正常怀孕的即称为不育症，因男方因素未能怀孕的称之为男性不育。男方和女方的因素各占约 50%。

中医学对男性不育症认识很早，认为既有功能性病变，又有器质性病变；治疗方法繁多，积累了丰富的临床经验，如能正确应用多可收到较好疗效。

一、病因病机

男性不育的病机十分复杂，对其记载大致有心、肝、脾、肾之不足，精血、痰湿、肝气之郁滞等。其原因大致可分为两类：一者先天之因，多以禀赋不足，精气衰少，或命火式微，温养不足；二者后天之因，多由手淫、早婚、房劳过度而戕肾，影响生育生殖。另有所愿不遂，情志不舒，隐曲不利，肝气不行，虽交合而精液不流而不育。临证尚有六淫邪毒乘机而入，盘踞下焦，使精窍不利而无子。更有先天生殖器发育异常以及外损阴器，影响交合。病机虽繁，但总由乎肾。临床常见的有命火式微、精虚火旺、心肾不交、肝肾失调、脾肾两虚、痰湿内阻、败精瘀滞、湿热壅积诸证。

1. 命火式微

先天禀赋不足，肾气素弱，命门火衰，或交媾过频，戕伤肾气，或大惊卒恐，损耗肾气，命火由斯而衰，或年高火微，老阳遇少阴，发为阳痿不举、见花而泄、精清如水、精冷精寒，或交不射精、无精少精等，而致无子。

2. 精亏火旺

久病失血，血虚夺精，或极意房帏，施泄无度，耗戕肾精，精血不足，虚火内焚，而致早泄、遗精、精少、精闭、血精、精不液化、死精过多等，发为无嗣。

3. 心肾不交

先天心肾不足，或昧于收藏，不知持满，纵欲竭精，以耗真气，使心肾失调，发为遗精、精闭、精清精冷，而致不育。王宇泰云："大抵无子之故，不独在女，亦多由男，房劳过度，施泄过多，精清如水，或冷如冰，及思虑无穷，皆难有子。盖心主神，有所思则心驰于外，致君火伤而不能降；肾主智，有所劳则智乱于中，脾肾亏而不能升，上下不交，水火不媾，而能生育者无有也。"

4. 肝肾失调

七情欲火纷扰，致使肝失条达，气机郁滞，肝气不舒，则气郁血滞精瘀。肝肾失调，精血不运，而致交久而不射精，精索曲张，发为无子。

5. 脾肾两虚

久病脾虚，营血不足，后天乏养，先天之肾精即无以资滋，或肾气不足，不煦脾土，中阳不振，运化乏力，精血不生，致成脾肾两虚之证，发为精清、精冷、死精过多，以致不育。

6. 痰湿内阻

肺、脾、肾三脏功能失调，肝不敷陈津液，心阳瘀阻，水不代谢，而使三焦决渎失职，痰湿乃生。尤其脾肾阳虚，温运失调，不布水液，反为痰饮，阻滞气机，损伤阳气，内塞窍道，以致无精少精，或精窍阻塞，不能射精，发为不育。

7. 败精瘀滞

频犯手淫，或忍精延欢，或阴器手术，情志失畅，或误补留瘀，或出血留瘀，泌尿生殖系统疾患，以致气血运行不畅，败精瘀滞，发为不育。

8. 湿热壅积

长期居处卑湿之地，或素体湿盛，或恣啖酒食，湿蕴化热，湿热交织不解，壅积下焦，损伤肾系，火焚精宫，使真精受灼，以致早泄、阳痿、遗精、死精过多、精不液化，亦可发为不育。

二、辨证论治

先天性或后天性生殖器官器质性病变及其无精子者，多归属于"五不男"，均非药物所能奏效，本节仅研讨性机能障碍及精液异常所致不育症。在治疗过程中，应着重补肾益精，尚应据其主症、兼症灵活变通。除服药外，更当注意精神和饮食、起居的调节，尤其讲究"聚精之道"，"清心寡欲以养其精"，交合有时，把握"真机""的候"，方可一举成孕。

1. 命火式微证

症状：婚久不育，精清如水，精寒如冰，阳痿不举，或精闭精少，见花而泄，头晕耳鸣，腰酸膝软，倦怠乏力，脊背畏寒，小腹凉感，舌淡红，舌体胖大，苔白润，脉沉虚细而迟，尺脉尤甚。

分析：精生于肾而藏诸肾，肾主生殖。由于肾阳不足，命火式微，温煦不足，精宫寒冷，生精无力，故婚久不育，精液异常，阳痿，早泄；肾虚则髓不充，故头晕耳鸣，腰酸乏力；阳主煦之，肾阳虚则脊背恶寒，少腹凉感；舌淡红，苔白润，舌体胖大，脉沉虚细而迟，尺脉尤甚，皆为肾阳大亏，命火式微之证。

治法：温肾壮阳，益元生精。

方药：七子散、壮阳丹。

2. 精亏火旺证

症状：久婚不育，早泄遗精，精少精闭，或血精、精不液化、死精过多，眩晕，口干咽燥，腰膝酸痛，手足心热，溺赤便秘，舌红少苔，脉虚细数。

分析：肾精亏虚，虚热由生，邪火内焚，反灼真精，故早泄遗精，精少精闭，精不液化及死精过多；热灼精宫之血络，故见血精；精液异常则不育；肾精不足，髓海内虚，腰府失充，故眩晕，腰膝酸痛；阴虚则内热，故手足心热，口干咽燥，溺赤便秘；舌红少苔，脉虚细数，为精亏火旺之象。

治法：益精养血，滋阴降火。

方药：知柏地黄丸（《医宗金鉴》）。

3. 心肾不交证

症状：婚久不育，交不射精，梦中反遗，精少健忘，心烦少寐，交媾时心中憺憺大动，腰酸，尿黄，精神不振，倦怠乏力，舌红，脉细数。

分析：水火失调，坎离不济，心肾不交，故致交不射精，梦中反遗；肾阴不足，虚火内灼，故精少；肾藏水，心主火，水亏火旺，则脑失所充，腰失所养，神失所安，故健忘，心悸，少寐，腰酸，甚则精神不振，倦怠乏力。邪火扰心则心烦，热移小肠则尿黄。舌红，脉细数，为水火失调之象。

治法：滋肾养心，交通水火。

方药：柏子仁丸（《济阴纲目》）合交泰丸（《韩氏医通》）。

4. 肝肾失调证

症状：久婚不育，精闭或精少，甚至无精，善太息，胸胁少腹作胀，颜面红，心烦易怒，腰膝酸软，舌红，苔薄黄而少，脉沉细弦略数。

分析：肝经绕阴器，抵少腹，布胸走胁，肝失疏泄，气郁精结，故精闭不射，胸胁少腹作胀；肝肾失调，乙癸互化不充，精血相生无由，故精少甚至无精，精病则无子；气有余便是火，肝郁日久，化热生火，故面红，心烦多怒；肝肾不足，则腰膝酸软；肝肾失调，精亏火旺，故见舌红，苔薄黄，脉沉细弦略数之象。

治法：滋肾养肝，益精理气。

方药：固本丸（《秘本种子金丹》）合补阴丸（《秘本种子金丹》）。

5. 脾肾两虚证

症状：久婚不育，精液如水，精冷如冰，遗精白浊，死精过多，形体怯弱，纳呆乏力，腰膝酸软，舌淡红，苔薄白，脉沉缓。

分析：大病久病，生化不足，苦寒伐胃，中宫虚寒，运化无力，以致后天血虚，不能资化肾精，更兼素禀肾虚，或嗜欲不节，施泄太多，火衰不煦脾土，中阳虚寒，精宫不温，故精清如水，精冷如冰，死精过多；精关不固，故遗精白浊；先天精虚，后天血虚，故形体怯弱；脾虚不运，故纳呆乏力；肾虚不充，则腰膝酸软。舌淡红，苔薄白，脉沉缓，为脾肾两虚之征。

治法：健脾温肾，养血益精。

方药：还少丹（《景岳全书》）。

6. 痰湿内阻证

症状：久不孕育，交不射精，或精少，甚则无精，或精道不通，素体肥胖多痰，呕恶胸闷，神疲倦怠，或面浮足肿，或阴下湿如牛鼻上汗，舌苔腻，脉滑。

分析：脏腑不调，津液不敷，水湿不运而内阻，聚而成痰生饮，阻滞气机，内伤阳气，阻碍精窍，以致交不射精，或精少，甚至无精，故久不孕育；肥胖之人，多痰多湿，易困脾胃，故呕恶胸闷，神疲倦怠；湿邪上泛，则为头面浮肿；流注于足，发为跗肿。苔腻，脉滑，皆为痰湿内阻之象。

治法：豁痰除湿，调气活血通络。

方药：苍附导痰丸（《叶天士女科》）合佛手散。

7. 败精瘀滞证

症状：婚久不育，阳强不倒，交不射精，反睡后遗泄，精液稠厚，呈团块状，不易液化，精液量偏多，死精、畸形精子偏多，腰部、阴部及两侧少腹部针刺样疼痛，睾丸坠胀疼痛，舌黯，舌下脉络粗大青紫，脉涩。

分析：五脏满则精溢，如累犯手淫，憋气忍精以贪欢等，致血滞窍道，精流受阻，以致败精瘀滞，不能施化，是故不育；血滞精瘀，窍道不利，故阳强不倒，交不射精，反于睡后自然缓缓遗泄；或流而不射，或射而迟缓，败精瘀阻，是为阴邪，凝集胶滞，故精液稠厚，如团块状，不易液化而量多；死精败精过多；精血瘀阻，反伤肾家，所留之处，着而为痛也；舌脉皆为有瘀之象。

治法：活血通精，兼以温化寒湿。

方药：血府逐瘀汤（《医林改错》）或少腹逐瘀汤（《医林改错》）加桂枝、茯苓。

8. 湿热壅积证

症状：婚久不育，阴茎弛长而不举，或外肾肿大热痛，见花早泄，睡梦遗精，死精过多，精不液化，口苦而干，腰膂热重而不举，便溏，尿浊涩痛，舌质红，苔黄白而腻，脉弦滑数。

分析：下焦湿热盘踞，热灼肾系，损伤肾精及阴器，故生阳痿早泄，睾丸肿大而痛；精被热灼，故死精过多，精不液化而不育；湿热稽腰，故腰重不举；湿热不解，故口苦而干，便溏尿浊，舌红苔黄腻，脉见弦滑而数。

治法：清热利湿，化浊解毒。

方药：改良茵陈蒿汤（《中医性医学》）合知柏地黄汤。

三、治疗注意事项

不育症病因病机复杂，但总归乎肾与精，不论何种病因，必伤之于肾与精，而为无子，故治之需着眼于肾与精。一般以治疗3~6月为一疗程，尔后禁房1周，做精液常规检查。

不育一症，每有寒热之偏，虚实之夹，切不可胶滞于"温补生精"之古说，滥用温肾壮阳之剂，反燥肾之阴精，变生他症。应灵活变通，随证施治。

阳痿论治纵横谈

阳痿，古称"怯""阴痿""阴器不用"等，是指正常男子在发育成熟期间，虽有性的要求，但是阴茎痿软不能勃起，或勃起不坚，难以完成性交者，是成年男子最常见的性疾病之一。

一、阳痿源流

中医对阳痿早有认识，早在马王堆汉墓出土的医书中即有记载，认为阳痿是七损之一，称为勿。《内经》称之为"阴痿"（《灵枢·邪气脏腑病形》）、"阴器不用"（《灵枢·经筋》），并认为其病机为"思想无穷，所愿不得，意淫于外，入房太甚，宗筋弛纵，发为筋痿"（《素问·痿论》），"足厥阴之筋病，阴器不用，伤于内则不起"（《灵枢·经筋》），"热则筋弛纵不收，阴痿不用"（《灵枢·经筋》），本病的形成，与虚衰和邪热损伤宗筋有关，主要脏腑责之于肝。而后隋唐医家多从肾虚、劳伤立论。如隋·巢元方《诸病源候论·虚劳阴痿候》云："肾开窍于二阴，若劳伤于肾，肾虚不能荣于阴器，故痿弱也。"开始认为本病是虚劳肾亏所致，开阳痿肾虚说之先河。唐·王焘《外台秘要》曰："五劳七伤阴痿，十年阳不起，皆由少小多房损阳。"并载治虚劳阴痿方七首，多选用肉苁蓉、枸杞子、蛇床子、菟丝子、巴戟天等温肾壮阳、滋补填精之品。已将补虚益肾作为主要治疗方法。

宋代医家多尊崇隋唐之论，如宋·王怀隐《太平圣惠方》云："若人动作劳伤，精欲过度，气血衰损，阴阳不和，脏腑即虚，精气空竭，不能荣华，故令阳气痿弱也。""治虚劳阴痿，宜服天雄散方、肉苁蓉散方、鹿茸散方也。""治五劳七伤，下焦虚冷，小便遗精，宜食暖腰肾壮阳道药饼方。"严用和《严氏济生方》亦云："五劳七伤，真阳衰惫……阳事不举。"崇尚温补脾肾之法，从理论上进一步确认阳痿是肾虚劳损所致。

至明代，受金元四家学术争鸣之风的影响，对阳痿的辨证论治、理法方药，有了更新的认识和发展。明·王纶《明医杂著》云："男子阴痿不起，古方多云命门火衰，精气虚冷，固有之矣，然亦有郁火甚而致痿者。"认为阳痿亦可因实、因热而致。又明确提出："少年阴痿，有因于失志者，但宜舒郁，不宜补阳。"张介宾《景岳全书》更以阳痿名篇，云："阴痿者，阳不举也。"指出阴痿即是阳痿，并首次正式以阳痿为病名。对于阳痿病因病机之论述，更是精辟而全面："多由命门火衰，精气虚冷，或以七情劳倦损伤生阳之气……亦有湿热盛，以致宗筋弛纵。""凡思虑焦倦，损伤生阳之气，亦有湿热盛，以致宗筋弛纵。""凡思虑焦劳，忧郁太过者，多致阳痿。""凡惊恐不释者，亦致阳痿。"论治亦颇精详，提出："命门火衰，精气虚寒而阳痿者，宜右归丸、赞育丹、石刻安肾丸之类主之。若其火不甚衰，而止因气血薄弱者，宜左归丸、斑龙丸、全鹿丸之类主之。""凡思虑惊恐以致脾肾亏损而阳道痿者，必须培养心脾……宜七福饮、归脾汤之类主之……其有忧思恐惧太过者，每多损抑阳气，若不益火，终无生意，宜七福饮加桂、附、枸杞之类主之。""凡肝肾湿热以致宗筋弛纵者，亦为阳痿，治宜清火以坚肾，然必有火证火脉，内外相符者方是其证，宜滋阴八味丸或丹溪大补阴丸、虎潜丸之类主之。"在提倡治疗阳痿的同时，尤为强调肾虚命火衰微之说，倡导阴阳互补互济之法，提出"火衰者十居七八，火盛者仅有之耳"，此论对后世影响较大。

清代医家对阳痿论治研究更趋深入，多有发微，日臻完善。具代表性者如陈士铎在《辨证录》中另辟蹊径，阐述阳痿除命门火衰可致外，还可由于心气不充、脾胃阳虚、心包闭塞、心包火衰等诸多原因导致，多有补前人所未发者。沈金鳌《杂病源流犀烛》亦提出："又有精出非法，或强忍房事，有伤宗筋，亦致阴痿不起；……又有阴湿伤阳，阳气不能伸举，亦致阴痿不起；……又有失志之人，抑郁伤肝，肝木不能疏达，亦致阴痿不起。"论及精瘀、湿浊、气滞等证亦可导致阳痿，颇多新意。叶天士对于阳痿辨治亦多有心得，《临证指南医案·阳痿》按语云："若夫少壮及中年患此，则有色欲伤及肝肾而致者，先生立法，非峻补真元不可，盖因阳气既伤，真阴必损，若纯乎刚热燥涩之补，必有偏胜之害，每兼血肉温润之品缓调之。亦有因恐惧而得者，盖恐则伤肾，恐则气下，治宜固肾，稍佐升阳。有因思虑烦劳而成者，则心脾肾兼治。有郁损生阳者，必从胆治，盖经云，凡十一脏皆取决于胆，又云少阳为枢，若得胆气展舒，何郁之有。更有湿热为患者，宗筋必弛纵而不坚举，治用苦味坚阴，淡渗去湿，湿去热清，而病退矣。又有阳明虚，则宗筋纵，盖胃为水谷之海，纳食不旺，精气必虚，况男子外肾，其名为势，若谷气不充，欲求其势之雄壮坚举，不亦难乎，治惟有通补阳明而已。"进一步补充和丰富了阳痿病证的辨治内容。清末医家韩善徵著《韩氏医书六种》，其中有《阳痿论》二卷，可谓笔者所知最早的阳痿病专著，只惜为手抄本，未能刊行。是书有论、有案、有方，理法方药赅备，其论更多新意。书中云："独怪世之医家，一遇阳痿，不问虚实内外，概与温补燥热。若系阳虚，幸而偶中，遂自以为切病；凡遇阴虚及他者，皆施此法，每有阴茎反强硬，流精不止，而为强中者，且有坐受温热之酷烈，而精枯液涸以死者。"力倡阳痿"因于阳虚者少，因于阴虚者多"，一扫前人将阳痿与阳虚等同的偏见，得出"真阳伤者固有，而真阴伤者实多，何得谓阳痿尽是真火衰乎"之结论。阐述了阴虚所致阳痿，可有肾阴虚、肝阴虚、胃阴虚、心阴虚等不同病机，并相应确立了治法方药。同时还对世人所忽视的痰浊致痿、暑热致痿、瘀血致痿等，进行了详论，实发前人之所未发。至此，对阳痿的病因病机和治法方药认识，已臻完备，形成了丰富的、全面而完整的理论体系。

不少医家治疗阳痿每不离补肾壮阳一途，市面上治疗阳痿的中成药也大部分为补肾壮阳之品，而且《景岳全书·杂证谟·阳痿》亦云："火衰者十居七八，而火盛者仅有之耳。"但是我在中医男科诊疗过程中却鲜见单纯采用补肾壮阳之法即可治疗本病的病例。肾阳虚衰的确可以引起阳痿，但是阳痿并不等同于阳虚。其实引起阳痿的原因相当复杂，阳虚只是其中的病机之一。

中医学认为，阴茎位于前阴，为宗筋之所聚，以筋为体，以气血为用。因此凡是能影响气血畅荣宗筋的各种致病因素，都可以导致阴茎无能充盈而致痿。以脏腑言之，肝主宗筋，并主司气血的疏泄运行，"前阴者，宗筋之所聚"（《素问·厥论》），肝气畅达，气血冲和，阴茎可怒而起矣；脾胃为水谷之海，后天之本，气血生化之源，"阳明者，五脏六腑之海，主润宗筋"（《素问·厥论》），故阳明气血充盛，才能润养灌注宗筋，血气易至，阴茎怒且大矣；肾藏精，主发育生殖，开窍于阴，肾精命火充盛，阴器才能正常发育，并煦养温壮宗筋，性动而肾气至，则阴茎怒大且坚矣；心主神明，司血脉，情欲之时，心有所感，神无所扰，宗筋血气精神齐至，则怒而大，大而坚，坚而热，性事自可完满；另外，肺主一身之气，肺金之气可下达肾水，对宗筋的勃起也起支持作用。以经络言之，肝脉"循阴股，入毛中，过阴器"，与宗筋的关系最为密切；而足阳明与足太阴之筋"聚于阴器"，足少阴与足厥阴之筋"结于阴器"；冲、任、督三脉同起于胞中，一源三歧，与宗筋亦都有密切的联系。可见阳痿一病不仅仅是局部病变，其与全身脏腑经络密切相关。

二、阳痿不止虚证

阳痿的病因病机是复杂多样的，治疗上应当谨守治病求本的原则，辨证论治，方为十全。若以偏概全，拘泥于补肾壮阳，则未免一叶障目而为害无穷。古今有识之士于此多有阐述，大声疾呼单纯补肾壮阳治疗阳痿的弊端。如明代高濂在《遵生八笺·饮馔服食笺》一章中就对过服、滥服壮阳药物的现象提出了尖锐的批评："若服食之药，其名种种，如桃源秘保丹、雄狗丸、闭精符之类颇多。药毒误人，十服九毙，不可救解，往往奇祸惨疾，溃肠裂肤。前车之鉴，此岂人不知也？欲胜于知，甘心蹈刃。观彼肥甘醇厚，三餐调护，尚不能以日月起人癃瘵，使精神充满，矧以些少丸末之药，顷刻致痿阳可兴，疲力可敌，其功何神？不过仗彼热毒……譬之以烈火灼水，燔焰煎煿，故肾脏一时感热而发，岂果仙丹神药乃而！灵验效速也耶？保生者可不惕惧以绝助长之念！"清代医家韩善徵在《阳痿论》中也明确地指出了偏执补肾壮阳而起痿的弊病。

然而愈至近代，不少医家反而因循守旧，邯郸学步，独倡肾虚之论而忽弃诸说，临床执泥补肾一法而忽弃诸法，加之一些商家的刻意炒作，致补肾壮阳药物满目皆是，阳痿似乎成了肾虚的代名词，流弊深广。单纯补肾壮阳对大多数患者不仅无效，反而使得烦热躁动、颜面生疮、咽喉肿痛、口干口渴、五心烦热、便秘等阳热亢盛及阴虚火旺表现接踵而来，阳热煎灼阴精，何异竭泽而渔？久之则产生萎靡不振等气阴虚竭之候，使患者苦不堪言，也给医生的正确治疗增加麻烦，着实令人痛心。

景岳所论"火衰者十居七八，而火盛者仅有之耳"，是受当时"被褐茹藿""荆室蓬户"的生活条件限制的。时至今日，人们的生活水平已有显著提高，饮食结构、居住条件均大为改观，加之生活节奏加快，较以前紧张、匆忙，生活中应激事件增多等因素影响，临床上单由阳气衰微所致的阳痿患者已明显减少。正如宋·窦杰《疮疡证治全书》所言："今古不同，世俗亦异，若执古方以治今病，犹拆旧屋以接新屋，不经匠手不可适于用矣。"告诫我们古今时世有异，气化变迁，用方应当因时制宜，另行思辨。基于现代社会的男性多喜食肥甘厚味或辛辣炙煿，或酗酒嗜烟，多静少动，加之在竞争激烈的环境下精神压力越来越大，容易产生痰、热、瘀、浊、湿、郁等病理变化，因此我认为：单纯阳虚致痿者，百无一见；而由于不良的生活方式或（和）情志因素导致的实证阳痿却十居七八。因此，我治疗阳痿极少单纯采用补肾壮阳之法，仅仅有时在辨证论治的基础上酌情略加一二味兴阳之品。

三、阳痿十二证候论

阳痿的病因病机纷繁复杂，目前尚未统一，现今《中医内科学》大学本科教材将阳痿分为命门火衰、心脾受损、恐惧伤肾、肝郁不舒、湿热下注五种证候，验之临床，总觉意犹未尽。所以对有关阳痿的辨证分型，综合古今医家的认识，结合本人的临床经验，我曾粗略地将阳痿分为十二类证候。

1. 痰湿阻遏

久嗜肥甘酒酪，壅腻中焦，或饥饱劳伤，抑郁气结，皆可致脾胃伤损，阳气不行，水谷失其健运，水津难以化行，聚湿成痰化饮，痰饮湿浊阻遏宗筋阳道，阳气不能温通，阴血无能滋荣，而发阳痿之疾。正如沈金鳌《杂病源流犀烛》所言："阴湿伤阳，阳气不能伸举，亦至阴痿不起。"

2. 湿热煎灼

七情六欲过极，嗜食辛辣酒酪，皆可伤及脾胃，郁而化火，聚湿成痰，湿热内蕴，流注下焦，浸渍煎灼宗筋经络，宗筋弛纵，阳痿不起。此即《灵枢·经筋》所谓"热则筋弛纵不收，阴痿不用"，《景岳全书》所谓"热之极则诸物绵萎"。亦如薛立斋在《明医杂著·卷三》按语中所言："阴茎属肝之经络，盖肝者木也，如木得湛露则森立，遇酷暑则萎悴。"

3. 肝郁气滞

情志不畅，郁怒气结，或思想无穷，所愿难遂，久之肝木失其条达，疏泄无权。因肝脉环绕阴器，若肝脉气血郁滞，可致宗筋气血难达，病发阳痿。且肝气尚有调节情志功能，如若失其调畅，每见神摇则阴器振奋，临房则痿软难举矣。诚如《明医杂著》所言："少年阳痿，有因于失志者，但宜舒郁，不宜补阳。"《杂病源流犀烛》曰："失志之人，抑郁伤肝，肝木不能疏达，亦致阴痿不起。"

4. 精瘀血滞

壮年久旷，屡犯手淫，交合非道，忍精不泄，性动被抑，长期体外排精等诸般性事失洽病由，或手术损伤，跌仆外伤，皆可致精血瘀凝于精窍、宗筋，使阳气不达外势，精血难荣阴器，而发阳痿之疾。《千金要方》曰："肾邪实则精血留滞而不通。"《河间六书》曰："肾实，精不运。"《辨证录》曰："人有交感之时，忽闻雷轰，忽值人至，不得泄精，遂至变为白浊，尿管疼痛如针刺。"《杂病源流犀烛》曰："又有精出非法，或强忍房事，有伤宗筋，亦致阴痿不起。"

5. 大惊卒恐

突遭不测，乍现恶物，尤以房事之时突受惊恐为甚。惊则气乱，心惊胆怯，恐则气下，肾气虚脱，以致胆失决断，心肾之气难以用强，而发阳痿不举，临事而惧。诚如《景岳全书》所言："惊恐不释者，亦致阳痿。经曰恐伤肾。故凡遇大惊卒恐，能令人遗失小便，即伤肾之验。又或阳旺之时，忽有惊恐，则阳道立痿，亦其验也。"

6. 命门火衰

多由房劳过度，早婚纵欲，屡犯手淫，久病劳伤，致精气虚损，或误服久服苦寒克伐之品，戕伤真阳，终至命火衰微，宗筋不得命火温壮煦养，而发阳痿不举。《济生方·虚损》曰："五劳七伤，真阳衰惫……阳事不举。"《杂病源流犀烛》亦曰："有房劳太甚，宗筋弛纵，发为阴痿者，乃命门火衰，譬之严冬百卉凋残也。"

7. 肾精亏竭

早婚纵欲，房劳伤耗，年老体虚，久病虚损不复，皆可致肾元虚惫，精气阴血日渐耗竭，无以灌注濡养宗筋脉络，病发阳痿不用之疾。如《外台秘要》曰："肾开窍于阴，若劳伤于肾，肾虚不能荣于阴器，故痿弱也。"《张氏医通》曰："阴痿，当责之精衰，斫丧太过所致。"

8. 阴虚火旺

素体阴亏，色欲太过，久病耗伤，或曲运神机，相火时动，或误服久服温补燥热药物，皆可致真阴虚损，肾精耗竭，阴虚不能配阳，相火妄动，煎灼宗筋，阴器失于滋养，而成阳痿之疾。诚如《医学正传》曰："嗜欲无节，起居不时，七情六欲之火，时动乎中，饮食劳倦之过，屡伤乎体，渐而至于真水枯竭，阴火上炎……白浊白淫，遗精盗汗。"《明医指掌》曰："后生少年辈，淫欲太早，斫丧真元，真阴内亏，虚火炽焰，宗筋伤而阳道痿矣。"

9. 阴阳俱虚

年老体弱，壮年早衰，久病耗伤，房劳亏损，皆可致下元虚惫，虚损难复，日久阴损及阳，或阳损及阴，终至阴阳俱损，精气衰竭，五脏皆伤，宗筋失于温煦滋养，而发阳痿。

10. 肝虚筋弛

肝藏血，主筋，为罢极之本，肝脉环绕阴器，结于宗筋。若先天不足，后天劳损，致精血先亏，水不涵木，或久病虚损，寒热劳伤，终致肝气虚馁，肝血亏耗，宗筋脉络失于温煦濡养，而发阳痿阴缩之疾。诚如《素问·痿论》所说："意淫于外，入房太甚，宗筋弛纵，发为筋痿……筋痿者，生于肝，使内也。"《韩氏医书六种·阳痿论》曰："肝阴不足，则脉与筋皆失所养，是以阳痿。"

11. 阳明虚损

思虑忧郁，饮食不节，劳倦内伤，皆可损伤心脾，病及冲脉阳明。阳明为水谷之海，生化之源，阳明虚损必致后天气血化源不足，宗筋失养，阳痿作矣。诚如《素问·痿论》所言："阳明虚则宗筋纵。"《景岳全书》曰："忧思太过，抑损心脾，则病及阳明冲脉，而水谷气血之海必有所亏，气血亏则阳道斯不振矣。"

12. 心肾不交

思想无穷，意淫于外，曲运神机，劳心于内，耗神过度，久病失养，皆可导致心气不足，心阴耗损，君火不能下济肾命，肾元复损，肾中精气不能上奉心君，终至心肾两虚，病发阳痿，可兼见心肾气虚及心肾阴虚两类证候。此如《辨证录》曰："人有中年之时，阳事不举……即或振兴，旋即衰败，此心包之火气大衰也。""君心先衰，不能自主，相火即怂恿于其旁，而心无刚强之意，包络亦何能自振乎？故治阴痿之病，必须上补心而下补肾，心肾两旺，后补命门之相火，始能起痿。"

其实临床还可见到其他一些较少见证候类型，以及一些兼夹证候类型，辨证论治之时切不可自缚手脚。

四、阳痿的辨证要点

1. 辨虚实

论治阳痿首辨虚实。一般说久病多虚，新病多实；老年者多虚，青壮者多实。其中命门火衰、肾精亏竭、阴虚火旺、肝虚筋弛、阳明亏损、心肾不交等证候属虚，治宜补益强壮为法；而痰湿阻遏、湿热煎灼、肝郁气滞、精瘀血滞等证候属实，治宜攻散通达为法。若虚实不明，论治之时概以虚论，则病必不除，甚则误补益疾，使病情加重，反生他疾。

2. 辨寒热

阳痿而兼见面色苍白，形寒肢冷，小便清长，喜热畏冷，舌淡苔白，脉沉迟细弱者，属寒；阳痿而兼见面目红赤，五心烦热，咽干口燥，小便黄赤，烦躁易怒，喜凉畏热，舌红苔黄或苔少，脉滑大或细数者，属热。临床详析寒热证候，论治才能温清得法。若热证误投温壮之品，犹如火上浇油；寒证误投清利药物，无疑雪上加霜。此皆为误治，病必不愈而反甚。辨寒热主要以兼证及舌、脉为主要依据。

3. 辨脏腑

阳痿一病，涉及心、肝、脾、肾诸脏，与心包、三焦、肺、胆、督脉亦有关联。言其要者：情志损伤多及心、肝，劳倦内伤多损脾胃，房劳纵欲多伤肾督，湿热实火多伤肝脉，痰饮阴浊多碍阳明。兼神伤者病心君，兼惊恐者病胆肾。精瘀者伤在肾督精道，气滞血瘀者伤在心肝脉道。每交气急为肺虚，临事早泄为脾弱。总之，辨治阳痿不可概从肾虚立论，只泥补肾壮阳一法。而应分辨脏腑，审其虚实，察其寒热，综而论之，自能方证合拍，药到病除。

五、阳痿治疗注意事项

阳痿辨治，当以脏腑为本，明辨病性之寒热，详析正邪之虚实。属虚者宜补，属实者宜泻，病寒者宜温，病热者宜清，或可灵活运用攻补兼施、寒温并用之法，自有良效。另外还需要注意以下几点。

1. 阳虚者，真阴亦损，故温补中忌纯用刚热燥涩，宜血肉温润之品缓调，或配滋阴药物，以阴中求阳；阴虚者，真阳亦伤，故滋补中忌一味滋凉壅腻，定少佐阳动之品，使静中有动，以阳中求阴。所谓"善补阳者，必于阴中求阳，则阳得阴助而生化无穷；善补阴者，必于阳中求阴，则阴得阳升而泉源不竭"（《景岳全书·新方八略》）。

2. 下焦湿浊痰饮为患，应适当配合淡渗清利药物，因势利导，就近祛邪，可先开阳气之路，有利阳气抵达宗筋。临床上如六味地黄丸、胃苓汤、龙胆泻肝汤中之用茯苓、泽泻、车前子、猪苓等药，即皆宗此意。

3. 湿热壅盛，浸渍煎灼肾精者，治当渗湿清热，但更宜苦味坚阴，以固下元，即宗经旨"肾欲坚，急食苦以坚之"（《素问·脏气法时论》）的原则。

4. 顽固性阳痿，宗筋痿废已久，瘀滞过甚，寻常化瘀渗利药物，皆难开阳道以振奋宗筋，故治疗时，适当配合通补奇经之虫类药物，如雄蚕蛾、大蜻蜓、九香虫、大蚂蚁、蜈蚣、蜂房等，飞升走窜，无微不至，直达宗筋，通行血气，则阳痿顽疾可望速效。

5. 有明显精神因素致病者，除药物治疗外，更应配合心理疗法，所谓"心病还应心药医"，可使阳痿治疗事半功倍。

6. 对部分严重器质性阳痿往往非药力所能奏功，还需另寻良策，不可勉为其难，加重患者的经济负担，又贻误病情。

论阴冷的辨证论治

阴冷又称阴寒，系指男子前阴包括阴茎、阴囊自觉寒冷，甚则阴冷如冰而言。阴冷首载于《金匮要略》一书，称之为"阴头寒"，病因为虚劳失精。《诸病源候论》始称本病为"阴冷"，认为多发于阴阳虚损之后。《张氏医通》提出肝经湿热，阻遏阳道，亦可发为阴冷，从而丰富了对阴冷的辨治内容。临床辨治多以寒凝下元与湿热阻滞为主。

一、病因病机

1. 寒凝下元

素禀不足，先天虚弱，或久犯手淫，或大病久病，伤及肾元，皆可致肾气虚损，肾阳不足。命门火衰，阴寒内生，阳气难以温煦宗筋，阴寒循经凝结阴器，而发阴冷如冰。

2. 湿热阻滞

久嗜肥甘酒酪，滞腻脾胃，或感受外来湿邪，壅遏脾土，致脾胃失其健运，水谷难化精微，停滞体内为湿为痰。湿痰久积化热，循经下注，阻滞宗筋，使阳气难达阴器，终致阴冷之患。

二、辨证论治

1. 阳虚寒凝证

症状：阴器觉冷，甚则冷如冰，病程长久，兼见腰酸膝软，肢体畏寒，精神萎靡，倦怠乏力，面色㿠白，尿清便溏，或伴阳痿、遗精、早泄，舌胖嫩色淡，有齿痕，脉沉迟无力尺弱。

分析：肾阳不足，命门火衰，阴寒内生，阴器失于温煦，故阴器觉冷，甚则凉冷如冰；腰为肾之外府，肾虚腰府失养，故腰酸膝软；阳气不足，失于温煦，故肢冷畏寒，面色㿠白，尿清便溏；肾亏及脾，脾肾气虚，故精神萎靡，倦怠乏力；命火衰微，失于统摄作强之能，故阳痿、遗精、早泄；舌胖嫩色淡，有齿痕，脉沉迟无力尺弱，皆为阳虚寒凝之象。

治法：温肾祛寒。

方药：金匮肾气丸或右归丸配暖肝煎同服。

2. 肝经湿热证

症状：阴冷而兼阴部汗出，阴囊湿痒臊臭，或伴阳痿早泄，烦闷口苦，尿赤或淋浊茎痛，舌红苔黄，脉弦滑或弦细数或濡数。

分析：湿热壅滞下焦，阻遏阳气通路，故阴冷，或伴阳痿、早泄；湿热内蕴，循经下注，故阴部汗出，阴囊湿痒臊臭；湿热内盛，难以宣泄，故烦闷口苦；舌红苔黄，脉弦滑或弦细数或濡数，皆为肝经湿热之象。

治法：利湿清热。

方药：柴胡胜湿汤或龙胆泻肝汤加减。

三、治疗注意事项

病阴冷者，大多数属阳气不足，不能温煦宗筋所致。又因肾主生殖，司二便，开窍于前后阴，肝主筋，经脉循行环绕阴器，故温补阳气，当着重从肾肝二经论治。

治疗阴冷亦应掌握辨证论治的原则。阴冷一证除抓住寒凝下元，阳气难以温煦宗筋，阴寒循经凝结阴器，而发阴冷如冰之病机外，还有部分阴冷乃由湿热痰浊之邪阻遏阳道，使阳气不达宗筋之末所致。倘若临床治疗一味温补，不但无效，每致误补益疾，使湿热痰浊胶结愈甚。故论治之时当结合舌、脉、兼证，精心辨证，详分寒热真伪，再遣方遣药，则顽疾可效矣。

四、病案举例

案例1

关某，男，34岁。1989年11月23日初诊。

症见下半身发凉，尤以阴部为重，凉冷如冰，每感寒食凉益甚，病发已1年余。阴茎阴囊时有内缩之感，性欲淡漠，腰酸腿重，大便溏泻。自诉长期出海，屡感寒湿。舌淡红而暗，苔白腻，脉弦紧。

辨证：寒湿凝滞肝肾经脉，阳气受损，宗筋失于温煦。

治法：散寒祛湿，温养肝肾经脉。

方药：附子15g（先煎），肉桂5g，熟地黄30g，枸杞子20g，炒白芍30g，桂枝10g，地龙10g，茯苓15g，炙甘草10g。

上方服12剂，身冷渐解，阴缩已愈，但觉阴冷，上方加小茴香5g，继进8剂，诸症悉除。

案例2

李某，男，38岁。1989年11月26日初诊。

阴囊凉冷潮湿3年余，龟头时有麻木感及白垢，或兼阴茎举而不坚之症。近来愈觉阴部凉冷如冰，口苦心烦，大便黏滞，自诉曾服用多量金匮肾气丸、男宝、三鞭丸等补肾壮阳药物不效。平日喜食肥甘，饮酒量多，舌红，苔白厚微腻，脉弦略滑。

辨证：湿热阴浊阻遏下焦，阳道不通，肝脉失于温煦。

治法：利湿清热，畅达阳气。

方药：柴胡10g，龙胆草10g，盐黄柏15g，白术15g，泽泻15g，茯苓15g，羌活5g，白芍15g，当归15g，甘草5g。

服药60剂，诸症大减，阴冷明显减轻，继进前方4剂，诸症皆除，数载顽疾，愈于一旦。

论阳痿治从阳明

《素问·痿论》曰："治痿者，独取阳明。"《灵枢·根结》曰："痿疾者，取之阳明。"皆强调了调补脾胃，充养后天气血化源是治疗痿疾的关键。此观点一直为历代医家重视，并有效地指导着后世的临床实践。"痿"者，本为诸般宗筋失濡而废用的统称，其中本当既包括肢体痿废不用的痿躄病，又包括阴器痿弱不举的阳痿病。但后世医家，往往多重视痿躄，而每每忽视对阳痿论治的指导作用，临证治疗阳痿顽疾，鲜见从阳明立论者，诚为憾事。有感于此，结合临床心得，对阳痿治从阳明之法，略陈管见。

一、阳明充则外势展，求之气煦血濡

前阴为宗筋汇聚之所，须得诸经气血的充养，特别是阳明之气血温煦濡养，而后才能劲强有力，得行正常功能。阴器以筋为体，以气血为用，《素问·厥论》曰："前阴者，宗筋之所聚，太阴阳明之所合也。"《素问·痿论》云："阳明者，五脏六腑之海，主润宗筋。"且人生之后，以食为天，人身之气血精津，皆生于水谷，而源于阳明，故宗筋之强劲或痿弱，亦必与阳明后天之气血是否畅荣密切相关。张景岳曰："阳明总宗筋之会，会于气街，而阳明为之长，宗筋为精血之孔道，而精血实宗筋之化源。"阳事之用，以气血为本，而气血盛衰又同阳明之强弱密切相关。阳明强健，水谷化源必然充足，源源不断充养脏腑肢身，以济人生之用，其于阳事亦必强健。或云，前阴属肾，交合子嗣之道，应以肾为主，但肾主先天，脾为后天，人生之后，生长发育，脏腑活动皆赖脾胃后天气血的充养，所谓先天促后天，后天养先天，后天不充，则先天何立？故清代医家韩善徵云："胃强善啖之人，其于欲事必强，否则痿，是胃气能为肾气之助。"（《韩氏医书六种·阳痿论》）反之如阳明气血亏损，诸经气血皆虚，则宗筋失养成痿，所谓"阳明虚则宗筋纵"（《素问·痿论》）。可见阳明气血之盛衰及是否畅达，直接影响着宗筋的功能。故治阳痿在辨证论治的基础上兼及阳明，每可收非常之效。

二、执两端而论阳明，治法宜补宜消

所谓"独取阳明"者，认识不尽相同。独取之"独"，如释为单独、惟独等，不如释为重在、着重较好。至于阳明，有的认为是足阳明经，有的认为是足阳明胃经及手阳明大肠经，若结合临床，综而论之，实当以脾、胃、大小肠几者综合之功能较为适当，即统指人体的后天之本，水谷化源。这样，就可总地释为"重在补益或调理脾胃及大小肠功能"，也较为合理。

阳痿治从阳明，当从阳明本身的虚实两大方面来辨治。虚者多为久病劳伤，正气虚弱，致阳明受损，后天乏源，水谷难化精微，气血生化不足，宗筋失于濡养，则成阳痿不举。此证多伴整体虚弱，正气亏损诸症。治当培补阳明，资生化源，益气养血，以强阳宗筋之体。笔者临床常用补中益气丸、人参归脾丸等加九香虫、桑螵蛸、补骨脂。实者多因嗜食肥甘，食饮无节，或情志伤损，气机失畅，则阳明失健，痰湿内生，阻遏宗筋脉络，或聚湿化热，灼伤宗筋，终成阳痿不用。此证形体多丰，兼证多实，且服补肾壮阳之品弗效或反甚。治当调理阳明，清利湿热，宣化痰浊，以畅达宗筋之用。我临床常用二陈汤、胃苓汤、三仁汤、龙胆泻肝汤等加蜈蚣、蛄蝼、露蜂房。

三、病案举例

案例 1

潘某，32 岁，工人，初诊：1980 年 2 月 27 日。

病胃脘痛已久，西医诊为十二指肠溃疡，年余前又发阴茎不举或临房不坚，逐至一蹶不振，伴纳少乏力，气少神疲，形体消瘦，舌淡苔少，脉缓弱。曾服滋腻填补中药，服后阳痿未见稍好，而反曾胃脘胀闷，纳呆呕恶等腻脾败胃、碍阻中州之症。今苦于胃脘疼痛，形体日羸而前来就医。证属胃病日久，阳明亏伤，脾胃失健，气血不荣，发为胃痛。治宜温补阳明、缓急止痛之法。方用补中益气汤合黄芪建中汤加减，药用黄芪25g，党参25g，白术10g，白芍15g，炙甘草15g，桂枝10g，当归10g，饴糖20g（烊化），陈皮10g，柴胡5g，九香虫10g，大枣5枚，生姜3片。服药半月余复诊，胃痛大减，患者喜言之，阳痿亦有好转之象，仍宗前法而加桑螵蛸20g，补骨脂15g，以增强壮阳起痿之功，又服二十余剂，胃痛若失，阳痿亦愈。

按语：阳明久伤，后天乏源，肾中之精气不充，宗筋少血气滋荣，阳痿不举，人道难成。本欲益肾起痿，曾服滋荣填补之剂；怎奈阳明衰弱，壅遏更伤健运之能。今苦于胃痛前来就医，不期阳痿竟奏全功。详查病源，妙在辨治求本；展势起痿，重在独取阳明。正如叶天士所云："阳明虚则宗筋纵，盖胃为水谷之海，纳食不旺，精气必虚，况男子外肾，其名为势，若谷气不充，欲求其势之雄壮坚举，不亦难乎？治惟通补阳明而已。"（《临证指南医案》）实乃独具法眼，深得个中奥旨。

案例2

张某，38岁，干部，初诊：1981年5月24日。

病阳痿半年余，阴茎痿弱，虽时有性欲萌动而阴茎弛纵难举，平素多食肥甘酒酪，形体丰肥，眩晕嗜卧，困倦身重，烦闷忧郁，苔白厚腻，脉缓滑无力。多服补肾壮阳药及丙酸睾丸酮等，毫无疗效。证属恣食豪饮，壅遏阳明，腻脾碍胃，痰湿内生，阻滞脉络，气血难达外势而致阳痿。治宜化痰利湿、宣畅阳明之法。方用胃苓汤合二陈汤加减，药用苍术15g，白术15g，厚朴10g，陈皮15g，半夏10g，茯苓15g，泽泻15g，桂枝 10g，甘草 19g，蜈蚣 2 条（研末分吞），丝瓜络 10g。服前方 8 剂，阳事渐举，诸症好转，前方加露蜂房 10g，继服 8 剂，阴茎勃起有力，诸症亦愈。嘱慎房事，节饮食，并服前方以善后。3 年后随访，阳痿从未再发。

按语：醉饱无度，过嗜酒酪，阳明后天之健运被遏，水谷难化则痰湿内生，阻滞于宗筋脉络，正如沈金鳌所言："阴湿伤阳，阳气不能伸举，亦致阴痿不起。"（《沈氏尊生书·卷二十八》）因苦于阳痿，曾多服温补强壮药物，药实难对证，不辨证岂收此许之功。拟化痰利湿、宣畅阳明之法，俾痰湿化去，阳道畅通，阳痿顽疾自可愈矣。综而论之，治疗阳痿，不可执泥温肾壮阳之法。若能辨证施治，灵活运用调补阳明之治疗法则，则可收事半功倍之效。

不射精症论治

不射精症，中医称之为精闭，是指有正常的性欲，但行房时虽久交接而终不能射精为主要表现的病证。精闭在中医文献中无单独论述，多在强中症中论及。《诸病源候论·虚劳无子候》指出："泄精，精不射出，但聚于阴头，亦无子。"《医碥》曰："房事时，精已离位，或强忍不泄，或被阻中止，离位之精化成败浊。"提出了不能射精的病机是精瘀不泄，化为败浊，阻滞精道所致。又如《辨证录·阴痿门》曰："凡入房久战不衰，乃相火充其力也。"将本症归入强中症中，认为是相火偏旺，致精道不畅所致。至现代，中医对精闭的病因病机及辨证论治均有所发微，初步形成了辨证论治体系。

一、病因病机

精闭病因虽多，无非虚实两端。虚者，肾精亏竭，或阳气虚衰，致无精可下；实者，或气滞，或痰浊，或湿热，或瘀血，阻滞精路，致真精难达。

1. 肾精亏损

先天不足，或后天失养，或久犯手淫恶习，致肾精亏耗，泉源不充，无精可下；或由肾阴不足，虚火内灼，炼精炼液，致真精受损而无以为下。

2. 肾气虚弱

素体禀赋不足，或阴损及阳，或大病久病，皆可致元气大伤，气化失常，鼓动无力，难以推精外出，故见精闭。

3. 七情失调

情志不调，嗔恚郁怒，肝失调畅，或脏腑失和，气机阻滞，可致精路难通，无能为下；或肝郁化火，木火相扇，心火亢盛，精关开启失调，亦致精闭。

4. 精路闭阻

过食肥甘，嗜酒过度，致痰湿内生，阻滞精路；或外感湿热，或痰湿久蕴化热，致湿热下注，壅遏宗筋，或气郁血滞，或伤后留瘀，致精络闭阻，阳道失畅，皆可致闭难通。

二、辨证论治

精闭患者临床多以婚后多年无嗣而就医，故诊治之时，当详究病源，以明诊断。论治大法：精亏泉竭，无以为下者，当填补真精；阳衰气弱，不能鼓舞者，当温壮阳气；气血郁闭，无能通达者，当化瘀行滞；邪阻精窍，无能为下者，当祛邪通精。

精闭症古代医籍中提及甚少，所以每使部分医者对此概念模糊。其临床注意与阳强、遗精相鉴别。精闭是久交不泄，阴茎勃起持久，但移时即软缩；阳强是能射精，但阴茎长时间勃起坚挺，有的达数天，甚至数十天不软缩。精闭在交接过中虽无精液排出，但往往又伴卧寐遗精；而遗精症虽同有卧寐遗精，但在交接过程中有精液射出。论治之时，应详辨之。

1. 肾气不足

阴茎勃起正常，交接久而精不出，或伴性欲减退，头晕乏力，精神萎靡，腰膝冷痛，下肢无力，面色晦暗，舌淡苔白，脉沉细弱。治宜温补肾气，资其动力。药用右归丸加味，加鹿鞭、狗鞭，或以金匮肾气丸如仙灵脾、肉苁蓉等。

病例

潘某，男，28岁，教师，1985年7月14日初诊。

自述结婚2年，一直性交不能排精，因有手淫恶习，故忧虑重重，曾找中西医调治而弗效，伴头晕失眠，乏力腰酸，畏寒肢冷等症，舌淡嫩红，苔白少，脉沉细无力，两尺尤甚。辨证属肾阳虚衰，阴精失化，肾气不足，推精无能，故发精闭之症。治宜温补肾气，以助精行，兼益化源之法。方用右归丸加减。药用：熟地黄20g，巴戟天15g，山萸肉10g，杜仲15g，仙灵脾5g，桂枝5g，枸杞15g，山药15g，鹿角片10g，桑螵蛸15g，炙甘草5g，鹿鞭粉7.5g（分冲）。服前方10剂后，诸症好转，行房已有少许精液射出。再加减调服前方16剂，已能正常射精，余症亦愈，自述同房性感明显好转。

2. 肾精亏损

行房不能射精，伴头晕耳鸣，发落齿摇，腰酸膝软，失眠健忘，舌淡脉弱。治宜填补肾精，充源达流。药用左归丸加味，加血肉有情峻补之品，如动物睾丸、紫河车等。

病例

张某，男，32岁，职员，1984年10月21日初诊。

结婚4年，婚初行房尚有少许精液排出，约1年后行房即不能射精，因婚后无子曾就医，女方无异常，男方因不射精而无法检查精液。性欲淡漠，伴头晕耳鸣，腰痛膝软，失眠健忘，舌淡尖红苔少，脉弱。辨证属肾精耗伤，泉源乏竭，无以为下，而发精闭之症。治宜填补肾精，充源达流，兼以温运疏通之法。方用左归丸加减，药用：熟地黄30g，山萸肉10g，杜仲15g，枸杞20g，山药20g，肉苁蓉15g，菟丝子30g，炙甘草10g，当归10g，炒麦芽15g，路路通10g，紫河车粉20g（冲服）。前后共服20余剂，行房已有少量精液射出，继续加减调服30余剂，诸症皆愈，性生活正常，其妻受孕。

3. 阴虚火旺

性欲偏亢，或阳强不倒，行房不能射精，间有卧寐遗精，腰酸口干，舌红苔少，脉细数。治宜滋阴泻火，益阴通精。药用知柏地黄汤加味。

病例

孙某，男，36岁，助工，1976年8月初诊。

患者半年来，性交时间延长，不能射精，伴头痛面赤，心烦失眠，舌红少苔，脉沉细数。辨证属肾阴不足，相火偏亢。治宜清泻相火，滋阴潜阳。药用：黄柏20g，知母15g，熟地黄20g，丹皮12g，炒枣仁20g，水煎服。患者服药两剂，安眠如常人，10天后性交射精基本正常，又服八味地黄汤加减5剂病愈。

4. 肝郁化火

性欲亢进，交不射精，性情急躁，头昏瞀闷，口苦咽干，口舌生疮，心烦失眠，舌红苔薄黄，脉弦细数。治宜疏肝通窍，清心泻火。药用龙胆泻肝汤加减。

病例

张某，男，29岁，工人，1987年8月25日初诊。

同房不能射精 3 年余，阴茎勃起坚硬，持续时间较长，同房每逾 1 小时，不能射精，其妻亦不堪其苦。而于房事毕后数小时可见遗精，伴头晕烦躁，口苦咽干，尿黄，舌红，苔黄根腻，脉弦细数。辨证属肝郁气滞，精路难畅，更兼肝郁化火，君相火旺，精关开启失和。方用龙胆泻肝汤加减，药用：龙胆草 15g，栀子 10g，黄芩 10g，柴胡 10g，车前子 15g（包），生地黄 15g，当归 15g，生甘草 10g，黄连 5g，竹叶 10g，路路通 15g，女贞子 20g。服药 12 剂后诸症均见好转，前方去黄芩加白芍 15g，继服 12 剂，性生活正常。

5. 邪阻精路

行房时阳强不衰，久交不能射精，时伴阴茎胀痛，形体丰肥，脘闷头晕，或见淋浊溲黄，口苦身热，舌苔白腻或黄白而腻，脉缓滑或濡数。治宜祛痰利湿，开通精路。药用胃苓汤、萆薢分清饮，加路路通、丝瓜络、蟋蟀、九香虫等。若湿热盛者可加用龙胆泻肝汤。

病例

朴某，男，34 岁，干部，1986 年 7 月 7 日初诊。

患者既往曾有阳强病史，经治而愈。3 年前始患行房不能射精，一次行房时间可长达 1 小时，而无法排精，用手挤压亦不遂愿，无快感，而每于房事毕后 2 小时许，阴茎头处有少许精液及白垢，平日用手淫亦不得精出，曾服补肾药物不效。诊面色晦滞，形体壮盛，脘闷溲浊，口苦咽干，舌苔白而腻，脉缓滑。辨证属痰湿内生，湿浊阻滞，精路不畅，而发精闭之症。治宜祛痰利湿，通精行滞之法。方用胃苓汤合二陈汤加减，药用：苍术 15g，川朴 10g，陈皮 10g，茯苓 15g，半夏 10g，甘草 5g，泽泻 10g，白术 15g，桂枝 10g，路路通 10g，丝瓜络 15g，蟋蟀 3 枚（焙，研末服），九香虫 5g。服 8 剂后，行房顺利射精，诸症悉除。

6. 瘀血阻滞

多发于跌仆损伤或情志失畅后，交接之时，不能射精，或伴性功能异常，阴部胀刺作痛，舌黯或有瘀点，脉弦或涩。治宜活血化瘀，通精活络。药用通窍活血汤或少腹逐瘀汤加菖蒲、水蛭、琥珀等。

病例

陈某，男，24岁。

1977年春，新婚之夜，性交不射精，阳强难倒，性欲亢进，彻夜不寐，少腹胀痛不适，尿道干涩发烧。次日就诊时面红目赤，身体壮实，舌质暗红，苔干，脉弦有力。初以相火偏亢论治，投以龙胆泻肝汤，罔效。复诊时细察病情，详问病史，询知曾在服役期间，练兵习武时被枪柄击伤下身，当时疼痛难忍，嗣后并无异常，试用活血化瘀、通关利窍法论治，投以少腹逐瘀汤加减：炒茴香、川芎各6g，延胡索、没药、蒲黄、炒灵脂、川牛膝各6g，当归、赤芍各12g，琥珀末3g（冲服）。5剂后，性交虽可射精，但量少不畅，射精时阴囊有抽掣痛，尿道有烧灼感。再进5剂，诸症悉除。

三、注意事项

精闭绝大多数属功能性病变，经适当治疗，多数可以得到恢复，预后是良好的。但在临床辨证论治之时，尚有一些事项应当注意：①精闭因本源不足，精室亏虚者，在填补肾精的同时，要禁忌一段时间的房事，以保证精室的满盈。否则，随补随泻，终难调治。②填补真精之时，不要过分滋腻，以妨碍胃伤阳。每须佐加少许流动之品，既可增益补养之功，又可防滋腻之品生湿化热，反伤精室。③精闭如因火热、阴亏所致者，当慎用苦寒直折药物。常见过用、久用苦寒，而火退热清，性欲亢盛减退，但终不能射精者，实乃伤阳耗阴之故。④精闭如因肾气不足，封藏失职，可见遗滑之症，尤应慎用或禁用固涩药物，始终当以温肾补气为主，免得滞涩精路，精闭难瘥。⑤临床辨治精闭患者，每有三种主诉，即性交不射精、不育、遗精。对于自诉不育或遗精者，如不仔细询问，极易漏诊。故医生的问诊重点是性交方式、心理状况、夫妻感情及既往治疗情况，并除外器质性病变。

以祖传验方柴蛭散瘀丸研发的前列安丸

慢性前列腺炎病程缠绵，疗效欠佳，成为中西医学亟待解决的男性健康问题。一般认为属中医"精浊""精瘀"的范畴，历代中医典籍对本症病机有丰富的论述。如唐代《千金要方》曰："肾邪实则精血留滞而不通。"清代《临证指南医案》指出："精浊者，盖因损伤肝肾，有精瘀、精滑之分。"现代医家发皇古义，融汇新知，经验纷繁，临床分型达20多种。但综而论之，不外乎血瘀、湿热（湿浊、湿毒）、本虚（肾阳虚、肾阴虚、脾气虚）三大证型。

我于20世纪90年代初即提出败精瘀血、阻滞精道是本病的病机关键，且贯穿于整个病程的始终。而湿热、浊毒、本虚等均为兼夹病机，往往随着病程长短、病情变化、体质差异、治疗的得当与否，在血瘀精道的基础上派生而出现。治疗当以活血化瘀，畅达肝肾精道为先，血行瘀化，精道畅通，其病自愈，乃本症主治之法。

善治瘀者，必于补中求通，我将血瘀精道从病因上分为虚、实两类证型。因虚而致者，或因气虚无力推动，或因阳虚而经脉闭塞，或因阴血虚而经脉涩滞，致使血瘀于精道，此乃无以为下，治当充其源；因实而致者，或因湿热所阻，或因浊毒所阻，致使血瘀于精道，此乃无能为下，治当畅其流。但临床中的虚实从来就不可能截然分开，因实中有虚，虚中有实，病情复杂多变。慢性前列腺炎之所以难治，皆因虚实夹杂。祛邪而不伤正，扶正而不致瘀，这是治疗之关键。我应用祖父石春荣的经验方柴蛭散瘀丸为基本方，又从精瘀立论，寓通于补，寓补于通，创立了很多治疗慢性前列腺炎的新方，如代表方前列安丸（辽药制字 Z05020092 号），主药有水蛭、蜈蚣、地龙、牛膝、柴胡、当归、白芍、山药、生甘草、知母、黄柏、蒲公英、虎杖等，功能通精化瘀，活络散结；适用于前列腺疾病、性功能障碍、生殖系统肿瘤等。用此药治疗慢性前列腺炎万余例，取得了极好的疗效。方中以蜈蚣、水蛭、地龙通精化瘀、搜剔肝络，为主药；牛膝、柴胡疏肝散瘀，为辅药；当归、白芍、山药、生甘草培本扶正，知母、黄柏、蒲公英、虎杖清热散滞、兼解药毒，鸡内金消滞散结、兼顾胃气，共为佐药。诸药合用，通精化浊，疏肝活血，清热解毒，且消补兼施、祛邪而不伤正。前列安丸还被北京科迪药业集团开发为国家准字号新药"前列解毒胶囊"。

精浊论治

精浊是指经常有白色黏液自尿道口溢出，但尿液并不混浊的一类病证，常同时伴有尿频、尿痛、尿后余沥，睾丸、少腹、会阴、肛周、腰骶部疼痛不适或性功能异常等临床症候群。《内科心典》云："精浊者，白黏如精状，从茎中流出，不痛不涩，沾下衣有迹者是也。"本病可见于西医的慢性前列腺炎。

一、病因病机

1. 湿热下注

湿热之邪可由外侵，亦可由内生。外侵者，或下阴不净或性交不洁，湿热之邪由下窍浸淫，留于精室，精浊混淆，精离其位而成本病。内生者，可由嗜食肥甘辛辣，酗酒无度，积湿生热，扰动精室所致。

2. 气滞血瘀

多由情志不调，喜怒不时，壮年久旷，合之非道，或长时间压迫会阴部，肝脉失之疏泄，气血运行不畅，气滞血瘀，精液循行不畅而成浊。

3. 寒凝肝脉

《灵枢·经脉》曰："肝足厥阴之脉，循阴股入毛中，过阴器，抵小腹。"贪凉饮冷，或者久居寒凉之地，致使肝脉感受寒邪，寒性收引，肝脉受寒，精道不畅，精液凝滞而化为浊。

4. 阴虚火旺

久病伤肾，或色欲过度，肾精内亏，相火易炽，阴虚火旺，扰动精室，也可导致本病。

5. 脾肾阳虚

《素问·痿论》曰："思想无穷，所愿不得，意淫于外，入房太甚，宗筋弛纵，发为筋痿，是为白淫。"本病久治不愈，房事不节，或者过服苦寒戕伐之品，皆可损及脾肾之阳，脾伤则湿浊难化，肾伤则精易下泄，升清降浊功能失常，清浊不分而发为本病。

二、辨证论治

本病证情较复杂，总体上讲湿热、瘀滞、虚损是本病发生发展的三个重要环节，而以脾肾亏损为本，湿热为标，瘀滞是贯穿病程始终的病理产物和重要的致病因素。标本因果相互夹杂为患，互为影响，导致病情错综复杂。

1. 湿热下注

症状：排尿或大便时尿道有白浊或淡黄色分泌物流出，会阴、腰骶、睾丸部位胀痛不适，尿频、尿急、尿痛，尿道有灼热感，口干口苦，阴部潮湿，小便黄赤，伴性欲旺盛，频繁遗精，脘腹痞闷或恶心，大便干或溏滞不爽，舌苔黄腻，脉濡数或滑数。

分析：常因过嗜烟酒、肥甘厚味，以致气郁生湿，湿蕴生热，湿热下注，扰动精室，使精随尿出，而现湿热内蕴之象。

治法：清利湿热，凉血活血。

方药：龙胆泻肝汤加减。方取龙胆草、栀子、黄芩清泄湿热；车前子、泽泻、木通清利湿热；柴胡引诸药入肝经；生地黄凉血滋阴；当归养血活血。加丹皮、赤芍凉血活血。阴部潮湿瘙痒者，加苦参、地肤子；脘腹痞闷恶心者，加法半夏、陈皮；会阴部胀痛明显者，加延胡索、荔枝核、川楝子。

2. 气滞血瘀

症状：少腹、会阴部、睾丸、腹股沟、小腹部刺痛胀痛或隐痛不舒，疼痛常游走不安，或有血精，伴心烦、失眠、健忘、无心工作等神经衰弱症状，小便次数较频，尿痛，舌质紫暗或有瘀点，苔白或黄，脉沉弦或涩。

分析：长期压迫会阴部，或情志不调，致前列腺反复充血，气滞血瘀，故少腹、会阴部、睾丸、腹股沟、小腹部刺痛或胀痛或隐痛不舒，疼痛常游走不定。由于下部疼痛不适，给患者带来心烦、健忘、无心工作等神经衰弱症状。前列腺充血，则小便次数较频，甚则尿痛。舌质紫暗或有瘀点，苔白或黄，脉沉弦或涩，为气滞血瘀之舌脉。

治法：活血化瘀，行气止痛。

方药：血府逐瘀汤加减。方取桃仁、红花、赤芍、川芎、牛膝活血化瘀；柴胡、枳壳疏肝行气；当归养血活血。刺痛者加延胡索、三七粉祛瘀止痛；胀痛者加青皮、橘核、荔枝核行气止痛；小便涩痛者加琥珀粉利尿、活血、止痛。

3. 寒凝肝脉

症状：会阴部、睾丸或小腹疼痛怕冷，常因受寒而发，伴尿频、尿急、尿痛、排尿不尽感，尿道有乳白色分泌物流出，腰膝酸软，畏寒，大便正常或溏，舌质暗淡，苔薄白，脉弦涩。

分析：本型证候常由前三型发展而来。患者原有前三型症状，时愈时发，日久前列腺血脉不和，阳气失于输布，易受寒而诱发。寒邪克于血脉，则血脉寒凝，见会阴部、睾丸或小腹疼痛怕冷。尿频、尿急、尿痛、排尿不尽感及尿道有乳白色分泌物流出，是前列腺反复充血的结果。腰膝酸软，畏寒，大便溏，是阳气失温之象。舌质暗淡，苔薄白，脉弦涩，是寒凝血脉之象。

治法：活血化瘀，温通经脉。

方药：桂枝茯苓丸加减。方取桂枝温通经脉，茯苓利水通阳；赤芍、丹皮、桃仁活血化瘀。加小茴香、乌药、荔枝核温阳散寒，行气止痛。恶寒冷痛甚者，加淡附片辛热散寒通阳。

4. 阴虚火旺

症状：会阴部坠胀，尿道口常有少量黏液，头昏眼花，腰膝酸软，失眠多梦，遗精或血精，阳事易兴，排尿或大便时尿道有白浊滴出，五心烦热，小便短赤，舌红苔少，脉沉细或细数。

分析：病程日久，或相火妄动伤及肾阴，肾阴暗耗，可出现阴虚火旺证候。阴虚火旺，虚火扰及精室，迫精或血外出，故见排尿或大便时尿道有白浊滴出，遗精或血精，阳事易兴；腰为肾之府，肾虚腰失所养，故腰膝酸软；肾阴不足，不能生髓上盈脑海，故见头昏眼花；心肾不交，故见失眠多梦；舌红少苔，脉沉细数，为阴虚火旺之象。

治法：滋补肝肾，清泄相火。

方药：知柏地黄丸加减。方以熟地黄为君药，辅以山茱萸滋补肝肾，山药滋阴补脾，茯苓渗脾湿，泽泻泄肾浊，牡丹皮清肝火，加知母、黄柏使滋阴降火之力更大，合用之具有滋补肝肾、清泄相火之功。

5. 脾肾阳虚

症状：小便淋沥，时有白色浊液自尿道流出，遇劳则甚，畏寒喜暖，腰膝酸软，头昏神疲，少气懒言，困倦嗜卧，阳痿，早泄，或见稍劳后尿道有白浊溢出，舌胖淡，苔薄白，脉沉迟或沉细无力。

分析：肾阳虚损，命门火衰，阳事不振，故见阳痿；精关不固，故见早泄，甚或稍劳后尿道口有白浊溢出；肾虚气亏，脑失所养，故伴头昏神疲；腰失所养，故见腰膝酸软；阳虚失去温煦，故形寒肢冷；舌淡胖，苔薄白，脉沉细无力，均为一派阳气虚弱阴寒内盛之象。

治法：扶阳散寒，温经通脉。

方药：四逆汤加减。《伤寒论》云："少阴病，脉沉者，急温之，宜四逆汤。"病情至此，寒邪极盛，阳气衰微，急以附子温肾阳，干姜温脾阳，炙甘草固中焦，共奏扶阳散寒、温经通脉之功。

三、验方效法

1. 前列安丸

当归尾、酒白芍各 15g，生山药、蒲公英各 30g，益母草 50g，柴胡、红花、牛膝、生甘草、鸡内金各 10g，大蜈蚣 3 条，生水蛭 5g。将益母草、蒲公英水煎，浓缩成半稠膏，将余药共研细末，掺入药膏中，烘干研末，水蜜丸如梧桐子大，

每服 9g，每日 2~3 次。30 天为一个疗程。(《中国乡村医生》1993 年第 5 期)

2. 大黄牡丹皮汤

大黄 16g，芒硝 12g，丹皮、桃仁、冬瓜仁各 9g。上药加水 600L，先煎 30 分钟，浓煎成 100~150L，保留灌肠，每日 1 次，7 天为一个疗程。一般治疗 1~8 个疗程。(《浙江中医杂志》1993 年第 8 期)

3. 滋肾通关丸加味

炒知母 9g，炒黄柏 9g，肉桂 1.2g（焗服），鹿衔草 30g，虎杖 30g，红藤 30g，败酱草 30g，桃仁 30g，萹蓄 24g，车前子 30g（包），升麻 3g，琥珀末 1.5g（冲服）。主治湿热下注，水热互结之慢性前列腺炎。(《张伯臾医案》)

四、治疗注意事项

中医治病一贯强调辨证论治，治疗精浊亦然，历代中医典籍对本病病机有丰富的论述。如唐代《千金方》云："肾邪实则精血留滞而不通。"清代《临证指南医案》指出："精浊者，盖因损伤肝肾，有精瘀、精滑之分。"现代医家经验纷繁，临床分型达 20 多种。但综而论之，不外乎血瘀、湿热（湿浊、湿毒）、本虚（肾阳虚、肾阴虚、脾气虚）三大证型。融汇古今，可以看出败精瘀血阻滞精道是本病的病机关键，贯穿于整个病程的始终。而湿热、浊毒、本虚等均为兼夹病机，往往会随着病程长短、病情变化、体质差异、治疗的得当与否，在血瘀精道的基础上派生出现。败精瘀血阻滞精道是贯穿始终的病机关键，有提纲挈领之要义。治疗当以活血化瘀，畅达精道为先，血行瘀化，精道畅通，其病自愈，乃本症主治之法。而解毒化浊、扶正补虚乃兼治之法。正如《临证指南医案·淋浊》指出："败精宿于精关，宿腐因溺强出，新者又瘀在里……经年累月，精与血并皆枯槁……医者但知八正、分清，以湿热治，亦有以地黄汤益阴泻阳，总不能入奇经。"此一论述，对精浊的治疗极具指导价值，单纯从湿热、虚损入手，不能切中病机，故难以取效。

另外补肾壮阳之品对于本病不亚于火上浇油，因为本类药物性辛温而燥热，易助火动阳，扰动精室，精离其位，阻滞精道，而致愈补愈瘀；单纯清热解毒利湿无异于隔靴搔痒，且本类药物性多苦寒，寒性收引，寒性凝滞，有冰遏恋邪之弊，而致愈寒愈凝。二者均非正治之法。

五、病案举例

案例 1

杨某，男，38 岁。

近 5 年来腰骶部酸痛，少腹胀痛不适，尿后余沥，时轻时重，偶有滴白现象，性功能减退，多有早泄。曾经各大医院多次前列腺液检查，诊断为慢性前列腺炎。经静点及口服多种抗生素无效。后经中医治疗，或补肾壮阳，或清热利湿，并无少效，反致诸症加重。近日又因性功能减退而服用补肾壮阳之剂。来诊时除上述症状外，尚见情绪烦躁，面赤唇紫，舌红，苔薄黄，脉弦大有力。

诊断：精瘀，精浊。

辨证：败精瘀阻，肝郁血滞，兼夹热毒。

治法：通精化浊，疏肝活血，清热解毒。

方药：柴胡 10g，当归 15g，白芍 15g，生甘草 15g，知母 15g，蜈蚣 3 条，地龙 15g，鸡内金 15g，山药 20g，牛膝 15g，蒲公英 50g，水蛭粉 6g（冲服），黄柏 15g，虎杖 15g。14 剂，每日 1 剂，水煎，早晚分服。忌辛辣、久坐及滥服壮阳药物，避免色情刺激，性生活则顺其自然。可配合热水坐浴。

二诊：腰骶部及少腹疼痛不适感明显减轻，排尿顺畅，自觉口干，性功能无明显改善，舌红，苔薄黄少津，脉弦大。前方加生百合20g，20剂，水煎服。

1个月后，诸症均缓解，性功能基本正常，舌质红，苔薄白，脉弦缓。前方去黄柏，改公英为30g，守法继进以巩固疗效。

案例2

温某，男，37岁，公务员。初诊日期：2007年6月17日。

患者自诉患前列腺炎7年，经大连多个医院治疗过。在治疗时症状好转，但过不多久即又复如故。近日因症状加重而来就诊。现尿频，排尿不畅，尿后阴茎中疼痛。7年来性功能减退，长时间毫无性欲，偶尔有性欲也是射精时疼痛，精液中有血丝。大便后有白色黏液自尿道口流出，稍坐时间长一点则出现会阴、睾丸部凉而胀痛。舌质暗红，苔薄白，脉弦涩。

诊断：精浊精瘀。

辨证：寒凝肝脉。

治法：活血化瘀，温通经脉。

方药：桂枝10g，茯苓15g，赤芍15g，丹皮15g，桃仁10g，小茴香5g，乌药5g，荔枝核10g，淡附片10g，炒白术15g。

二诊：2007年7月5日。会阴睾丸部凉痛减轻，大便溏，无性欲，加蜈蚣3条。

三诊：2007年7月19日。尿频减轻，排尿顺畅，尿后阴茎中无疼痛，大便成形，阴茎、会阴部疼痛已经不明显，小腹部有温热的感觉，偶尔有性欲冲动但仍性欲淡漠，加杜仲10g，远志10g，以资巩固。

血精症中医治疗

在性生活射精和遗精时排出带血的精液，称为血精症。血精症是某些疾病的第一症状，最常见的为精囊炎、前列腺炎，此外还可见于精囊及前列腺结核、结石、肿瘤、外伤等。若能结合现代医学技术，明确诊断，协同治疗，可提高疗效。

一、病因病机

血精之为患其病机多以劳伤肾元为主，其肾气虚衰则失于固摄封藏，而精遗；肾阴不足则阴虚火扰，相火灼扰精室，迫血妄行，精血杂下。或有湿热内蕴，或败精瘀阻，邪扰精室，亦致血精者。

二、辨证论治

血精之患，每责之于肾，所谓肾经损伤而及阴血也。但每有湿热、瘀浊为患者，故临床治疗，必当分清标本虚实，而不可单纯拘泥温肾益阴等法，方不失辨证论治之要旨。

血精临床辨治时，还应与血淋、尿血予以鉴别。血淋是尿中有血，兼有淋沥涩痛等症；尿血是尿中有血而无疼痛症状；血精只是排精时精中带血。当详辨之。

1. 阴虚络伤证

症见精液肉眼红色，或兼射精疼痛不畅，伴阴部坠胀不适，失眠心烦，口燥咽干，腰酸膝软，舌红苔白干，脉细数无力或弦细数。治宜滋阴泻火；方用知柏地黄汤，加白薇、白茅根等凉血止血之品。

2. 肾虚失摄证

症见精液色红，眩晕耳鸣，乏力神疲，失眠多梦，腰痛细软，性欲减退，舌淡苔白，脉沉细无力。治宜益肾固摄；方用圣愈汤，加山药、阿胶、菟丝子、杜仲、仙鹤草等温阳益气、养血止血之品。

3. 湿热伤精证

症见精液色深红，伴烦躁头昏，面红目赤，口苦咽干，胸闷脘满，便燥尿黄，或见腰骶、阴部胀痛，舌红苔黄腻，脉滑数或弦数。治宜清热利湿；方用龙胆泻肝汤，加仙鹤草、小蓟、白茅根等清热止血之品。

4. 败精瘀阻证

症见精液色红，质多稠厚，排除不畅，甚则精道涩痛，或伴小腹胀坠刺痛，腰部胀痛，晨起痛著，阴部皮肤麻木瘙痒，阴囊湿冷，面色晦滞，舌质紫黯或有瘀点，脉沉涩或沉弦。治宜通精行滞；方用桃红四物汤，加茜草、炒蒲黄、三七等化瘀止血之品，或以少腹逐瘀汤加减治之。

三、治疗注意事项

血精一症，经适当治疗，大多数患者可以治愈，预后良好。但亦有一少部分顽固性血精患者，每因伴有其他兼夹病证，又复因失治误治，而临床迁延多年不愈。血精临床辨治时，尚有一些注意事项：

（1）血精乃精室、精道血络受伤所致病患，故在临床治疗时，不论何种证型的血精，均需分别辨证加入凉血止血、收敛止血、化瘀止血等止血和血药物。

（2）血精一症，每有兼夹病证，或由他病所累而发，临床尤当详辨。如经治疗，精中血液消失后，如有兼夹病证及原发病者，亦当根治，以防死灰复燃。

（3）要告诫患者注意阴部卫生，纠正不良的性交习惯，如性生活过频、故意延长性交时间或中断性交等；并注意休息，解除精神顾虑等，每可有效地配合药物治疗。

遗精论治杂谈

遗精是指不因交接而精液自行排出的病证。遗精有梦遗和滑精之分。因梦交而遗者，名曰梦遗；不因梦交而精自滑出，甚则清醒时精液流出者，名曰滑精。两种情况实是遗精的两种不同证候。

成年男子偶有遗精，多为"精满自溢"的生理现象，不需治疗，亦不必紧张。倘若遗精频繁，几日一次，甚或见于非睡眠时，则为病。

一、病因病机

遗精一病，病因较多，病机复杂，但终归为精室不藏，精不内固而外流。精室乃藏精之宅，受不得邪气干扰，且精宜静不宜动，宜养不宜耗。凡能动精之因，皆成遗泄之果。

遗精主要病位在肾，但与心、肝、脾等其他脏器有着密切关系。先天之精，藏受于肾，填充于脾，主宰于心，疏畅于肝，脏腑功能失调，特别是心肾功能失调，是导致遗精的主要原因，但也不可忽视他脏。

1. 先天不足

先天亏损，禀赋不足，下元虚惫，精关不固，易于滑泄。正如《景岳全书·遗精》篇所云："有素禀不足，而精易滑者，此先天元气单薄也。"

2. 后天伤肾

早婚纵欲，房事过度，或少年无知，频犯手淫，导致肾精亏耗，肾气虚损，失其封藏之能。其肾阴虚者，多因阴虚火旺，相火偏盛，扰动精室，使封藏失职。如《医贯》云："肾之阴虚，则精不藏，肝之阳强，则火不秘，以不秘之火，加临不藏之精，除不梦，梦即泄矣。"若肾气虚者，多因肾气不能固摄，精关失约而出现自遗，如《证治要诀》云："有色欲太过，而滑泄不禁者。"

3. 六欲所伤

耳听淫声，眼观邪色，鼻闻过臭，舌贪滋味，心思过度，意念妄生，此六欲者，皆可致形神俱耗，精血受损，君相火动，骚扰精室，而成梦遗之患。

4. 劳心过度

思想无穷，曲运心机，劳神太过，心阴暗耗，致心阳独亢，心火不能下交于肾，肾水不能上济于心，心肾不交，水亏火旺，扰动精室而遗。正如《折肱漫录》所言："梦遗之证，其因不同……非必尽因色欲过度，以致滑泄，大半起于心肾不交。凡人用心太过则火亢而上，火亢则水不升，而心肾不交。士子读书过劳，功名心急者每有此病。"

5. 湿热下注

平素醇酒厚味，湿热内蕴，流注于下，扰动精室，精不内藏，发为遗泄。如《明医杂著》云："梦遗滑精……痰火湿热之人多有之。"又如《医林绳墨》所言："梦遗精滑，湿热之乘……湿热之气，蒸于精道，有动相火，君相交感，变化莫测，为物所有，因梦交而精道行焉，故曰梦遗。"

6. 肝郁痰火

情志抑郁，气机失畅，气结停津成痰，或肝气郁滞，脾胃失运，则易聚湿成痰。痰浊壅盛，扰及精关，封藏失职，可为遗泄。若气郁痰结化火，痰火内蕴，侵扰精室，变可成遗泄之患。《医碥》言本病"古方多治郁滞，庸医误用涩剂。一少年遗浊，少腹有气上冲，肝气逆也"。又如《杂病源流犀烛》云："有因饮酒厚味太过，痰火为殃者……精随而出。"

7. 劳倦伤脾

久病体弱，或劳倦过度，致中气受伤，脾失健运，后天充养乏源，肾虚不足，固摄无力，而为遗泄。又五脏因虚劳各受其伤，心、肝、脾、肾各承其害，脏腑功能失和，精室焉能封藏固秘。

二、辨证论治

临床辨治遗精当首辨虚实。一般来说，初病多实，日久则虚证为多。实证以肝郁痰火、湿热下注、君相火旺，扰动精室为主；虚证则以肾虚不固、劳倦伤脾，致封藏失职为多。

临床还须辨别病位。一般认为，用心过度，或欲多妄生，致君相火旺，扰动精室，引起遗精的多为心病；精关不固，无梦滑泄的多为肾病。故历代医家多宗"有梦为实，无梦为虚""有梦治心，无梦治肾"之说。如《古今医鉴》所言："至若梦中交泄，则当治其心；肾虚精滑，则当固其真，斯治之要也。"但亦有不同观点，如张景岳曰："梦遗滑精，总皆失精之病，虽其证不同，而所致之本则一。"总之，临证之时，须结合发病新久，临床脉证，才能正确辨别病位。

另外，尚当辨别阴阳。遗精属于肾虚不藏者，当辨别偏于阴虚还是偏于阳虚。偏于阴虚者，多伴头昏目眩，腰酸耳鸣，五心烦热，舌红，脉细数；偏于阳虚者，多见面白少华，倦怠乏力，畏寒肢冷，舌淡脉弱。

1. 肾气不固证

症状：滑精频作，精气清冷，精液稀薄，时阴头寒，面白少华，精神萎靡，畏寒肢冷，舌淡苔白，脉沉细无力，尺部尤甚。

分析：先天亏损或后天戕伤，肾气虚弱，或病久不愈，阴精内涸，阴损及阳，终至下元虚惫，气失所摄，精关不固，故滑精频作，精液稀薄；阳气虚弱，虚寒内生，故精气清冷，阴头寒，畏寒肢冷；真阴亏耗，元阳虚衰，五脏之精华不能上荣于面，则面白少华，精神萎靡；舌淡苔白，脉沉细无力，尺部尤甚，均为下元虚惫，精气俱虚之象。

治法：补肾固精。

方药：右归饮，或用济生秘精丸合斑龙丸。若偏阴精不足者，用左归丸或六味地黄丸。

2. 肾阴亏虚证

症状：遗精频作，头昏目眩，耳鸣腰酸，神疲乏力，形体瘦弱，舌红少津，脉来弦细数。

分析：恣情纵欲，耗伤肾阴，阴虚火旺，相火扰动，封藏失职，故遗精频作；肾虚于下，真阴亏耗，则精气营血俱虚，不能上承，故见头昏目眩；不能充养肌肉，故形体瘦弱，神疲乏力；腰为肾府，肾虚则腰酸；肾开窍于耳，肾亏则耳鸣；舌红少津，脉弦细数，均为阴虚内热之象。

治法：壮水制火，固肾涩精。

方药：知柏地黄丸合水陆二仙丹。若遗精过频，日久不愈者，用金锁固精丸。

3. 心肾不交证

症状：梦中遗精，头昏目眩，心悸心烦，精神不振，体倦无力，小便短黄而热，舌质红，脉细数。

分析：劳心过度，六欲所伤，终致心阴暗耗，心火独亢。心火不能下交于肾，肾水不能上济于心，水亏火旺，扰动精室，精液遗泄；心火偏亢，故心烦；心阴耗伤，故心悸；营血亏虚，不能上奉外荣，故头昏目眩，精神不振，体倦无力；心火下移小肠，热入膀胱，故小便短黄而热；舌质红，脉细数，均为心阴被耗，心火偏旺之征。

治法：清火滋阴，交通心肾。

方药：三才封髓丹加黄连、灯心之类。若所欲不遂，心神不安，君相火旺，扰动精室，而致梦遗者，宜养心安神，用安神定志丸。

4. 肝火偏盛证

症状：多为梦中遗泄，阳物易举，烦躁易怒，胸胁不舒，面红目赤，口苦咽干，小便短赤，舌红苔黄，脉来弦数。

分析：肝脉绕阴器，肾脉上贯肝，两脏经络相连，如情志不遂，肝失条达，气郁化火，扰动精舍，则遗精；肝火亢盛，则阳物易举，烦躁易怒，胸胁不舒；肝火上逆，故面红目赤，口苦咽干；小便短赤，舌红苔黄，脉弦数，均为肝火偏盛之象。

治法：清肝泻火，益阴止遗。

方药：龙胆泻肝汤加味。根据患者肝肾阴伤的具体情况，可加白芍、女贞子、旱莲草、何首乌等。

5. 湿热下注证

症状：遗精淋浊，或尿时有精液外流，口渴心烦，口苦咽干，小便热赤，阴囊潮湿，舌质红，苔黄腻，脉动濡数。

分析：湿热下注，扰动精室，故遗精淋浊，甚则尿时流精；湿热上蒸，故心烦口渴，口苦咽干；湿热壅于下焦膀胱，故小便热赤，阴囊潮湿；舌红苔黄腻，脉濡数，均为内有湿热之征。

治法：清热利湿，化浊止遗。

方药：猪肚丸加草薢、黄柏、泽泻、车前子、猪苓等，或以龙胆泻肝汤加味。

6. 痰火内蕴证

症状：遗精频作，胸闷脘胀，口苦痰多，小便热赤不爽，少腹部及阴部胀坠，舌红，苔黄腻，脉滑数。

分析：痰火内盛，扰动精室，故见遗精频作；痰火郁阻中焦，故见胸闷脘胀，口苦痰多；痰火壅结下焦，故见小便热赤不爽，少腹及阴部作胀；舌红苔黄腻，脉滑数，均为痰火内蕴之象。

治法：化痰清火，疏郁止遗。

方药：猪苓丸加黄柏、知母、黄连、蛤粉等泻火豁痰之品。若患者少腹胀满，胸胁不舒，可加柴胡、郁金疏郁散滞之品。如患者尿时不爽，少腹及阴部胀坠，为病久有瘀热之征，可加败酱草、赤芍以化瘀清热。

7. 劳倦伤脾证

症状：遗精或滑精，四肢困倦，心悸失眠，食少便溏，脉虚弱。多伴有久病虚衰病史。

分析：劳倦伤脾，中气虚弱，后天充养乏源，肾虚不足，失于固摄，故为遗泄；脾虚失健，故食少便溏；气血不足，故四肢困倦，心悸失眠；脉虚弱，亦为气血不足之象。

治法：补脾益气，固涩止遗。

方药：归脾汤加覆盆子、五味子、山茱萸、芡实、金樱子等。

三、治疗注意事项

首要嘱患者调摄神志，忌六欲之妄动，调七情之过用，力求清心寡欲，以使意定神清。并慎起居，戒手淫，少食肥甘酒酪及辛辣食物，每可使遗精的治疗收事半功倍之效。

治疗遗精切忌只用固肾涩精一法，而应该分清虚实。实证以清泄为主，虚证方可补肾固精。同时还应区分阴虚阳虚的不同情况，而分别采用滋养肾阴及温补肾阳的治法。至于虚而有热者，又当予以养阴清火，审证施治。

要慎用壮热温燥动火之品，因壮热温燥之品，易于生火而劫阴，且易动相火，扰及精室。如确属肾阳衰微，精滑不固者，亦要本着阴中求阳的原则，滋阴中微以生火，切勿一味桂、附、姜、戟之品，而致釜漏未止，火炽精沸矣。

治当分清阴阳盛衰，本着《内经》"形不足者，温之以气；精不足者，补之以味"的原则。同时必须遵循"阴中求阳，阳中求阴"的大法，促进肾中阴阳建立新的平衡。又要针对阳虚易复、阴亏难回的特点，在治疗因虚而造成的遗精同时，或在遗精治疗后期的培本阶段，酌情选用一些血肉有情之品，重味填补阴精，以求肾中精气的早日充盛恢复。

若遗精较久，滑泄较重者，又当先予固涩，后补其虚，或补涩兼施。否则，上补下泄，其流不断，而冈投重剂，徒充其源。另外，固涩药奏效不显者，适当地加些升提之品，气升精气亦随其升也。

在填补阴精的同时，特别是病程较长者，要适当地兼顾脾胃健运之能，以防滋腻之品，壅滞中土，呆腻脾胃，损伤后天精血化源。

遗精患者在治疗期间要节制房事。遗精本属精窍滑脱而精关不固之患，如房事频频，精室难安。且遗精之人，精本大亏，复重妄泄，必致精源枯竭，变证丛生。故远房节欲实乃调护之首要，尤当切记。

四、病案举例

吴某，男，33 岁，教师，已婚。

自述少年始即有手淫史，平素身体羸弱，时有遗精，25 岁婚后病情加重，每月必发数十次，曾先后服用知柏地黄丸及金锁固精丸皆无显效，面黄肌瘦，心悸惊怵，眩晕耳鸣，倦怠乏力，夜尿频数。舌淡润，苔薄白花剥，脉弦涩无力，双尺尤弱。

诊断：滑精，虚劳。

辨证：先天不足，后天劳损，心肾亏竭。

方药：桑螵蛸 6g，露蜂房 6g，覆盆子 15g，五倍子 5g（研末冲服），熟地黄 15g，山萸肉 10g，龟板 15g，党参 20g，山药 20g，茯苓 15g，远志 10g，巴戟天 10g，鸡内金 15g。14剂，每日 1 剂，水煎服。

二诊：药后诸症改善，自述以往服药颇多，疗效就觉得这次最好，精神转佳，要求继服前方。见舌淡红，舌苔薄白少津，脉弦细无力。前药对证，继宗前法方药调治，前方改加党参 30g，炒白芍 15g。14 剂，水煎服。

三诊：病情明显好转且稳定，近半月在无性交情况下遗精一次，并无不适，继服前方 10 剂以为善后。

按语：本例遗精症系由先天亏损，禀赋不足，后天劳损，肾精亏耗，下元虚惫，失其封藏之能而致。又因劳神过度，心阴暗耗，致心阳独亢，心火不能下降于肾，肾水不能上济于心，心肾不交，水亏火旺，扰动精室而遗，同时又出现心悸、惊怯等症状。论治之法，当以培养先天、固摄下元为主，又益以补脾益气、滋阴潜阳、交通心肾之法。但本病滑脱日久，有一脱不复之势。故鉴于本案遗精较久，滑泄较重，当先予固涩，后补其虚，或补涩兼施。否则，上补下泄，其流不断，而罔投重剂，徒充其源。故方中首选桑螵蛸、露蜂房、五倍子诸药取其收敛摄纳、固精止遗之效。辅以熟地黄、山萸肉、覆盆子、巴戟天等味补肾培元，滋阴养液，加强其补肾固涩之力；鉴于本案病程较长，在填补阴精的同时，又要适当兼顾脾胃健运之能，以防滋腻之品，壅滞中土，呆腻脾胃，损伤后天精血化源，且固涩药奏效不显者，适当地加些补气升提之品，气升精气亦可随其升，故佐以党参、山药、茯苓健脾益气，固涩升提。再以龟板滋阴潜阳；远志安神益智，交通心肾。诸药合用，顽疾得愈。

治疗阳痿常用的10种虫类药

一、通补肾督的蜻蜓、雄蚕蛾、大蚂蚁

蜻蜓为蜓科昆虫蜻蜓的原虫，夏季捕捉，入药去翅足炒用。功能"强阴、止精"（《名医别录》），"壮阳，暖水脏"（《日华子本草》），"治肾虚阳痿"（《陆川本草》）。可入肾经、督脉，能补肾兴阳，强养阴器，且活而不腻，补中有行，实为治疗肾虚阳痿之妙药。入药以青大者为佳，去翅足，微火米炒后入药。

雄蚕蛾为蚕蛾科昆虫家蚕蛾的雄性全虫，在夏季取雄性蚕蛾，以沸水烫死，晒干入药。入肾、肝经，"主益精气，强阴道，止精"（《中药大辞典》）。本品颇具补养肝肾之功，而尤以强养宗筋是其长，故阴器痿弱，阳道难兴而源于肾肝亏虚者，必当用之。

大蚂蚁为蚁科大蚂蚁的全虫，春夏秋三季皆可捕捉，水烫，晒干或微火炒干后研末备用，本品一名玄驹，《本草纲目》言："蚁能举起等身铁，吾人食之能益气力，泽颜色。"蚂蚁不仅可作为药用，还是珍贵的食品。大蚂蚁味咸酸，可入少阴、厥阴两经而峻补，最能生精壮力，扶虚益损，其入药以黑大者为上品，取其黑咸入肾，硕大效强。

此三者为笔者通补肾督时最喜用者。所谓通补之法，乃针对壅补而言。临床每见阳痿患者，补之不效，即所谓虚不受补，实因过服壅腻温壮之品，药效难化难行，反致中土呆滞，药难奏效，此即壅补之弊。而通补者，通中有补，补中寓通，

药力畅行而无壅腻之弊。皆可入肾、督、肝脉，用其血肉有情之体峻补肾、督、肝脉之虚，以壮阳展势起痿；以其虫药善行之力，飞升走窜，无所不至，使补益之力得以淋漓发挥，尤可带动滋腻壅补药物，畅行经脉，灌养宗筋，使痿弱自强。

在临床据此理法拟验方：一曰"蜻蜓展势丹"，方用大蜻蜓40只，雄蚕蛾30只，露蜂房20g（酒润），大蜈蚣5条（酒润），丁香1g，木香5g，炙首乌30g，共为细末，炼蜜为丸如梧桐子大，或为散，每服7~10g，每日2~3次，空腹以少许黄酒送服。一曰"玄驹兴阳散"，方用大蚂蚁40g，桑螵蛸30g，九香虫20g，人参10g，淫羊藿20g，韭菜子30g，枸杞30g，桂枝5g，白芍15g，共为细末，每服5~7g，每日3次，空腹用少许黄酒送下。或可用白酒5斤浸泡上药，为玄驹兴阳酒，临床亦有效验。

病例

陈某，男，31岁，干部。

患阳痿3年余，曾历用甲基睾丸素、绒毛膜促性腺激素以及诸多益肾壮阳中药，皆未收效。患者有手淫史，婚后同房常不满意，伴精神紧张，腰酸尿频，瞀闷焦躁，脉弦涩。易药以蜻蜓展势丹，患者服药后四日，即觉阴茎有勃起，半月余竟获愈，同房数次均成功。

二、疏达肝脉的蜈蚣

蜈蚣为大蜈蚣科动物少棘巨蜈蚣或近缘动物的干燥全虫。辛温，有小毒，或曰无毒，入厥阴肝经。《医学衷中参西录》云："蜈蚣，走窜之力最速，内而脏腑，外而经络，凡气血凝聚之处皆能开之。"蜈蚣善疏达肝脉，畅行宗筋，以治肝郁所阳痿之患。形体肥大者效力尤佳，且不宜去头足，以恐效减。多以酒润之，烘干后研末冲服，即借酒力以增其行窜畅达之能。

蜈蚣为疏达肝脉之首选药物，而疏达肝脉法主要针对肝郁阳痿而设。《灵枢·经脉》曰："肝者，筋之合也，筋者，聚之阴器。"《灵枢·经筋》曰："足厥阴之筋……上循阴股，结于阴器。其病……阴器不用。"明确指出，肝主筋，前阴为宗筋会聚之所，故宗筋是否兴壮，与肝经血气是否畅荣密切相关。若情志不舒，长期抑郁，恚怒不释，致肝失条达，疏达无权，气血逆乱，宗筋失于充养则痿弱不起。蜈蚣实为疏滞而畅肝脉，行血以荣宗筋。

临床验方"蜈蚣疏郁汤"：大蜈蚣 3 条（研末分吞），海参 10g（研末分吞），地龙 10g，蚕蛹 15g，柴胡 10g，香附 10g，王不留行 10g，白芍 20g，当归 15g。

病例

陆某，男，29 岁，医生。

病阳痿年余，抑郁焦虑，胸闷胁胀，口苦咽干，面色青黄而晦。平素性欲萌动时，偶可举阳，而每临房却从未能兴举，历进温肾壮阳之品弗效，而反增烦躁之症。投蜈蚣疏郁汤 6 剂，后 7 味水煎分两次服，送服前两味药末，配合心理疏导。二诊阳事可兴举，再予 6 剂，同房成功。

三、利尿通阳的蝼蛄、蟋蟀

蝼蛄为蝼蛄科昆虫蝼蛄的干燥全虫，多于夏秋季捕捉后以沸水烫死，晒干或烘干入药。本品性咸寒无毒，"入足太阳经"（《玉楸药解》），善利水通闭，诸般水肿皆可用之，可直走阴中以通水道。

蟋蟀为蟋蟀科昆虫蟋蟀的干燥全虫，于夏秋季捕捉后以沸水烫死，晒干或烘干入药。本品性辛咸温，"性通利，治小便闭"（《纲目拾遗》）。现多取其利尿通阳之性，以治水臌、尿闭之疾。

蝼蛄、蟋蟀皆入膀胱、肾经，能通阴湿阻遏之阳道，可利气化难行之尿闭，实乃利尿通阳之神品，水肿、鼓胀、淋浊、尿闭等用之多效。凡阳痿由阴湿之邪阻遏阳道所致者，实为必不可少之药。二药一寒一温，相辅相成，故喜合用，令直达阴中以逐湿浊，俾阴湿去而阳道畅，则阳道伸展，阳痿自愈矣。

利尿通阳者，即通过利尿祛湿，以通阳道之谓。所谓通阳，实不同于补阳、壮阳、温阳，彼乃补益阳气之本，此乃通畅阳气之用，有伸展、升举、畅达阳气之意。临床每见形体丰肥之人或患水肿、痰饮等疾者，由于体内蕴湿蓄饮，每致阳道被遏，阳气不能达于宗筋之末，发为阳痿。用补肾壮阳之品，疗效甚微。运用通阳之法，以虫药辛散走窜，利尿达阴，通行宗筋脉络；并合渗湿利尿、宣散温通之品，畅达阳气，以因势利导，就近祛邪，使湿浊之邪从前阴排出。乃开阳气之路，以利阳气抵达宗筋，正合"通阳不在温，而在利小便"（《温热论》）之意。

临床验方"蟋蝼通阳汤"：蟋蟀 2～4 枚，蝼蛄 2～4 枚，桂枝 10g，淫羊藿 15g，苍术 15g，茯苓 20g，细辛 3g，丝瓜络 15g，白芍 15g，地肤子 15g。方中蝼蛄、蟋蟀最好以淡盐水浸泡半日，后烘干研末吞服。

病例

王某，男，42 岁，农民。

病水肿 2 余年，经治疗症状减轻，但未能痊愈，3 个月前又患阳痿，症见面白声低气怯，四肢不温略肿，阴器临房不举，饮食尚可，大便微溏，舌淡红，苔白腻，脉沉缓滑。诊为水肿、阳痿，证属湿浊阻遏阳道，阳气不能达于宗筋，而致阳痿不举。治以利尿通阳之法，处方"蟋蝼通阳汤" 8 剂。后 8 味水煎服，蟋蟀、蝼蛄以淡盐水浸泡半日，烘干研末，分两次汤剂送服。二诊时阳痿已愈，下肢仍有浮肿，处方同前，20

剂，两月后来告水肿已愈。

四、祛痰达络的白僵蚕

白僵蚕为蚕蛾科昆虫家蚕蛾的幼虫感染白僵菌而僵死的干燥全虫。性辛咸平，无毒，入肝、肺、胃经，能化痰散结，活络通经，《本草求真》云："僵蚕……燥湿化痰，温行血脉之品。"《本草思辨录》言僵蚕可治疗"痰湿所痼而阳不得伸"。笔者认为本品乃肝、胆、脾、肺经药，走里达表，诸经皆到，最擅开痰浊壅遏之络道，畅阴浊闭阻之阳气，为痰浊阻滞之阳痿首选必用之药。以姜汁炙用疗效尤佳，更可助其辛散祛痰之力。

祛痰达络法，乃为痰浊阻滞宗筋脉道所致之阳痿而设，常见过嗜肥甘酒酪之人，临盘大饱，无所忌惮，损伤脾胃，停痰蕴湿，痰随气升，无处不到，阻滞宗筋脉络，致气血不能充养宗筋，命火难于兴阳用事，而成阳痿之疾。此等顽疾，温补无效，强养无益，而祛痰达络、畅达宗筋之法，实乃治病求本之术。本法与利尿通阳之法有别，本法药偏辛温宣散，多走肝、胆、脾、肺以祛痰浊；利尿法多咸淡渗利，多走膀胱、肾经以利湿饮，治法途殊而温经通阳之本则一。

以本法拟方名"祛痰展势汤"：白僵蚕 10g（研末服），苍术 15g，半夏 10g，陈皮 15g，远志 15g，韭菜子 10g，路路通 10g，桂枝 15g，生姜 5 片。

病例

郝某，男，45 岁。

阳痿 1 年余，时有性欲萌动，但阴茎难举，龟头时有白垢，阴部潮湿臭秽，纳呆脘闷，困倦身重，舌苔白腻，脉缓滑略弦。曾多服中西营养强壮药物，而阳痿毫无起色，今投祛痰展势汤 8 剂，每日 1 剂，二诊时阳事渐举，诸症好转，再予 6

剂，阴茎勃起有力，阳痿治愈。

五、调补阳明的九香虫、露蜂房

九香虫为蝽科昆虫的干燥全虫，咸温，无毒，入脾、肾、肝经，能"治膈脘滞气，脾肾亏损，壮元阳"（《本草纲目》），"入丸散中，以扶衰弱最宜"（《本草新编》）。笔者认为，九香虫于温阳散滞中最健脾阳，凡脾胃衰弱，中土呆滞而致宗筋弛纵之患，实为必用之药。

露蜂房为胡蜂科昆虫大黄蜂或同属近缘昆虫的巢。甘平，有小毒，"入阳明经"（《本草纲目》），"灰之，酒服，主阴痿"（《唐本草》）。笔者认为，露蜂房为调补阳明妙药，以其飞升走散活泼之性，而行温运脾胃阳气之能，阳明虚之阳痿者用之最宜。

调补阳明之法，实针对阳明虚而致阳痿之患而设。经曰："前阴者，宗筋之所聚，太阳阳明之所合也"（《素问·厥论》），"阳明者，五脏六腑之海，主润宗筋"（《素问·痿论》），所以，阳明之气血亏虚或功能失调，皆可导致后天气血乏源，难以灌养宗筋脉络，而成阳痿之疾，故《素问·痿论》曰："阳明虚则宗筋纵"，"治痿者独取阳明"。而调补阳明之法，即遵经旨，通过补益强养调畅阳明，以恢复温养宗筋之能，而使宗筋强健，阳道以兴。

调补阳明常用验方名"九蜂补中汤"：九香虫10g，炒蜂房10g，黄芪15g，人参5g，补骨脂15g，白术15g，女贞子10g。

病例

王某，男，31岁，医生。

患胃病十余年，西医诊断为慢性胃炎、十二指肠球部溃疡，于半年前又发阳痿，伴胃脘胀闷，痞满纳呆，气短头晕，时嗳气，形体消瘦，舌淡嫩，苔白厚，脉细略弦，服多量六味地黄丸、三肾丸类药物，阳痿不见好转，今以阳明虚衰立论，投"九蜂补中汤"加桂枝10g，白芍15g，以增温养阴柔之力，服8剂，阳事渐举，胃病亦见好转，又加减服药十余剂，喜述阳痿已愈，胃病亦大见好转。

六、活血化瘀的水蛭

水蛭为水蛭科动物日本医蛭、宽体金线蛭、茶色蛭等的全体。本品咸平，有小毒，入肝、膀胱经，功能活血化瘀，通经破滞。《本草经百种录》云："水蛭最喜食人之血，而性又迟缓善入，迟缓则生血不伤，善入则坚积易破，借其力以攻积久之滞，自有利而无害也。"《本草经疏》亦言其可治"恶血、瘀血……因而无子者"。笔者认为，水蛭咸腥，无毒，入肝、肾、膀胱经，善趋下焦，以其食血之天性，最善走血分而攻瘀。因其本为水之所生，乃水精所凝，物随水性，虽为食血之虫，但其药力缓而持久，绝少酷烈之性，精道、尿道之瘀血败精惟本品可剔除，用少功多，剂微效著。临床内服外敷均有良效，入药以水中黑小者佳，忌火，最宜生用。又本品入煎剂味甚腥秽，服之欲呕，故多碾末装胶囊吞服，每服1~3g，每日2~3次。

活血化瘀之法临床用治阳痿，实针对血滞精瘀之证而设。其病因多由外伤或手术伤损，或长期手淫，忍精不泄，合之非道等，终致精血瘀滞于宗筋脉络，心肝肾气不达外势，血气精津难以滋荣，而成阳痿之患。此种阳痿多为滞虚相杂，颇难调治，正所谓"盖血既离经，与正气全不相属，投之轻药，则拒而不纳，药过峻，又反能伤未败之血，故治之极难"（《本草经百种录》）。此必用水蛭活络破滞，祛瘀生新，始可奏功。

临床验方"化瘀起痿汤"：水蛭3~5g，当归20g，蛇床子15g，淫羊藿10g，川断15g，牛膝15g，熟地黄30g，紫梢花5g，桃仁10g，红花10g。水蛭、紫梢花研末吞服。

病例

刘某，男，26岁，工人。

患者于年前嬉戏时被同伴捏伤睾丸，当时痛不可忍，而后疼痛渐缓解，伤后约月余，即觉临房阴茎萎缩，有触痛，且小腹时觉掣痛、闷痛，牵及睾丸，疼痛呈间歇性发作，伴脊闷心烦，龟头凉冷，小便余沥。面色晦暗，舌滞隐青，边尖有瘀点，脉弦涩。自述已服金匮肾气丸、海马三肾丸等多量补肾壮阳药物，及西药性激素类药物无效。证属血瘀精道，治宜行血化瘀、通畅精道之法，方用化瘀起痿汤加官桂5g，甘草5g。服药8剂，阴茎稍有勃起，睾丸、小腹疼痛若失，继服前方12剂，阳痿已愈，余症亦消，同房数次均成功。

本文介绍了笔者整理祖传经验，临证治疗阳痿顽疾颇有特色的独到心得，并强调使用虫类药物亦必须掌握辨证论治的原则，当精详审证，因证撷药；同时要充分发挥各虫类药的特殊性，并灵活与他药配伍协同，以竟全功。

虫类药临床应用之时，入煎剂弊端颇多，如有效成分不易煎出或被破坏；还有部分虫药入煎剂多有腥味，难以吞咽等，故最宜研末吞服。

或称虫药有毒，如水蛭、蜈蚣等物，故使用时，可遵经旨，"大毒治病，十去其六；常毒治病，十去其七；小毒治病，十去其八"（《素问·五常政大论》），灵活掌握药性及药量，可保无虞。同时，如恐药性过峻，还可从小量服起，渐增至常量或大量，中病即止，何患之有？

也谈辨病用药

我们中医在临床治疗疾病时，百分之百地强调辨证论治，但是有的时候就非常容易不自觉间落入了另一个故步自封的怪圈。从中医的整个辨证论治体系说，不能用西医的观点指导中医用药，是千真万确的！但是绝对不是让医者一点现代医学进展的新观点、新内容、新成果都不考虑、不接受。如板蓝根、大青叶、金银花、黄芩、连翘、蒲公英等清热解毒类中药，西医早已经过大量科学实验研究、临床验证，明确认定对大多数病毒、病菌都有非常好的抑制及杀灭作用，并且早已纳入中医大学教材、国家药典，据此研发的国字号新药比比皆是。如板蓝根冲剂、银翘解毒丸、双黄连片、连花清瘟胶囊、蓝芩口服液等抗病毒感染的中成药。在临床治疗病毒感染类疾病时，无论是辨证还是辨病治疗或多或少都要应用，只是在整个组方中或为主药或为次药，或用量多或用量少的问题。

的确，中医临床治疗疾病用药必须是以辨证论治为根本，所以特别忌讳一见外感，一说细菌或病毒感染就堆砌大量的清热解毒类苦寒药，这就犯错误了，中医临床根本不是这么用药的。因为这类苦寒苦燥清热解毒的中药，即使在临床辨证应用得对，也往往伴有苦寒伤气、苦燥伤阴、寒凉碍胃、胃痞腹泻的诸多的偏弊，所以经验丰富的医生在临床组方中，一定灵活加用补气滋阴、固护脾胃之品，或护正祛邪，或去性存用，才更妥当。

中医临床必须要遵循辨证论治的原则，也是证治准绳，但是我们不能因噎废食，切不可因自己主观的一得之见，完全忽略了现代医学药理药效学的科研成果和结论，所谓的过犹不及。我是最推崇中医临床必须要辨证论治的！但是我经常反思，在治疗疾病这个总的命题下，难道这么多年来，现代医学针对中医中药大量的有明确科学结论的药理药效学成果，在中医辨证论治过程中，没有借鉴意义吗？当然，我们这么多年来一直关注和严防中医西化，但这不是我们在临床辨证论治中回避西医西药理论的托辞。所以在病毒性疾病防治过程中，许许多多的中医也会不知觉地陷入思绪混乱。一会儿说板蓝根、大青叶、金银花、黄芩、连翘、蒲公英抗病毒感染有效，遣方用药时必用，一会说这类苦寒类中药损伤正气，或者是不符合辨证论治的原则而不能用。在防治新冠病毒肺炎的过程中，双黄连口服液的事件尤其如此！这样的困惑在系统地学习过西医的年轻中医身上表现得尤其突出。即使是纯粹的中医，多了解掌握丰富的西医知识，终究是对临床治疗疾病有益的。只是要做到要让这些有益的现代医学理论为我所用，就能疗效倍增，如虎添翼，又能避免喧宾夺主，作茧自缚。

其实抗病毒的中药在病毒感染类呼吸道疾病流行时的临床治疗，在整体辨证论治的基础上是完全可以辨病应用的，也可以说是必须要用的，只是一个度的把握问题！如治疗病毒感染类疾病，应用板蓝根、金银花、黄芩、连翘等抗病毒的清热解毒类药物，若患者辨证偏寒则加温散，辨证偏本虚则加护正，辨证偏湿浊则加燥湿渗利，辨证偏阴虚则加益阴润燥。至于组方配伍，加多加少，这是中医的临床辨证论治的基本功，以及组方君臣佐使的问题。同时这也是我们临床用药时常常说的"去性存用"的用药法度。

如病发外感，发病之初若见脾胃湿浊壅滞诸象，显现病位在膜原，或表证兼夹少阳证，虽为外感，亦可在疏散表邪时早期即伍以"和法"论治，用药法度似可寒温并用、表里双解、补泻合剂、润燥同方。药物配伍时孰多孰少，还要根据患者当时的病证、舌脉等辨证论治，有是证则用是药。当然也有些医生对和法不甚了解，临床往往认为遣方用药必当非清即温、非攻即补，此实乃误解也。

辨证论治是中医的灵魂

辨证是中医治病的根本和灵魂，是通过辨别疾病的表象，得出其最根本的病机。相同的病可能有相同的病机，也可能有不同的病机，不同的病也可能有相同的病机，这就是中医常说的"同病异治，异病同治"。至于该怎么治，不是看病，而是辨证。《类证治裁》指出："司命之难也，在识证；识证之难也，在辨证。"正因为辨证方法既灵活多样，又是立法遣方的关键所在，辨证准确，疗效可以立竿见影，药到病除，若差之毫厘，则失之千里。临床实践中，经常可遇到一些病例，屡治不效或愈治愈重，详究其原因，多因临床失治、误治所致。此类误诊病例，或因病情疑难，病机复杂，颇多疑惑及假象，致诊治失误，而临床上所见更多为辨证思维方式、方法有误，导致诊断失误，最终从根本上影响疾病治疗。故中医临床诊治疾病之时定要掌握正确的辨证思维方式，方可药证合拍，应手取效。不管疾病有千种万种，只要真正掌握辨证思维方式，准确应用于临床，就可以"成竹在胸"，以不变应万变。

一、辨病勿忘辨证，切忌以病代证

疾病的含义，无论中医、西医，都包含着病因、病理、症状等，每种病的全部病变过程可分为不同的阶段，每个阶段的病情不尽相同，不同的患者其表现、转归也可能有所不同。所以临床治疗之时，首当审证求因，分析病变机理，明确属何病，然后有原则、有规律地治疗。辨证是十分必要的，尤其是疾病的初期阶段，或病情表现尚不够典型、疾病诊断尚不够明确时，此时若能准确地辨证，便可抓住疾病当前的主要矛盾，辨别当前阶段的病因病性与病位，从而及时进行治疗，这有利于疾病的好转向愈，并可佐证、加深对疾病本质的认识，有利于对病的诊断。中医治病首先是通过四诊合参的手段，了解观察病情，然后运用八纲结合脏腑经络、气血精津分析归纳，进而辨别病位的表里、病性的寒热、正邪的虚实，再结合标本主次、先后缓急，而灵活论治，这也是中医治病的精髓。在临床上"证"体现疾病当前的主要矛盾，确切反映病因、病性、病位和病势；"病"体现疾病的本质、疾病的全局。辨证论治体现治疗的阶段性，辨病论治体现治疗的全局性。以辨证论治充实辨病论治，便于抓着主要矛盾，避免主次不分。以辨病论治限制辨证论治，指导治疗方向，避免了无原则的随证变法。现代人疾病越来越复杂，疾病谱也发生了改变，已经不能用过去的简单病名概括，但万变不离其宗，在辨证上还是有迹可循的，只要辨清证候，就能做出相应的治疗，所谓"其证同也，万病一方；其证异也，一病万方"。

辨证与辨病可以相互补充，相得益彰。辨证与辨病相结合，既有现实性和灵活性，又有全局观念和整体认识。辨证有助于辨病的具体化、针对性；辨病有助于提高辨证的预见性、简捷性。因此，辨证与辨病结合，是临床治疗的趋势，两者不可偏废，也不应互相替代，多项研究也证实了其在多种疾病诊治方面的显著疗效。最忌某病用某药、某方治某病等按图索骥的刻板公式，否则必误诊误治。

如治一壮年未婚男性，久患尿频尿急，余沥不尽，尿道口时滴白浊，而每于就诊之时，医者多因其尿道口出白黏分泌物，而诊之为遗精，又据其昼间发病，称为"无梦而遗心肾弱"（《医宗金鉴》），治疗之时，一味补肾壮阳，病不愈而反甚，致白浊连连，溲赤便结，目赤口干，阴部胀痛。特来求治，审证求因，此患者为慢性前列腺溢液之疾，壮年久旷，精瘀内结，而妄投温补壮阳药物，反致瘀热愈甚，火盛邪实，湿热瘀浊胶结精道，此乃不病于疾而反病于医也。辨证投以通精化瘀、清热化浊之品，五载顽疾愈于一旦。

二、治病必求其本，勿为假象所惑

《素问·阴阳应象大论》曰："治病必求其本。"所谓本者，乃疾病的阴阳属性，当辨证求之。无论何病证，其病位不是属表，即是属里；其性质不是属寒，即是属热；其邪正之间不是邪气亢盛之实证，即是精气虚衰之虚证。故临床若能精详辨证，推求病本而论治，则可应手取效。但屡有医者，囿于常理，弗思灵活辨证，每致舍本逐末，而事与愿违，其失之也泥。如治一老年高血压、冠心病患者，医者多以其高血压病乃肝阳上亢立论，治必镇潜清降，久服龙牡、菊花、胆草、生地黄等药，病不愈反甚，且常有虚脱之象。今见眩晕心悸，腰酸腿软，倦乏神疲，畏冷自汗，面浮肢肿，脉涩无力。辨证求本，乃阴阳俱损，命火大伤，逼阳上越。治当益火之源，补肾固本，收敛浮阳。服药四十余剂而诸疾若失，血压渐趋稳定。

三、久病方随证转，不能一成不变

中医学认为人的生理状态处于整体的联系和运动变化之中，强调人体的内环境在阴消阳长、阴长阳消的动态变化之中保持着相对的平衡状态，而疾病的发生便是由于这种平衡状态遭到了破坏，中医治病便是调整阴阳、补偏救弊，达到阴平阳秘，以平为期。疾病的阴阳失衡状态也不是一成不变的，在外界环境的影响下、自身调节机制的作用下、药物的干预下，也必然处于动态变化之中。因此临证论治（特别是病程较长的慢性疾病）必须从运动变化的观点来认识和处理疾病，随着病情的发生、发展其病理机制即中医的"证"也必然要发生变化，临证必须在动态中把握"证"的变化，做到法随证变，方随证转，灵活运用，方能确保疾病的顺利康复。否则，即使在疾病的早期把握住了基本病机，病情得到了暂时的缓解，而在后期的治疗中无视病机的动态变化，一方到底，终不能解决根本问题，而反致病情加重。《内经》所谓："久而增气，物化之常也，气增而夭，夭之由也。"不知方随证转，可导致新的阴阳失调。如治一患者，久患风湿痹证，初则形体盛壮，关节肿痛，屈伸不利，医者给予祛风湿、通经络、止痹痛之品，病情一度得到缓解，但随着病程的进展，形体逐渐衰弱，倦怠乏力，心悸气短，畏寒喜暖，关节肿胀疼痛，不能屈伸，前医不知方随证转，仍用昔日虎狼之剂攻之，患者病情急剧恶化，形体大衰，病机已由昔日之邪盛为主转为今日的正虚邪恋。又加久服克伐之味，终致阴阳俱损，精气大伤，邪毒留恋之候，辨证投以益气养血，填精益髓，辅以剔毒逐邪之味，半月后体力渐复，痹痛减轻，继续调理三月余而安。

勿以西医思维替代中医辨证

一、中西医结合，最忌机械照搬、对号入座

经常可以看到一些慢性心脏病的患者（以冠心病为多），频发心律不齐，或心前区闷痛，或心功能持续减退（心衰），中医辨证属心气大虚，心血过耗，心阴阳俱损之证，治疗用速效救心丸、复方丹参片、丹参滴丸、冠心苏合丸、通心络胶囊、步长脑心通、心宝、活心丹、麝香保心丸等芳香开窍、行气宽胸、活血化瘀之类，所谓"通则不痛"的药物，一味地耗伤精血，损伤正气，真是误治滥用，南辕北辙，屡犯"虚

虚之戒"，所以愈治疼痛愈甚矣。

很多疼痛病证在医生应用活血化瘀、行气导滞等所谓
"通则不痛"的治法时，患者的疼痛症状不见好转，甚至反而
加重，令人困惑不解。其实，中医对各种疼痛症状的论治，应
该遵循辨证施治的原则。任何疼痛类病证都有虚实的不同。除
了治疗实性疼痛的"不通则痛，通则不痛"的理论外，还有
治疗虚性疼痛"不荣则痛，荣则不痛"的理论方法。此处所
指的"荣"，就是指荣润滋养之意，很多老中医曾形象地比
喻，我们将一条新鲜的猪肉挂在房外，风吹日晒后，其中的水
（血）分耗干后，猪肉就会变得短缩拘挛硬。同理如果我们人
身的经络、筋脉、肌肤、脏器因疾病而致精血亏耗，不能荣润
滋养，也会发生疼痛，而这类疼痛大多呈隐隐作痛、拘挛疼
痛、绵痛不休等特性。这一类虚痛还呈现愈活动愈劳累愈加重
的特点。且很多虚痛在应用活血化瘀、行气导滞等所谓"通
则不痛"的治疗方法后，患者疼痛症状不见好转，甚至反而
加重。

其实，中医临床取效的关键在于辨证施治。认为任何疾
病、任何疼痛类病证都有虚实两方面，实者可通可泻，而虚者
只能补虚荣养。疼痛属虚者，若一味应用攻散通泻之法，只能
使病情愈治愈重，中医理论称其为误犯"虚虚之戒"。这类虚
痛，其本在虚，只能应用补虚荣养之法以缓急止痛，而这种理
论常被许多中医临床医生忽视，治疗痛证只拘泥于"活通"
一法，怎么可能取得疗效呢？当然更不用说对中医一知半解的
其他医生及普通患者了。

二、不能单纯用西医诊病理念，替代中医辨证去治疗疾病

如用气滞胃痛颗粒治疗胃痛，如果患者是中焦虚弱者则

逆；以温肾壮阳药物治疗前列腺病兼见性功能紊乱者，多致病情加重；以通腑泻下（苦寒苦燥）法治疗血虚面尘黯斑，越治越亏。

如只记牡蛎、钩藤、夏枯草、菊花、草决明、杜仲这些药有降压作用，临证一味堆砌组方，疗效欠佳，医者不思己过，反而抱怨中药疗效不好，实则皆由不思辨证，中药西用之故。临床应根据中医对证候的理解，辨证论治选用。例如：钩藤可平肝息风降压；夏枯草可清头明目降压；牡蛎可重镇潜阳降压；草决明可清头明目，降脂减肥，通便降压；牛膝可引血下行降压；杜仲、寄生可补益肝肾降压等。

临床治疗胃病抗幽门螺杆菌（HP），如果用黄连、黄芩、龙胆草等清热解毒类中药，抗 HP 而证见胃热者疗效更佳；丁香、吴茱萸、高良姜温胃散寒类中药，抗 HP 而证见胃寒者疗效才好。反之不效。

临床治疗肿瘤时，滥用白花蛇舌草、半枝莲、龙葵、独角莲、半边莲等所谓清热解毒之品者比比皆是，屡犯虚虚之戒，病多不效且正气日损。

现代抗肿瘤中药可分为两类，扶正药，如灵芝、女贞子、沙参、天冬、黄芪、人参、薏苡仁等补益药，攻邪药，如清热解毒、活血化瘀、软坚散结、虫类攻毒等。临床一定要根据患者的病情辨证论治，本虚者要以扶正类药物为主，邪实者才可以攻邪药为主。

如详细辨证，攻邪中还可分寒热两大类。现在很多治疗肿瘤的名医认为肿瘤多为寒证（并有甲印诊法的提出以辨寒热），则更对清热解毒类药物滥用提出质疑。

三、中西医结合效更好

如能将中医、西医理念灵活结合，并且不违背中医辨证论治的原则，可以显著增进疗效。

如细菌性炎症，做好菌培养诊断，准确配合抗生素；无菌性炎症，以活血化瘀为主，疗效更胜西医。

临床如对风毒（如变态反应原）的理解和借鉴，则能更好地解释治疗肾炎或过敏性皮肤病等变态反应类疾病，应用祛风解毒类药物如乌蛇、僵蚕、蝉蜕等，为什么能获得更好的疗效。

治疗风湿免疫类疾病、变态反应类肾病、过敏性呼吸系统疾病和过敏性皮肤疾病，西医常采用激素治疗，虽然疗效不甚满意，并且有诸多的副作用，很多时候又不可替代。所以中药的激素替代疗法，一直是一个热点话题。激素类药按中医理论分析可以归属为补肾壮阳药的范畴，此类药久用必生助火升阳、耗劫阴津之弊。中医理论认为，阴阳之间在生理上既是对立的，又是互根互用的，同样在病理上也是互相影响的，阳损必伤及于阴，阴损必伤及于阳，只不过是要看哪一方为主罢了。类风湿关节炎临床常现阳虚证，临证治疗，温阳益气之法必不可少，特别是在激素减量过程中，温阳益气之中药对激素又可起到替代作用。但中医的补阳药又不等同于激素，西医是直接补充外源性的激素，人的脏器腺体都有用进废退的生理特点，外源性激素的进入必将反馈性地抑制自身腺体的分泌，久之则可导致腺体的废用性萎缩。而中医的补阳药本身就有类似肾上腺糖皮质激素之强壮温补样作用，现代研究证实，这是通过改善腺体的功能，促进腺体自身的分泌而达到补充激素的目的的。在补阳的同时我们还注意到阳损及阴、阴阳互根的特点，这也是中医临床辨证用药的特点，即补阳之中必应适当参以滋阴之品，充分体现中医整体观念，燮理阴阳之妙。正如《景岳全书·新方八阵》所述："故善补阳者，必于阴中求阳，则阳得阴助而生化无穷；善补阴者，必于阳中求阴，则阴得阳升而泉源不竭。"如是治疗既可防止激素反跳和不良反应，又能更好地治疗类风湿关节炎本身，促进顽疾早日痊愈。

学医至今，我已自觉不自觉间养成了整体论证、辨证施治的思维方法。经方时方，各个学派，先贤近师，各位名家，皆力求兼收并蓄，广采博收，为我所用。汗牛充栋的中医珍贵经典和临床宝贵经验，值得我们毕生呕心沥血地学习及身体力行实践，而不是偏爱某一派、某一法、某一类药。所以，有人问我是何种学派理论指导，我只能说是中医学派。中医宝库的财富，是每个中医人的，都能为我们所用。临证之时，患者的病情，适合何种治法，我们就应该是何种学派理论指导。因为我临床辨治虚劳时，滋阴补益的治法药物应用较多，有的同道和学生们推崇我是"养阴派"，其实不然。明确地说，我们的患者也不是根据我是何学派，喜欢用何类药物，才患何病的。我之所以比较推崇"养阴派"，亦是根据因人制宜的原则，有是证则用是药，准确辨证而来。

"把脉验孕"的挑战

中医临床诊病需要望、闻、问、切四诊合参，这在两千多年前的《黄帝内经》中即有详细记载。脉诊只是中医四诊之一的切诊的一部分。切诊还包括很多医生用手触摸患者以诊病的方法，如触摸皮肤、触摸胸腹、触摸头额等。所以，中医也从不提倡以诊脉一种方法诊断治疗。任何曲解夸大脉诊作用并把脉诊神秘到不可捉摸程度的人或事，都是无知的、不正常的或有其另类目的的。

内行人或真正的中医人士都知道，脉诊是中医诊断方式之一，不具备精确定位的功能。脉诊能确定的东西，CT、核磁共振并不一定能确定。脉诊的意义在于运用切脉，并结合望、闻和问诊来分析病情，指导医生辨证用药治病。

通过脉象判定怀孕，中国自古以来就有。怀孕后的妇女脉象"大多"呈现为"滑脉"，也就是人们常说的"喜脉"。"滑脉"是一种往来流利、如盘走珠、应指圆滑的脉象，患实热、痰饮、食积、蓄血类疾病者常可见之；健康人气血充盛者也常见。所以说，所谓的"喜脉"，健康的男人和患病的男人也会有。妇女怀孕后，体内发生了改变，母亲的心脏供血在供给自身的同时，还要供给胎儿，心脏脉搏也随之有了变化，中医能够通过摸脉结合望、闻、问、切，判断出怀孕的迹象，是有明确理论基础的。但然，也不要绝对化，因为滑脉不是孕妇的专利，很多其他情况都可以有之。

以脉诊判断怀孕，一定要有先决条件。首先是育龄期的女性；有受孕的条件；平日月经大致正常，而近来无明显原因月经突然停来等。这时再结合脉诊，即可判断是否早孕。还有一种判定方法，即"身有病而无病脉"，或"身无病而有病脉"。前一种情况是说，生理周期正常的适龄已婚女性突然停经，并出现胃胀、恶心呕吐、倦乏等症状，而脉象平和流利，不显病象。后一种情况是说，生理周期正常的适龄已婚女性突然停经，但身体无任何不适，而脉象滑大搏指，流利快疾，似乎显现实热、痰饮、食积等病象，但是临床又看不到这一类病证的表现。这些都从理论上提示早孕。所以，单纯摸一下脉用于验孕，是不对的。更何况"脉诊验孕"还需要排除假阳性，准确率不可能达到百分之百。时代已经发展到现代高科学技术时代，这时某些别有用心的人，要求中医必须用两千年前的方法，应对他无知无理的所谓挑战，而且只可以使用十几分之一的方法，真是滑稽。任何自然科学的发展都是与时俱进的，中医看肾炎也要化验尿，中医看高血压也要测血压，中医看发热也要量体温等。从西医角度看，由于孕妇的血液循环受到妊娠的影响，理论上也可能出现脉搏的变化。生理上，未孕、妊娠不同时期有显著差异的生理变化，中医也借助现代科学技术，来证明诊断是否正确，是完全必要的。

四肢厥冷话热厥

临床时经常可以见到一些周身发凉、手足发冷的患者，屡治不效。更有甚者有四肢厥冷的临床表现。从常理上讲，周身发凉、手足厥冷的病证就是寒邪为患，治疗时遵照"寒者热之"的原则，选用温热祛寒、壮阳补气的中药治疗即可。大多数患者也认为此厥冷为寒邪伤人，自行服用温热祛寒的姜汤、麻辣类食物，结果非但没有改善其上述症状，反而出现口干舌燥、胸胁满闷、坐卧不宁、情绪急躁、目赤流泪等上火症状，这让很多患者费解。

关于四肢厥冷之症，《伤寒论》就早有描述，如"凡阴阳之气不相顺接便为厥；厥者，手足逆冷是也"。简单理解阴阳之气不相顺接，实际就是内脏之气与四肢之气不相顺接，导致人身的阳气不能顺利达到四肢末梢，出现手足厥冷的症状。临床一般可以分为两类情况：一类是人体真正的阳气虚衰，寒邪内生，出现的一系列如四肢厥冷、恶寒畏风、神疲蜷卧、少气懒言等生理机能衰退的症状，中医临床诊断为寒厥，治疗当用补法、温法。另一类是人体的阴阳逆乱，内脏之气与四肢之气不相顺接，日久气机郁滞化热，热邪郁闭于内，阳气不达四末，出现的一系列如四肢厥冷，或脘腹疼痛，或口干心烦，或泄利下重等生理机能紊乱的症状，中医临床诊断为热厥（或称阳厥），治疗当用调和疏通之法。临床论治之时，如为阳衰真寒之证，当以回阳救逆、温经散寒的四逆汤类方剂治之，多用干姜、附子、肉桂、川椒、胡椒、人参、黄芪等温热补益之品。

对于热厥，当以和法为其治疗大法。其代表方有四逆散、柴胡疏肝散、逍遥丸等。

我于临床所治一些周身发凉、手足厥冷的患者，真寒者十难见一。很多这类患者大多经过多方治疗或自行服用姜汤或温热补品，屡治不效，才来就医。其实，如果真是寒证，治疗反而简单了，无非就是用热性药祛寒，即可应手取效。临床若逢这类屡治不效的厥逆患者，医生和患者都应该仔细想一想，本来身无大病，又在医生处吃了那么多的热性药，患者自己又吃了那么多姜汤类祛寒食物，怎么可能还是这么手足厥冷？必是治疗思路有误。

中医在治病疗疾、养生保健的过程中，其根本就是"辨证论治"，原则是"谨察阴阳之所在而调之，以平为期"。因此，作为医生必须了解现代人的体质，因人制宜、因地制宜、因时制宜，才能正确地治病救人，防患于未然。

谈谈提纲挈领学中药

中药学乃中医基础中的基础，但每易被医者忽略，临床行医谬误多有因对药性理论不清或不求甚解所致者。记得在医院中医基础理论竞赛中出的一道抢答题：请答出止血药分几类？每一类请答出三味代表药物？在场那么多医生，有的人甚至连《内经》《伤寒论》等经典著作都背诵得很熟练，但在这道问题上答不上来了。这道题的答案是：止血药分四类：温经止血：灶心土、艾叶、炮姜；化瘀止血：茜草、蒲黄、三七、花蕊石、降香；收敛止血：仙鹤草、紫珠、棕榈炭、白及、藕节；凉血止血：茅根、地榆、大小蓟、侧柏叶、槐花。自编歌诀：温止灶土艾炮姜，瘀茜蒲七蕊降香，敛鹤紫珠棕及藕，茅榆蓟柏槐止凉。同样问题，在我主持的院长业务查房时也经常出现，很多医生被问及，如果不知止血药的分类以及各自的适应范围，临证碰到这一类出血患者怎么办？答曰：药方也可开出去。回答令人啼笑皆非，真让人有以其昏昏使人昭昭之感。还有医生答曰：止血药分成某某几类，其中还包括"活血止血药"云云。此答案大谬。出血之患，若以活血法治之，无疑催命。化瘀止血治疗血证是有病理基础的，其主要是针对"瘀血不去，新血不得归经"之病机所设。活血与化瘀，看似相同，而在不同的病因病机条件下，是有明显差异的。

我因家学渊源，很早即可熟练背诵药性赋、汤头歌诀等，临床似觉上手很快，但是随着学验的增长和进步，越来越觉得对中药的总体认识和把握多有不足，总觉得难以将中药药理、药性贯穿理解，对中药分类、药理、药效、毒理（总的副作用）等，缺乏总体上理论认识及运用掌控。总结得失，我以中药学教材的内容为纲，以中药经典内容为充填，融会贯通，始有自信言医。

我的体会，学中药重在学好总论，因其能提纲挈领。总论对中药学学习非常重要，是理解中药的钥匙，四气、五味、升降浮沉、药物配伍、药物用法、十八反、十九畏等均需仔细理解。学习各论时，每类药又都有其小的总论，包括每类药共同的药性、归经、治疗作用、副作用及使用注意等，对指导学习和用药尤其有作用，必须熟练掌握。如对于每一种药物的具体功效，应在此基础上逐步积累，逐渐熟悉掌握，最终将每味药的特点、特殊作用和用法熟练掌握，学习起来事半功倍。

如学习消导药，首先掌握其共同药性多味甘性平，主归脾胃二经，作用皆以消化食积、健脾开胃为主，属正治八法"消法"范畴。主治宿食停留，饮食不消所致之脘腹胀满，嗳气吞酸，恶心呕吐，不思饮食，大便失常；以及脾胃虚弱，消化不良等证。本类药物多属渐消缓散之品，适用于病情较缓，积滞不甚者。脾胃素虚，运化无力，食积内停者，则当配伍健脾益气之品，以标本兼顾，使消积而不伤正，不可单用消食药取效。共同的使用注意：本类药物虽多数效缓，但仍有耗气之弊，故气虚而无积滞者慎用。本类药物包括莱菔子、山楂、神曲、鸡内金、麦芽、谷芽等，皆有上述消化食积、健脾开胃作用。理解掌握之后，其功用已掌握十之八九。临证运用，只要辨证无误，虽不尽善亦不远矣。再逐渐学习掌握每味药的各自特点。如山楂尤善消肉积，且可行气散瘀；麦芽尤善消米积，且可回乳、疏肝；神曲尤善消面积；鸡内金消积健胃，又能涩精止遗；莱菔子消积健胃，又能降气化痰。提纲挈领，融会贯通，这样就可以用最少的精力学好中药，有效地指导临床。

中医临证应谨慎掌握用药剂量

《类经》云："药以治病，因毒为能，所谓毒者，以气味之有偏也。"每一味中药都是因有偏性才能治病。临床总结的常用量即反映了药物偏性的轻重，其用量小者，往往峻猛，用之宜谨慎。特别是一些行气药、温里药，未标示明显的毒性，常不引起注意，大量久用必有后患。现今有一种现象，就是方子愈开愈大，药味愈开愈多。关于药物用量的大小，我终不便多说，只要医者辨证有据，论治有法，有是证则用是药，就属合理。但是如果太悖常理，则错谬大矣。药量过大，有悖常理者常见有几种情况：一者对病证论治把握不当，目中只知有病不知有人，还往往以敢于下药、敢于用重剂自诩。二者不知药物的常用用量（即国家药典及大学教材参考用量）是多少。《医砭》曰："古时权量甚轻，古一两，今二钱零。古一升，今二合。古一剂，今之三服。又古之医者，皆自采鲜药，如生地黄、半夏之类，其重比干者数倍。故古方虽重，其实无过今之一两左右者。惟《千金》《外台》间有重剂，此乃治强实大症，亦不轻用也。若宋元以来，每总制一剂，方下必注云：每服或三钱，或五钱，亦无过一两外者，此煎剂之法也。末药则用一钱匕，丸药则如桐子大者十丸，加至二三十丸。试将古方细细考之，有如今日二三两至七八两之煎剂乎？皆由医者不明古制，以为权量与今无异。又自疑为太重，为之说曰：今人气薄，当略为减轻。不知已重于古方数倍矣！所以药价日贵，而受害愈速也。"

尚有一虑，大学中药学二版教材至四版教材，皆以钱、两为计量单位，从行业习俗讲，中药材以及黄金都是按一斤16两，即每一两为31g（即每钱3g）计算，直至现在仍然如此。所以，大多中药最常见的用量2~3钱可换算成6~9g。可是东北自解放初即将度量衡按公制计量，即以每一两为50g计算，而大多中药最常见的用量2~3钱，被北方院校培养的医生不知不觉中误读，换算成10~15g。所以，近年来我参与处理的很多医疗纠纷，以及医疗质量检查中所发现的问题，很多都与蒙蒙昧昧之中就将药量开得过大、药味过多有关。例如，某老医生给一风湿病患者处方中投制川乌15g，制草乌15g，还有其他药物，后来患者出现问题，在医疗纠纷中，主要问题就与上述两味药峻烈有毒，剂量过大有关。问及该医生，答曰：药量并不大，常用量1~3钱。可是一查找药典和教材，剂量都不对，药量明显超标，很难自圆其说。

确系医生经验丰富，临床对一些峻猛、有毒的药物敢于大量、倍量用之，但是如因医者自己误读而导致药量明显超标，则明显无法让人接受。还有些医生，临证喜用温经散寒、行气暖中类药物，治疗消化系疾病尤其如此，处方中多吴萸、干姜、丁香、荜芨、茴香、川椒、砂仁、木香等二十多味辛散温燥药物，且每味药之剂量多为 10~15g，水煎两服，药液不足400mL。有人曾形容其用一碗胡椒、花椒等十三香调料煮出了半碗麻辣汤，这种汤怎么喝？更不用说胃的生理特点是"喜润恶燥"。《医砭》曰："要知药气入胃，不过借此调和气血，非药入口即变为气血，所以不在多也。又有患者粒米不入，反用腻膈酸苦腥臭之药，大碗浓煎灌之，即使中病，尚难运化，况与病相反之药，填塞胃中，即不药死，亦必灌死，小儿尤甚。"

所谓"人命至重，贵于千金"，为医者尤当慎之。

虫类药物中医临床应用杂谈

虫类药是中药大家族的重要成员之一类，有着悠久的应用历史和丰富的治疗经验。早在四千多年前的甲骨文中，先人就记载了蛇、麝、犀牛等 60 余种药用动物。《周礼》中有"五药"之称，东汉儒家学者郑玄注释说："五药，草、木、虫、石、谷也。"虫类药，成为当时对动物类药物的统称。汉代本草学著作《神农本草经》共载录了 365 种中药，其中动物药67 种，包括水蛭、僵蚕、地龙等虫类药 28 种，对其应用及功效都有明确的叙述。如水蛭，书中认为其有"治恶血、瘀血、经闭"的作用。南北朝时期医药学家陶弘景在《本草经集注》中，收录了包括虫类药在内的动物药 113 种。至唐代，由国家颁布的第一部药典《新修本草》中，入典的动物药已达 128种。明代大医药学家李时珍的《本草纲目》共收载药物 1892种，其中动物药 440 种，包括虫部收载的虫药 116 种，鳞部收录的龙类药和蛇类药 25 种，成为中医虫类药的集大成之作。《本草纲目》共有 14 卷载录药用动物，分为虫、鳞、介、禽、兽、人等六部。其中虫部之中，李时珍又分为卵生、化生、湿生三类。其分类之细，记载之丰，是历代本草学著作中所没有的。

汉代医家张仲景在《伤寒论》和《金匮要略》中，共用动物药38种组方，其中虻虫、蛰虫、鼠妇、蜂房等虫类药8种。他创制的"大黄蛰虫丸""鳖甲丸""抵当汤""抵当丸""下瘀血汤"等方剂，治疗疟母、瘀血内停、五劳虚极、肌腹甲错、蓄血发狂、少腹硬满等疾病，配伍精当，疗效确凿，至今仍用于临床。书中还论述了虫类药的炮制方法，张仲景用炒制的方法减少水蛭、虻虫等虫药的毒性，以增强其疗效，说明古代医家用药的审慎和临床经验的独特。

清代医家唐容川在《本草问答》中论及虫类药的作用时说："动物之功利，尤甚于植物，以其动物之本性能行，而且具有攻性。"他认为，比起植物类中药，虫类药的药源丰富，临床应用广泛，其性善于"行"，走而不守，尤善于"攻"而活血化瘀，适用于内、外、妇、幼诸科。如辛凉解表的蝉蜕，利水通淋的蝼蛄，息风止痉的全蝎，通经消癥的水蛭，理气止痛的九香虫，化痰散结的白僵蚕，补肺益肾的冬虫夏草等，都是虫类药中的佼佼者。

"以毒攻毒"是中医的基本治法之一。古代医家认为，虫类药本身特殊的毒性，使其具有其他药物所不具有的攻邪疗效。张锡纯在《医学衷中参西录》中论述蜈蚣以毒攻毒的作用时说："性有微毒，而转善解毒。凡疮疡诸毒皆能消之。"书中还详述了具体的入药方法："用时宜带头足，去之则力减，且其性原无大毒，故不妨全用也。"可谓临床应用虫类药的经验之谈。

清代医家叶天士是擅用虫类药的大家，他认为虫类药有善行不守的特性，指出疾病"久则邪正混处其间，草木不能见效，当以虫蚁疏逐，以搜剔络中混处之邪"，明确指出虫类药搜剔经络之邪的疗效，要高于草木类药物。《临证指南医案》中使用虫类药的医案，多为沉疴痼疾。如治疗积聚、疟母者，常取蜣螂虫、䗪虫、全蝎活血通络，软坚散结。对于头痛、痹证等，每用全蝎、地龙、蜂房入络搜邪，息风止痛。而疮疡和儿科痘疡者，则常用僵蚕、蝉蜕清热祛风，凉血解毒。叶天士称："通络方法，每取虫蚁迅速飞走诸灵，俾飞者升，走者降，血无凝着，气可宣通，辄仗蠕动之物，最能透达病根。"叶氏用虫类药，主张病分内外，药辨缓烈，除了辨证施治外，在剂型和给药途径亦多有创见。如用蜣螂、䗪虫等治疗内科积聚、疟母等实证，则用米糊为丸或熬成膏剂内服，缓其攻伐之性，以顾护病家正气，而用水蛭、蚰蜒治疗外科瘰疬、痔疮等，常制成敷药或栓剂等外用，多取其软坚化痰之力和祛邪通络之功。

章次公先生为近代名医，以擅用虫药而闻名医林。他的弟子编次的《章次公医案》中，收载了百余例虫类药医案，常用的虫药有地鳖虫、蜣螂虫、地龙、蝼蛄、蟋蟀、蜘蛛、僵蚕、全蝎、蜈蚣、蕲蛇、虻虫、蜂房、九香虫、五谷虫、蚕沙、蝉蜕等。章先生喜欢用虫类对药，如蝼蛄与蟋蟀，二者皆为利水消肿之品，研末吞服的疗效远胜于入煎者。章氏用其治疗心性、肾性、肝病、外伤等引起的水肿和小便不利之实证，常常有药下肿消之效。蕲蛇和蜂房，二药皆有祛风止痛、通络攻毒之功，章氏以二药同用，治疗风湿痹痛、外伤瘫痪等证。以蕲蛇治腰部风湿痛疗效最佳，蜂房搜经络之风定痛为首选，临证时随症情而各有侧重。章氏常用地龙治疗高热、抽搐、惊厥、咳喘以及各种杂病，络脉有瘀阻兼小便不利之症。如热病惊厥病势危急者常与全蝎同用，以助息风定惊之力。而痰壅肺闭的喘咳，常与僵蚕同用，以增其化痰散结之功。章氏还用虫类药创制了外用方，用于风寒头痛伴呕吐者，方用炙蜈蚣1

条，冰片0.6g，共研成细末，每3小时搐鼻一次，连连得嚏者佳。一位患"头风病"的赵姓患者，头痛数十年，痛在额颞处，初起每周发作一次，后渐至每天头痛，久治无效。章氏辨为血虚生风证，方用僵蚕、全蝎两味虫药，配伍川芎、当归、丹皮、甘松、甘草，送服"小金丹"两粒，多年痼疾，数剂即愈，由此可见虫类药起沉疴祛痼疾的药效。章氏在本案中，汤剂和成药并用。小金丹本是中医外科治疗寒湿痰瘀所致的流注、痰核、瘰疬的名方，方中亦有五灵脂、地龙、麝香等动物药或虫类药。此案足以窥见章氏异病同治的辨治思维和选方择药的明彻。

著名中医学家、我的遥从老师、国医大师朱良春先生，以专著《虫类药的应用》一书，蜚声于中医界，成为当代应用虫类药的著名医家。全书共载录了22种（附11种）常用虫类药，对其科属产地、性味归经、炮制服法、功能主治、临床应用、服法用量等，均做了详尽的阐述，发本草千古之秘诀，汇中医百家之精粹，实为一部学术经验俱精、理法方药堪全之作。书中收录的二百余首方剂，以虫类药为君药，治疗中风、肺结核、慢性肝炎、鼓胀、癌症、痰核、瘰疬等，涉及中医临床内、外、妇、幼、温病等各科的疑难病，疗效确凿。朱氏应用虫类药，不但依据古代本草书中常见的记载，更关注历代医家对虫药的零星散在的心得和论点，并在临床上悉心加以验证，发扬光大先哲的创见，使虫类药的应用范围日趋扩大。如《神农本草经》中载"斑蝥可治阴疽"，朱氏据此组方"活血箍消散"，治疗阴疽、流注、瘰疬等呈现漫肿无块、皮色不变的症状；《本草拾遗》中有蜂房"治阴痿"的观点，朱氏将其用于阳痿等男性性功能障碍，借蜂房走而不守之性，来疏通肝之经络。根据叶天士的《临证指南医案》中有"将虫药配辛药以通阳豁邪"之说，朱氏创制了"夺痰定惊散"，治疗痰浊蒙蔽心阳，患者惊厥神昏，有内闭外脱之势者，使虫类药在急症的治疗中一显身手。

对虫类药的配伍应用，朱氏认为，虫类药的性味多为辛平或甘温，独具息风搜风之性，"其性多燥，宜配伍养血滋阴之品，如与地黄、石斛同用；攻坚之剂多为咸寒，应伍以辛温活血和络之剂，如当归、桂枝等"。这些都是朱氏应用虫类药的经验之谈，可启蒙后学之思，有执经问难之益。

深入浅出探医经之源，由博返约究药典之理。虫类走窜之性最捷，攻坚之性最强，搜剔之力最猛，去瘀之效最峻。临床上用之得当，常常有起沉疴、除痼疾、拯危症之效。但囿于对虫类药的成见，或惧于虫类药的特性，虫类药在临床上的使用概率并不高，影响了中医临床经验的积累和对古代虫类药医论的发挥。多年来，我们在临证时，注重将历代本草中的记载和历代医家的名方应用于临床各科，辨证用虫，择虫组方，不断地验证虫类药的应用方法和疗效，并将点滴心得汇成一轶，而成《虫类药证治拾遗》一书，期望融汇古今经验，分享临床信息，为临床医生了解和使用虫类药提供实用便捷的参考。

解毒壮阳皆神效，可攻可补话蜈蚣

蜈蚣为祛风定惊的良药，能治疗中风惊缩、痉挛抽搐、破伤风、风湿痹证等多种疾病。

蜈蚣自古即被认为是有毒的虫药，有天龙、百足虫、金头蜈蚣等雅号。汉代的《神农本草经》将其列为下品，言其有"啖诸蛇虫鱼毒"的功用。明代《本草纲目》历数了蜈蚣祛风解痉、定惊止搐、攻毒散结的作用，言其"治小儿惊痫风搐、脐风口噤、丹毒、秃疮、瘰疬、便毒、痔漏、蛇瘕、蛇伤"。《医学衷中参西录》在论述蜈蚣以毒攻毒的作用时说："性有微毒，而转善解毒。凡疮疡诸毒皆能消之。"书中还详述了具体的入药方法："用时宜带头足，去之则力减，且其性原无大毒，故不妨全用也。"可谓经验之谈。

蜈蚣镇惊解痉的作用比全蝎更为显著，常用于儿科的惊风证，常有桴鼓相应之效。宋代的《太平圣惠方》载有"万金散"，用大蜈蚣炙为末，与丹砂、轻粉等分，乳汁和丸，用母乳调服，用于治疗小儿因热病、惊恐所致的急惊风抽搐。清代的《幼科心法》中的"撮风散"，蜈蚣与僵蚕、全蝎、钩藤、朱砂等配伍，竹叶煎汤送服，治疗小儿脐风出现的目睛上视、四肢拘挛等症。

蜈蚣可用于治疗肺痨及瘰疬，是中医的抗结核药。常与百部、全蝎、阿胶、冬虫夏草、皂角刺、刺猬皮等组方，用于结核性胸膜炎、颈淋巴结核等症，内服外用均可。中医外科治疗痈疽、疮疖、乳痈、痔疮、头癣、汤火伤等，常用蜈蚣与雄黄、冰片、大黄、猪胆汁等配伍，有消肿止痛、化瘀排脓之效。如清代《疡医大全》中载录的"蜈蚣散"，治疗"蛇头疔"，即手指的化脓性感染。民间多有用蜈蚣疗疾的单验方，如蜈蚣、五倍子以香油炸后的"蜈蚣油"，可用于痔疮疼痛，亦可外用治小儿秃疮、烫伤、烧伤等。对小儿百日咳，将一条活蜈蚣装入生鸡蛋内，蒸熟后食用。将蜈蚣与冰片共研成末，吹入耳中，可治疗化脓性中耳炎。

张锡纯在《医学衷中参西录》中载有一则医案：一患噎膈的患者，食之不下，日渐羸瘦。偶饮一壶酒后，自觉症状减轻。患者检视酒壶中有一条大蜈蚣，方知是酒浸后的疗效。噎膈即重度的食道炎症或食道癌，现代药理已证明蜈蚣有抗癌作用。以蜈蚣为君药组方，临床治疗肝癌、鼻咽癌、宫颈癌、乳腺癌等，均有一定的疗效。张锡纯说："蜈蚣，走窜最速，内而脏腑，外而经络，凡气血凝聚之处皆能开之。"从上所论，蜈蚣不独疗风解毒，且能祛痰化瘀，对于风夹痰瘀之证用之甚好。因此，风、痰、瘀、毒四字为应用本品的主要依据。

著名蛇医季德胜一生与各种毒蛇打交道，历经风险，都靠自己研制的蛇药化险为夷，被誉为"蛇药神医"。一次，季德胜捉到一条从未见过的小花蛇。为了了解它的毒性，就特意让小花蛇在自己的手臂上咬了一口。没想到这条小蛇的毒性极大，被咬的伤口开始发黑渗血，逐渐整个手臂都黑肿起来，向肩部蔓延。而且舌头发麻，视力模糊，心中跳加速。虽然加倍服用了自己研制的特效蛇药，但症情丝毫没有减轻，逐渐进入昏迷状态。季德胜心里一惊，急忙让徒弟去捉几条大蜈蚣来。生吞了5条后，症情仍未见缓解。在场的医生主张截肢保命，被季德胜摇头拒绝。徒弟不得不向远在重庆的师叔去电告急。师叔来电云："蜈蚣倍量。"在吞服了15条蜈蚣后，奇迹终于出现了，季德胜的神志逐渐清醒，从手臂至肩部的黑肿依次消退，蛇王又一次脱险了。

自古以来，蜈蚣多被认为是有毒之虫，而对用量加以限制。目前高等医药院校《中药学》教材上，规定蜈蚣用量也只有1~3g，且还注有"本品有毒，用量不可过大"等字样。因而在入药配方时，一般只用1~3条，最多也不超过5条，以防中毒。

关于蜈蚣是否有毒，历来所说不一。部分中医古籍认为其有小毒。蜈蚣，首载于《本经》，谓味辛温，把蜈蚣列为下品，但未言有毒。《玉楸药解》谓"味辛微温"，亦未言其毒。然《中国药典》和《中药大辞典》等均言"辛温有毒"。

其实蜈蚣干品入药后其毒性已全部失活。在西南地区甚至将其当作补品应用。近40多年来，更将其作为治疗阳痿的首选药物。20世纪80年代初，陈玉梅医生于《中医杂志》1981年第4期，发表了学术论文"亢痿灵治疗阳痿737例疗效观察"，取得了总有效率99%以上的满意疗效，而方中主药即是蜈蚣，引起了业界的极大关注。虽然用蜈蚣治疗阳痿者早已有之，但是这么应用蜈蚣治疗阳痿并系统观察的有效科研病例，还是令人耳目一新。一改蜈蚣是一味有小毒的祛邪药物而成为一味强壮药，并且是治疗阳痿最常用的一味强壮药。更有国医大师朱良春用其治疗很多顽疾重患获效，每多用至十余条。

在我国某些少数民族地区，曾有人每次用70~80条蜈蚣治疗鼻咽癌获效而未曾发生中毒反应。更为有趣的是，在云南大理州的许多地区还有食用蜈蚣的习惯，他们将捕到的蜈蚣晒干，油炸或烘干食用，其味香酥可口，也没有关于食用蜈蚣过量中毒的报道。尽管这些现象有悖于中医学对蜈蚣毒性及用量的传统记载，但是却是客观存在。

对蜈蚣毒性的认识，云南中医学院和中科院动物所于1988年经过深入研究取得了重要成果。科学家们通过实验发现，原来蜈蚣的毒性存在于头部腭齿中。这种毒在活体蜈蚣内有较强的毒性，用在自卫和捕食时麻痹猎物。但蜈蚣死亡后，它腭齿中的毒素会被迅速氧化，变为无毒的成分。因为蜈蚣毒是一种蛋白质，在一定的空气、温度、湿度下易变性而失去活性。制成商品出售或食用的蜈蚣，均是先将蜈蚣处死，加热干燥。这个加工过程已使蜈蚣毒完全被破坏，因此在服用时不会中毒。成人每天服用蜈蚣的数量最多可以达到25条，长期服用不会有毒副反应。当然，特殊过敏体质又当除外。因此，在药用和食用蜈蚣时，可以根据不同情况正确地配以相应的剂量，以达到药到病除的目的。过去，人们在使用蜈蚣时，往往要去头足、去尾足，以减少其毒性。现在看来，完全没有这个必要。为了进一步发挥蜈蚣的治疗作用，提高疗效，在临床用药时，应根据病情选择用量，不必拘于1~3条。

笔者也用蜈蚣制剂治疗肿瘤及男性疾病。自20世纪90年代开始，我每年用蜈蚣 10 万余条（我的专利中药"前列安丸"每料投药蜈蚣 6000 条，我自己每年即使用 16~20 料；此外，使用汤剂还要用蜈蚣），至今尚未发现明显不良反应。1957 年王宇润在《山东医刊》"用蜈蚣治疗结核病的初步总结"一文中指出："蜈蚣在内服时没有丝毫的不良反应，患者在服用蜈蚣之后，约 2 周食欲增加，而面色转红，继服之，气力亦增，由此可以证明，不但没有毒性，相反尚有营养价值，并有促进新陈代谢的功能。"王氏此论，确为经验之谈。蜈蚣之功效，不但祛邪甚速，且不伤正，是扶正祛邪之良药，其毒性微弱，不足为惧。

蜈蚣不仅是一味作用前景广阔的药品，而且它还含有丰富的蛋白质和多种微量元素，也是食疗药膳的佳品，民间认为其有强壮健身的功用。《南越志》载："南山出蜈蚣。……俚人燃炬遂得，肉曝为脯，美于牛肉。"对老年体虚、腰膝冷痛、尿频便溏者，常用乌鸡 1 只，去毛及内脏，将 10 条蜈蚣放入鸡腹中，置砂锅里水煎，加作料后食用，有温中补虚的食疗功效。男性性功能障碍阳痿、早泄者，可用蜈蚣 5 条，浸于500mL 的白酒中，1 周后饮用，有兴阳固精、活血化瘀的作用。

搜邪透络有水蛭，无微不至剔顽疾

水蛭，俗称蚂蟥，是自然界著名的"吸血鬼"，属环节动物门的水蛭科。它生活在溪水、泉边的湿润处，靠吸人畜的血为生，我国有水蛭、石蛭、鱼蛭、草蛭等近 100 多种。敦煌石窟勾道兴本《搜神记》记载有一则故事：春秋战国时期的楚惠王与群臣共餐，腌菜中有一条水蛭，本想挑出弃之，但怕厨官因此而受罚，便用酸菜裹而吞食。惠王原因寒邪而引起的冷病，由于食水蛭而呕吐，病却好了。南北朝医家陶弘景也记载了这一故事："楚王食寒菜（即酸菜），见蛭吞之，果能去绪积，虽有阴佑，亦是物理兼然。"

东汉哲学家王充在《论衡·福虚》中，曾以楚惠王食寒菹而吞蛭后，所患"积血之疾"而愈的史实，说明水蛭之性食血的特性。我国是使用水蛭疗疾的最早国家。两千多年前的《神农本草经》将水蛭作为虫药之一，认为其有"治恶血、瘀血、经闭"的作用。汉代医圣张仲景用炮制的水蛭创制"大黄䗪虫丸""抵当汤"等治疗瘀血内停、虚劳消瘦、蓄血发狂、少腹硬满等症，开了水蛭活血化瘀疗法的先河。水蛭也是中医急救的"良药"。三国时的名医华佗在吴国行医时，遇到一位被毒蛇咬伤的村夫。他先用丝绳捆紧伤口的上方，然后到水田里捉来了几条大蚂蟥，放在伤口处，不一会儿，蚂蟥吸绝了毒血而死，村夫却得救了。古代医家还常用活蚂蟥外用治疗痈疽肿毒，最早见于晋代葛洪的《肘后方》。唐代医家陈藏器在《本草拾遗》中记载了这种方法："人患赤白游疹及痈毒肿，取十余枚令宿病处，取皮皱肉白，无不善也。"操作时取大蚂蟥一条，入笔管内，对准疮头，使其吸吮恶血，毒肿便可消散。宋代陈自明的《外科精要》一书，将这种外治法命名为"蛭针法"。

在11世纪的欧洲，水蛭疗法也曾十分的流行。每到春秋两季，不论贵族平民，都自愿忍痛割爱，到医师那里去刺臂放血，求得健康。除此之外，人们将身体泡在水塘、小溪中，让水蛭吸血达到放血的目的。于是，蚂蟥的身价一时倍增，成为当时最时髦的"保健品"。拿破仑的外科医师布鲁赛极力推崇卖血疗法，使水蛭商人生意兴隆。日本平安时代的医学著作《医心方》，书中在论述瘰疬的治疗时，即有"蛭吮尤佳"的记载。

蚂蟥在吸血时，它的三块腭肉之间的涎腺管就会分泌一种神秘的物质，这种物质可以防止血液凝固，便于饱吸无碍。20世纪50年代，英国化学家麦克瓦用了5年的时间，从1000条蚂蟥中提取了0.2g抗凝血的水蛭素，并探明它的分子量是10800，其化学结构是由63个氨基构成的蛋白质。利用水蛭素抗凝血的特性，医药学家把它用在心脑血管疾病的治疗中，起到了血液"稀释剂"的作用，20mg水蛭素能阻止100g人血的凝固。临床资料表明，水蛭素可缓解动脉痉挛，降低血液黏度，加速血液循环，促进机体对渗出物的吸收，对高血压、动脉硬化、中风、心肌梗死等疗效显著。水蛭素还可以作为定量测定人体凝血的化验试剂，也可用于对中风、心肌梗死等疾病的预测。

几千年来，小小的水蛭引起了古今中外科学家的重视，研究的兴趣不减。到1929年止，比利时、丹麦、荷兰、法国、日本、葡萄牙等国的药典已载有水蛭。英国在20世纪80年代初成立了水蛭科学家协会。1986年在威尔士，召开了世界第一届水蛭研究国际学术研讨会，几百位来自世界各国的代表，交流了关于水蛭的研究论文。前苏联国家药物总局下设了专门的水蛭养殖公司，每年培育近百万条的水蛭用于临床。我国湖北医学院第二附属医院在一例断指再植手术后，用水蛭吸血疗法，使险些坏死的手指恢复了生机。

历代中医典籍对水蛭的论述颇多，《本草汇言》曰："水蛭，逐恶血、瘀血之药也。……故仲景方入大黄䗪虫丸而治干血、骨蒸、皮肤甲错、咳嗽成劳者；入鳖甲煎丸而治久疟疟母、寒热面黄、腹胀而似劳者；入抵当汤、丸而治伤寒小腹硬满、小便自利、发狂而属蓄血证者。"《本草经百种录》曰："凡人身瘀血方阻，尚有生气者易治，阻之久，则无生气而难治。盖血既离经，与正气全不相属，投之轻药，则拒而不纳，药过峻，又反能伤未败之血，故治之极难。水蛭最喜食人之血，而性又迟缓善入，迟缓则生血不伤，善入则坚积易破，借其力以攻积久之滞，自有利而无害也。"张锡纯《医学衷中参西录》载："水蛭最宜生用，甚忌火炙。""水蛭破瘀血不伤新血，纯系水之精华生成，于气分丝毫无损，而瘀血默消于无形，真良药也。"

时至现代，应用水蛭治疗顽疾大症且学验具丰的临床中医家颇多，最著名者为国医大师朱良春，朱老在多年的临床生涯中，主要是从以下两方面应用水蛭：

（1）逐恶血瘀血：①风湿性心脏病：证多属气血亏虚，血行郁滞，久则脾肾亦虚。凡瘀血征象明显而气不太亏虚者，侧重于活血化瘀，佐以温阳利水、益气宁心之品。处方：潞党参、生黄芪、炒白术、茯苓各15g，当归、丹参、桃仁、红花各9g，水蛭粉1.5g（分吞），炙甘草5g。每日1剂。②门静脉高压脾切除后血小板增多症：朱老认为绝大多数都有发热、舌红等"营血瘀热"征象，应予"凉血化瘀"，采用大剂量水蛭、虻虫、生地黄等，取得显效。一般服2~4剂后血小板数即显著下降。此方破瘀之力甚峻，宜中病即止，勿使过之。

（2）破血瘕积聚：①血瘕积聚：用水蛭30g，生黄芪45g，生三棱、生莪术各15g，当归、知母、桃仁各18g，研末为丸，每早晚各服6g，经期暂停。②食道癌：朱老根据病机，自拟"通膈利噎散"（水蛭10g，炙全蝎、蜈蚣各20g，僵蚕、蜂房各30g，共研细末，每服4g，1日3次）治疗中晚期食道癌。③颈淋巴结核、流行性腮腺炎：用水蛭、冰片等分，研细末，调适量凡士林外敷。

国医大师颜德馨认为，不论瘀血是何种原因所致，均可选水蛭投之。一般新病瘀血多实，宜峻剂攻瘀，祛瘀务净，以免残废羁留，造成后患，故水蛭剂量宜大。久病之瘀多虚，宜峻药缓攻，以免攻伐太过，耗伤正气，因此初用水蛭，剂量宜小，待有动静，渐次加重，使瘀结之凝血缓缓消散，达到气血调和的目的。如治中风，每宗"头为诸阳之会，惟风可到"之说，取水蛭配菖蒲、蒲黄等以通窍活血法；对中风、胸痹配黄芪、党参等以益气活血；治癃闭，则以"气化则能出焉"为准绳，取水蛭配乌药、小茴香等以行气活血；治血管瘤，仿"坚者削之"之意，取水蛭配延胡索、生牡蛎等以散结活血。用法用量方面，多以生水蛭粉装入胶囊服，每日1~6g。

吾祖国家名老中医石春荣乃吉林省中医界耆宿，在七十余年的临床生涯中，应用虫类药物治疗顽疾重症颇多，积累了丰富的经验。《首批国家级名老中医效验秘方精选》一书中，记载了石老应用活血化瘀之法治疗阳痿的"化瘀起痿汤"：水蛭3~5g，当归20g，蛇床子10g，淫羊藿10g，川续断15g，牛膝15g，熟地黄30g，紫梢花5g，桃仁10g，红花10g。水蛭、紫梢花各研细末吞服。功能：活血化瘀，补肾起痿。适用于外伤或手术损伤，或长期手淫，忍精不泄，合之非道等，以致精血瘀滞于宗筋脉络，心肝肾气不达外势，血气精津难以滋荣之阳痿。

北京名老中医王为兰认为，水蛭为治瘀要药，性和平而不峻猛，为血肉有情之品，化瘀血而不伤新血，亦不伤气分，是治瘀血而不伤正气之药。王老强调水蛭生用晒干研粉为佳，不可油炙或焙干，入煎剂效果差。水蛭粉冲服，破血力量明显增强，最为理想。王老常用水蛭治疗中风半身不遂，产后恶露不绝、腹痛拒按、血块紫黑等属瘀血较重的病证，水蛭攻逐瘀血，药精力专，取效快捷。用量可根据病情，在1.5~3g选择运用。

我的临床体会，水蛭乃活血剔络、化瘀生新之神品，每以其虫药善行之体走窜畅行，无处不至，凡血气凝滞之处皆能开之，临床凡遇顽疾久损，滞虚相杂者，最喜用之，颇多神效，用少功多，剂微效著，屡建奇功。人多言水蛭性烈有毒，而实效奇性善。诚如张锡纯所谓："破瘀血而不伤新血，专入血分而不伤气分。"我们每以本品治疗肾功能不全、慢性前列腺炎、血精、阳痿、阳强、不射精症、肾炎、肾病综合征、肺心病、糖尿病微血管并发症、脉管炎、部分肿瘤等顽疾，研粉冲服，常用量3~6g，服药时间曾有8个月者，我每年应用本品曾达百余斤。多年来治疗各种顽疾，屡收良效，只要辨证用药掌控得法，鲜有出现明显副作用者。

当然，使用水蛭亦需有注意事项：①水蛭终属攻瘀之品，虚人用之，当时时以顾护正气为念，需适当配用培本护正之品。国医大师朱良春老师谈到水蛭的用药安全问题时言及，水蛭活血止血而不留瘀，瘀祛而不加重出血，然毕竟是一味化瘀的峻品，应予慎用。朱老在临床中观察到，对有瘀血癥积而体气偏虚者，如用量稍大，连服数日，患者即现面色萎黄，神疲乏力，血检可见红细胞、血色素及血小板数均有下降，呈现气血两伤之证。古人以为"有毒"，殆即由此而来。因而明确指出："凡证属体气亏虚，而脉又软弱无力者，虽有瘀滞癥瘕，不宜使用大剂量，或伍以补益气血之品始妥。"②出血性疾患虽夹瘀血，若确需应用水蛭者亦应酌情慎用。③若长期大量应用，可定期检查血小板计数及出凝血时间，以调整用药法度。④入药最宜生用研粉装胶囊吞服，而不宜入煎剂。否则腥秽异常，败伤胃气，且药效大损。水蛭入煎剂，较之研粉装胶囊吞服，三不及一。⑤若药后胃中不适，口中腥秽，嚼生姜1~2片可解。

现在的蚂蟥也有了新用途，蚂蟥惟一的特性也就是喜欢吸血了。人们也就是利用了蚂蟥的这个特点，就把它请进了美容院里去。有些人看见蚂蟥在脸上，可能会有些害怕，但是不可否认的是蚂蟥清理脸上的痘痘或者是其他的东西，效果还是非常不错的。蚂蟥在吸血的时候，会释放出一种麻醉剂，也正是因为有了这种麻醉剂，在蚂蟥吸血的时候你不仅不会感到疼痛，而且也不用担心，在你的美丽的脸上会留下疤痕。不仅如此，蚂蟥的治疗速度也是非常的快，基本上一次的治疗时间，也就是半个小时或者是一个小时。而且还可以做到随治随走，非常方便，一点也不耽误事。

现在水蛭药材，为动物药水蛭科日本医蛭、宽体金线蛭、茶色蛭的干燥全体。全国大部分地区均有出产，过去多属野生，现在已有人工养殖。夏秋季捕捉。捕捉后洗净，用沸水烫死，切段晒干或低温干燥，生用，或用滑石粉烫后用。其性味咸苦平，或称之有小毒，归肝经，功效：破血通经，逐瘀消癥。用法：内服：入丸、散，1.5～3g。研末服，0.3～0.5g。以入丸、散或研末服为宜。使用注意：体弱血虚，孕妇及月经过多忌用。

药物无论贵贱，适合病情的就是好药

临床时或见到某些医生，不论何病何证，处方用药必用人参、鹿茸、西洋参、藏红花、冬虫夏草等价格昂贵之类药物，处方用药每剂价格动辄成百愈千，还自诩医生及患者都是有身份的人。此类医者，吾侪实难与之为伍。

徐灵胎曾言："盖愚人之心，皆以价贵为良药，价贱为劣药，而常人之情，无不好补而恶攻。故服参而死，即使明知其误，然以为服人参而死，则医者之力已竭，而人子之心已尽，此命数使然，可以无恨矣。病家如此，医家如此，而害人无穷矣。"

《医砭》曰："不论人之贫富，人参总为不祧之品，人情无不贪生，必竭蹶措处，孰知反以此而丧身。其贫者送终无具，妻子飘零，是杀其身而并破其家也。吾少时见前辈老医，必审贫富而后用药，尤见居心长厚，况是时参价，犹贱于今日二十倍，尚如此谨慎，即此等存心，今人已不逮昔人远矣。"今如冬虫夏草之类药物之价格变迁，二十多年来，价格已增千倍，虽有药源稀缺之由，然背后利益推手之力不可小觑。所以药价日贵，而受害愈速也。而真正的医生皆知，冬虫夏草无非温肾平补之品，药力超之且可替代者比比皆是，其价值、价格更便宜千百倍，临床用药之度量衡自在每位医者心中。

更有医者，每剂处方动辄七八两、一二斤，煎取三四百毫升，作一日服，言重剂疗顽疾。徐灵胎言："药之设也以攻疾，亦不得已而后用。"说明用药要十分谨慎，不可孟浪。无论其性寒热温凉、力之缓急大小，不能随便乱用，才可达到"如善用兵"的程度。我至今仍时时温习《内经》"大毒治病，十去其六；常毒治病，十去其七；小毒治病，十去其八；无毒治病，十去其九；谷肉果菜，食养尽之。无使过之，伤其正也"的用药法旨，并视为临床金鉴。今再提出以棒喝如此重剂急功近利之辈。更如张景岳之言："药以治病，因毒为能，所谓毒者，因气味之偏也。盖气味之正者，谷食之属是也，所以养人之正气。气味之偏者，药饵之属是也，所以祛人之邪气。其为故也，正以人之为病，病在阴阳偏胜耳。"《内经》更言及，临证论治的原则是"谨察阴阳之所在而调之，以平为期"。处方遣药如此巨量投之，药以远过病所，伤人自在顷刻之间，为医者当时刻铭记在心。

当然，《内经》七方之中亦有"大、小、缓、急、奇、偶、复"之论，而临床经验颇丰的一些大医生，临证若逢急疾重患，灵活而娴熟地应用复方大剂，瞬息化气，顷刻生阳，屡愈重患者，又当别论也。

用药法度宜严谨，遣方用药如用兵

药物的应用法度，先贤多有论述。如"用药之忌，在乎欲速，欲速则寒热温凉、行散补泻未免过当，功未获奏，害已随之。药无次序，如兵无纪律，虽有勇将，适以勇而偾事；又如理丝，缓则可清其绪，急则愈坚其结矣"（《珍珠囊补遗药性赋》）。"凡病在上者，先食而后药；病在下者，先药而后食；病在四肢者，宜饥食而在昼；病在骨髓者，宜饱食而在夜"（《珍珠囊补遗药性赋》）。所谓用药如用兵，药之于人，损益皆备。若处方调度不精，用药不慎，定得败北。临床用药我注意以下几个方面。

一、用药宜轻灵制胜

人体受邪所产生的机体失衡是相对而言的，如用重剂猛攻猛打，往往会造成人为的机体失衡。即使是重症、急症用猛药，也需中病即止。我遵循《内经》"大毒治病，十去其六；常毒治病，十去其七；小毒治病，十去其八；无毒治病，十去其九；谷肉果菜，食养尽之。无使过之，伤其正也"的原则，反对重剂急功近利，处方遣药一般不超过12味，药量也多轻灵，扣证紧密，足以达"轻可去实"之效。

二、用药要精，常选一箭双雕之品

只要明辨其证，投药不在多而在于精，切忌药效叠加，应选择一效多能的药物。如治疗便秘，若便秘兼有咳嗽者，常可选用炙紫菀通便，宣肺止咳；若便秘兼有头胀、高血压患者选用炒决明子以通便，平肝潜阳；若便秘兼有血瘀证者，则选用桃仁以通便活血。再如糖尿病患者大多数表现为食欲亢进而多食易饥，多数医者认为是由于胃火盛而导致的消谷善饥，一般采用白虎汤清泄胃火，我方中多无此类药，但患者食欲亢进症状却得到了控制。这是什么原因呢？中焦胃火亢盛固然可以引起消谷善饥，但是糖尿病患者，特别是病程较长者，临床表现除了多食易饥、口渴喜饮外，还常常伴有倦怠乏力、精力及记忆力减退等虚损状态，临床上大多数既无热可清又无火可泻。此时的食欲亢进主要是由于糖尿病患者精血亏虚于内，强迫患者多食以自救的一种临床表现。所以在治疗上宜精选熟地黄、黄精、石斛等中药补养精血而治疗食欲亢进之本。另外此类药性质呆滞、黏腻，服用之后容易产生饱胀感，能够腻膈碍胃而影响食欲，这本来是此类药物的副作用，但恰恰是这种副作用却成了另一个治疗作用，不但可以补精养血，还可以抑制亢盛的食欲。《神农本草经》记载这些药物还具有"久服轻身延年"之功，现代药理研究证明这些药物具有良好的降低血糖、调整血脂的功效，可谓一举两得。

三、多学习前辈经验

很多名家总结出一些成熟的用药经验及应用药对经验，如张锡纯常用山药配牛蒡子、乳香配没药；施今墨应用玄参配苍术降血糖、黄芪配山药降尿糖等。应该多学习名家用药经验医籍，如张锡纯《医学衷中参西录》，朱良春《朱良春用药经验集》《朱良春虫类药的应用》，焦树德《用药心得十讲》等。我亦遥从现代著名中医学家朱良春老师，学习其独到的用药心法，尤其是独到的应用虫类药的经验，收获极丰。几十年来，我应用虫类药治疗顽疾重症颇多，积累了较丰富的临床经验，受益良多。

话说尴尬的膀胱咳

　　半年前于门诊治疗一咳嗽患者，48岁中年女性，主诉因感冒后咳嗽5个月余，胸片示肺纹理增强，余无异常。来诊时出示多家医院治疗病历，静点抗生素，并服止咳化痰西药，咳嗽并未减轻，且逐渐加重。又于几处中医治疗，遍服中药止嗽散、三拗汤、定喘汤、麻杏石甘汤之类，皆不效。经朋友介绍前来求治。诉称咳嗽频作，咳白黏痰量少，咽喉微痒，气短声低，乏力懒言。继而言语吞吐，似有难言之隐，言语开导后详细问诊，患者自述，平素即有恶寒怕冷症状，兼有遇寒则咳，咳甚则偶有遗尿症状。此次发病时令又在秋冬天寒之际，故咳嗽频繁发作，一咳嗽就要小便，稍不慎则会失禁。今咳嗽每伴遗尿已3月余，且日益加重，每咳必尿，甚则湿透衣裤，尴尬万状。查舌质淡胖嫩，边有齿痕，苔薄白微腻，脉弦细涩无力。血、尿检查未见异常。详析病情，中医诊断为膀胱咳，辨证属肺肾阴阳俱损，元气衰败，膀胱气化不利，失于温煦固摄。治以双补肺肾，温阳益气固摄之法。方药用炒杜仲、肉苁蓉、炙黄芪、生山药、覆盆子、全当归、熟地黄、五味子、炙蜂房、桑螵蛸、炙桔梗、炙甘草等温补肺肾，温阳益气固摄之味，方中几无通常习用的止咳化痰平喘药物。服药后一剂知，周余大效，稍事加减，不足一月顽疾痊愈。且体质复健，更胜以往。

　　总结治疗经验，全在治病求本，而不是盲目地见肺治肺，见咳治咳。古人有表在肺、本于肾之说。久病正亏或年老体虚，肾之气阴不足，难以纳气归根，久咳不愈；肾虚不能约束膀胱，故小便频数，咳而遗尿。《景岳全书》曰："气脱于上而下焦不约而遗失不觉者。"《类证治裁》曰："大抵遗尿失禁由肺肾膀胱气虚。"同时详细问诊也很重要，一般中老年女性，长期咳嗽且伴见遗尿者，往往由于患者羞于启齿，医家若不追问，则易疏忽。

本病中医称为"膀胱咳"。"膀胱咳"之名首见于《素问·咳论》，篇中指出："五脏六腑皆令人咳，非独肺也。"又曰："肾咳不已，则膀胱受之；膀胱咳状，咳而遗尿。"本案患者久病正虚，久咳不愈，遇寒即甚，咳而遗尿，正与前论相合，参以脉症，诊为"膀胱咳"。可见，《素问》早已提出咳嗽的证治当从"五脏六腑"的角度考虑，不能仅仅见肺治肺。《内经》"五脏六腑皆令人咳，非独肺也"的理论是中医整体观念的典型体现，是指导我们进行肺系疾病诊疗的非常科学的理论。现代医学也已认识到许多脏腑的疾病均可造成咳嗽，如鼻后滴漏综合征、咽炎、心功能不全、胃食管反流、肾功能不全等均可致咳。将这一理论运用于具体疾病的诊治时，必须结合临床实际，对疾病的特殊性、规律性进行深入的研究，辨证施治，灵活应用，才能取得满意的效果。

膀胱咳其实临床并不鲜见，主要见于中老年女性，只是有许多患者就诊时羞于启齿而不愿提及，故显得临床少见。西医称膀胱咳为压力性尿失禁，或称张力性尿失禁，即咳嗽导致患者腹腔内压力增大，压迫膀胱，引起小便失禁。由于中老年女性因分娩、绝经后雌激素水平下降等因素导致女性盆底肌肉松弛，尿道外括约肌收缩力降低，尿道阻力减小，导致咳嗽时小便失禁。目前西医对膀胱咳尚无特效疗法，强调需要加强盆底会阴部肌肉的功能锻炼，但效果并不理想。

中医治疗膀胱咳这一类的疑难杂症具有明显优势及显著疗效。多年来，我们在辨证论治的基础上，应用温肾益肺、滋阴补阳治法方药，先后治疗膀胱咳数十例，皆收良效。只要辨证精当，灵活选用金匮肾气丸、六味地黄丸、补中益气丸、人参归脾丸等治疗，有较佳疗效。我们还治疗过临床更加少见的如久咳不愈，每咳则频频矢气的小肠咳；以及久咳不愈，每咳则排粪的大肠咳。其理论在《素问·咳论》即有记载："五脏之久咳，乃移于六腑。肺咳不已，则大肠受之，大肠咳状，咳而遗失。心咳不已，则小肠受之，小肠咳状，咳而失气，气与咳俱失。"无论何种看似千奇百怪、无从治疗的疑难顽疾，在中医整体观念的理论指导下，治病求本，辨证论治，都能够取得满意疗效。

胸痹未必冠心病，话说古今心口痛

临床经常见到各式各样的疑难病例，其中就有以反复发作的心口痛来就诊者，这类患者大多都有很长时间甚至多达数年反复发作的心口疼痛病史，且屡治不效。很多患者多次就诊于各级大医院，反复做各项心脏病检查，总是查不出任何明确的心脏病变。而大多数这类患者越是查不出来心脏病（最主要的是冠心病、心绞痛），就越是惶恐和焦虑，整天疑神疑鬼，随时把速效救心丸、丹参片、硝酸甘油片等心脏急救类药物带在身边，以随时服用。

民间所说的心口，系指剑突下的胃脘部。胃脘在鸠尾（即胸骨下剑突）部位，故胃脘又称心下，或直谓心，俗称心口（窝）。心口痛，是中医的一个病名，也是民间的一个俗称。唐宋以前的中医文献，多指胃脘痛。《灵枢·邪气脏腑病形》云："胃病者，腹胀，胃脘当心而痛。"《伤寒论》云："伤寒六七日，结胸热实，脉沉而紧，心下痛，按之石硬者，大陷胸汤主之。"《外台秘要》云："足阳明为胃之经，气虚逆乘心而痛，其状腹胀归于心而痛甚，谓之胃心痛也。"元代朱丹溪明确指出："心痛，即胃脘痛。"（《丹溪心法·心脾痛七十》）明代则已澄清心痛与胃痛的混淆概念。《证治准绳·心痛胃脘痛》云："或问丹溪言心痛即胃脘痛，然乎？曰：心与胃各一脏，其病形不同，因胃脘痛处在心下，故有当心而痛之名，岂胃脘痛即心痛者哉？"虞抟《医学正传·胃脘痛》云："古方九种心痛……详其所由，皆在胃脘，而实不在于心也。"全国高等中医药院校教材《中医内科学·胃痛》说道："胃痛，又称胃脘痛，是以上腹胃脘部近心窝处疼痛为主症的病证。"

历次接诊的医师往往被患者治疗心脏病的要求所误导和左右，反复地做各种各样心脏的检查，即使反复检查也没有发现任何心脏病的指征，也还是坚持查下去。而所谓有条件的患者甚至可以查到北京各大医院，查到国外。经常有这样的患者来我处就诊，在描述病情的时候，常常比比画画地捂着胃区向我诉说心口如何如何疼痛，这时结合患者的病情、详细的查体和历次各级医院检查的结果，再综合分析，就可以做出胃病（还可包括十二指肠和食道病变）的初步诊断了。我经常要费好多口舌向患者讲解心口就是胃区等内容，讲解为什么捂着胃而非要去反复查心脏病（当然这也是要在基本除外心脏病的前提下）。

当然，临床还是要注意，部分心脏病（如急性下壁心肌梗死等）与部分胆囊疾患（胆囊炎、胆石症等）确实也可以出现心口痛的表现，临床也一定不能忽略。只是不论是心脏病还是胆囊炎都有很特异的症状和体征，根本不难诊断（而不是在各级大医院反复检查查不出来）。

容易怀疑为冠心病心绞痛的心口痛最多见于胃食道反流症（包括反流性食道炎以及慢性糜烂性胃炎）。反流性食管炎是由胃、十二指肠内容物反流入食管引起的食管炎症性病变，当然内镜下表现为食管黏膜的破损，即食管糜烂和（或）食管溃疡。其典型症状表现为胸骨后烧灼感（烧心）、反流和胸痛。烧心是指胸骨后向颈部放射的烧灼感，反流指胃内容物反流到咽部或口腔，口里甚至有酸酸的味道。反流症状多发生于饱餐后，夜间反流严重时影响患者睡眠。当然，食管炎的严重程度与反流症状无相关性。反流性食管炎患者表现有胃食管反流的典型症状，但也可无任何反流症状，仅表现为上腹疼痛、不适等消化不良的表现。慢性胃炎尤其是慢性糜烂性胃炎的临床症状多为非特异性的消化不良症状如心口（上腹部）隐痛、反酸、餐后饱胀、食欲减退等。

反流性食管炎可发生于任何年龄的人群，成人发病率随年龄增长而升高。其中中老年人、肥胖、吸烟、饮酒及精神压力大者是反流性食管炎及慢性胃炎的高发人群。另外注意饭后避免立即睡觉。同时避免暴饮暴食和进食辛辣刺激性食物，少食酸甜食物，禁烟酒。

临床上这类以心口痛或心下痞满为主症的反流性食管炎或慢性胃炎，中医治疗时，治标多以半夏泻心汤合小陷胸汤为法，辛开苦降；治本以四君子汤合百合、白芍、石斛、佛手、乌药、丹参等药物扶正祛瘀；或者中西医结合治疗，则长期困扰患者的顽疾，可以很快得到改善或治愈。

实际上是食管下段及胃的病变，医生还是建议患者尽早做胃镜检查，排除器质性病变，当然如果对心脏不放心，也要做心电图检查，以避免误诊。

谈谈喉源性咳嗽的治疗

临床经常可以见到一些患者，反复发作咳嗽，应用各种抗生素及多种止咳药，屡治不效，前来求治。望闻问切，详细诊查。咳嗽以呛咳、阵咳、干咳为特点，或者咳出少量黏稠的泡沫样痰，咽干喉痒，不论如何剧咳，喉头之痒总难以消失，充其量痒得稍缓而已。同时也因为没有分泌物而无痰。胸闷气逆，或咳剧而干呕。详究其因，乃是喉源性咳嗽。《丹溪心法》的"干咳嗽，难治，此系火郁之证，乃痰郁其中"，似乎与本病相类似。此外，《医学纲目》的"干咳嗽"，《医学入门》的"干咳"等，也很似喉源性咳嗽。

中医没有喉源性咳嗽一说。两千多年前的《素问·咳论》云："五脏六腑皆令人咳，非独肺也。"这就指出，导致咳嗽的原因很多，并不只有肺脏。那些经常"吭、吭"不断清嗓子的人，常常有慢性咽喉炎，当有间歇性变为持续性，那就是喉源性咳嗽。时间一长，咳嗽剧烈便是病，就需治疗了。现代喉科名医干祖望老先生积60年之经验而言曰："如其把本病作为一般咳嗽而混为一谈，治疗效果必然无法满意。因为其所治者为无辜之肺而非病灶所在的喉。"一语中的。

喉源性咳嗽的主要临床症状为阵发性咽喉部奇痒干涩，随之干咳即直冲而出，以呛咳、阵咳、干咳为特点，咳甚时，连呼吸歇气的时间也没有，患者也可以清楚地感到，咳的起点在声门之上。这样连续不断地干咳，愈咳而愈感喉头干燥，粗糙，作痒，而且还可伴以难以用言语来形容表达的不舒服感。一经咳作，很少有痰，而且无法休止，愈咳而咳声愈趋于干枯气短。如其及时饮水，虽然咳嗽可暂时稍缓，但喉部的不舒服感依然久久无法消失。这样的阵发性干咳，每天必作多次，严重的一小时内可以数次。在夜间睡眠之际，即减少甚至不发。部分患者有明显的慢性咽喉炎症状。

这种咳嗽在没有继发支气管、肺部感染的情况下，我认为吃中药优于服西药。在治疗上要审因论治，所谓"咽需液养，喉赖津濡"。所以要在治疗慢性咽喉炎的基础上止咳，尤其是配合抗过敏治疗，比单纯地见咳止咳效果要好得多。我常用的治疗思路和方法是以润养咽喉肺络为主，药用百合、沙参、麦冬、生甘草等治本之品，使咽喉肺络得以滋润，咽喉干燥、粗糙作痒等刺激症状才有可能逐渐缓解。另外还要配用牛蒡子、蝉蜕、僵蚕、地龙、射干等药，以疏风止痒，解痉镇咳。最后再酌加桔梗、紫菀、贝母等利咽止咳之品，多可应手取效。少数患者，如合并咽喉疼痛，咳少量黄稠痰，或发热，还可灵活酌加黄芩、银花、板蓝根等清热解毒之品。

还有一类咳嗽是由药物引起的，如血管紧张素转换酶抑制剂类降压药，最常用的如卡托普利、依那普利等。这一类降压药具有良好的降压作用，但是，约三分之一的人长期服用后，会有较明显的咳嗽症状。这一类咳嗽，因为其病因病机为津枯肺燥，咽喉肺络失润，兼风邪上扰所致。所以中药治疗时，最忌妄用见咳止咳，解表祛邪之品，所谓风药多燥，止咳化痰类药更燥（因痰饮为湿邪，非燥则无法祛湿），干咳嗽的患者，滋润濡养尚恐不及，岂可一燥再燥？

伤津耗液话汗蒸

李女士患有腰腿痛好多年，汗蒸馆的老板说，汗蒸能治疗风湿病，对腰腿痛的治疗尤其好用，于是李女士办了张年卡，每天只要有时间就去蒸一小时或半小时，大汗淋漓过后，李女士说起初感觉还可以，但随着次数的增多，身体开始越来越虚弱，有种不适感，腰腿痛并没有好转，反而越来越酸软，后来还是到医院按摩针灸，才开始好转。

王女士体态偏胖，听说汗蒸减肥很快，就去做了多次汗蒸，起初大汗后，体重减轻较多，再过一段时间，就不减了，随之而来的就是体倦虚汗，体重又回来了。减不成肥，反而搞出了病。

中医理论认为，心主血，汗为心之液，血汗同源，一荣俱荣，一损俱损。《灵枢·营卫生会》说："夺血者无汗，夺汗者无血，故人生有两死，而无两生。"其意思就是说，伤血的人汗也少，伤汗的人血也亏；如果患者伤血、夺汗这两种情况都有，那么这个病就非常严重了；如果患者或伤血，或夺汗，只有其中一种情况，则这个病还好治一些。我们为了所谓的保健养生，每天都要强行把体内的汗蒸出来，汗液大量消耗，必影响血液的充满，长此以往，精血津液日耗，身体就会日渐虚弱。更何况风湿病呈急性和慢性过程。中医认为，慢性风湿由肝肾精血不足引起，肝藏血养筋，肾藏精养骨，精血耗伤，筋骨失养，所以汗蒸对祛除慢性风湿毫无意义，相反会因过于伤害血汗，损伤筋骨而影响健康；急性风湿往往是因为感受风寒，在医生指导下，汗蒸对减轻该种类风湿症状或可有一定的作用，但是也要避免过汗伤血。而当疾病转变为慢性时，汗蒸就更加无益而有害了。而发汗减肥和泻肚、利尿等破坏性减肥方法一样，都能对人体造成难以弥补的损害。

惊恐乱神话"缩阳"

缩阳又名缩阴，亦称阳缩或恐缩症，是指有些男女感觉阴茎、睾丸或外阴、乳房等突然内缩为主要症状的疾病，是一种性色彩非常浓厚的癔症。最大特征在于患者突然间自感阴茎缩小或缩入腹中而产生极度的死亡恐惧。缩阳症，听起来似乎为有"阳器"者所特有，其实不尽然，妇女也可发生此症，只是比男性要少得多。从年龄上看，以青少年居多，四五十岁以上则很少发生了。

早在两千多年前的《黄帝内经》中即有所谓阳具"缩入腹内，不治"的记载。清同治二年（1864 年）的《儋县志》

记载"阳缩入腹者，不治"。《崖州志》也记载清辛酉十一年在崖州"缩症行，男缩阳，女缩乳和缩耳、舌等处，用姜擦及爆竹轰之即止。间有缩尽死者"。有一个叫莱金德里的外国人，在1908年曾描述过我国台湾发生的"性器官缩入症"。他发现，这种病证既可集体发作，也有零散发生。自20世纪40年代以来，在海南就曾先后发生了六次之多。事实上，缩阳症并不仅限于我国。东南亚各国，如马来西亚、泰国、新加坡、印度尼西亚等均有缩阳症发病的报道。查找西方医学文献，也发现早已有此病证的记载。例如，1885年，俄国医生伊凡诺夫就报道了一名23岁已婚农民的阴茎莫名其妙地"缩"进了体内。此外，20世纪60年代以后，苏丹、法国、以色列、美国等均有本地区发生缩阳症的报道。表明此种病证见于全球各地。可能是由于文化、信仰、习俗等方面的差异，此症在中国南方及东南亚华人中间最为流行，而在我国海南则基本上每十年有一次大的流行。

如在1984年那次的群体发病，在海南岛和雷州半岛一带，在8月极其闷热的天气里陆续有人发现自己的阳具、阴户、乳房一缩再缩，惊恐万状，拼命用手紧紧抓住，使劲地往外拉者有之，将阴茎、乳头用绳子牢牢系住者有之，用钳子死死夹住者有之，大碗喝辣椒油者有之，同时敲锣、敲盆驱邪者有之，求菩萨拜狐仙者有之。发病者中绝大多数是男性。一个村庄接连一个村庄地有人发病，搞得当地百姓人人自危，个个惶恐，前后历时将近一年。当年的调查数据显示，波及16个县市，患者达3000多人。据说，当时当地政府请来北京的专家利用各种传媒宣讲科普知识，这次的大范围流行的疾病（精神类疾病）才从根本上得到控制。

缩阳症病发时，以精神症状最为突出。患者情绪上紧张、恐惧、焦虑。一般多为突然起病，感到自己的阴茎、阴囊和会阴部收缩，愈缩愈小，以致缩入体内。女性患者则感到自己的乳房、会阴部往身体里面收缩，愈变愈小。除了局部有收缩感之外，还有抽动感、疼痛感及消失感。为此，患者极端恐惧，体验到"死亡降临"时的那种濒死感。此时，患者全身颤抖，大汗淋漓，躁动不安，大喊大叫，拼命挣扎，紧紧地抓住阴茎和阴囊，女性患者则抓住乳房、乳头、阴唇不放，并使劲地往外拽，以防止它们缩入体内而致死。如此每次发作持续几分钟到几十分钟，然后逐渐缓解，但很易再次发作。

从解剖学上来说，男子的阴茎不可能缩入腹内，女子的乳房也绝不会缩进胸腔，但患者的确能体验到一种特殊的感受，即阴茎或乳房、阴唇缩小并缩入腹腔或胸腔而出现濒死感。所以每遇病发，患者或亲人总是先紧揪住阴茎以使患者放心，他的阴茎还没有完全陷进去，尽管发病时阴茎的实际尺寸变化并未超出生理范围。

缩阳症的发病，轻则心理负担重，影响性能力。重则大声惊呼，产生幻觉，并且自己或让别人揪住生殖器，以防止其回缩。一般说患本类疾病的患者主要是缺乏性知识或认识不正确，且缺少自信心，具有癔症性格特征的人。从理论上说，缩阳症属心因性诱发疾病，是人的错觉，对生理及脏器不具有特别危害。但由于有些患者过度恐惧，并采用一些所谓的"驱邪"治疗，极可能发生致残、致死等悲剧。近年来，虽然人们的科学知识已经极大丰富，但仍有不少人到医院咨询该病，所以，预防工作刻不容缓，而关键就在于加大宣传力度，帮助人们保持健康的性心理。若病情急性发作，可根据情况，适量给予抗抑郁药或镇静剂，使其冷静下来。

据有关文献报道，缩阳症"病者多为男性青少年，30岁以下者占85.8%"。这一调查结果基本上能反映本病发病情况。据此，有的学者则认为"特殊的性信仰可以导致本病的发生。如在我国的文化中，传统的观念认为精液在保持身体健康中起有重要的作用，包括精液珍贵，如"一滴精，十滴血"，以及不少人认为手淫及梦遗会"伤脑损髓"，导致"肾亏"，于是出现满街的"补肾壮阳"药。其中，以雄性动物的阳器（即所谓的"鞭"）最为有"劲"。男人们深信，只有雄性动物的"根"才能滋补自己的"根"。这可能是"以脏补脏"观点的具体体现。所以某些学者认为缩阳症是一种"与社会文化背景有密切关联的心因性精神障碍或流行性癔症"。

现代医学对于缩阳症患者的治疗，除了给他们讲清性解剖生理和性心理知识，消除其焦虑、恐惧、害怕和抑郁等情绪，形成对性功能、性生活的正确认识以外，还可针对他们受暗示性强的心理特点，实施暗示治疗。暗示治疗可在醒觉和睡眠两种状态下进行。

虽然缩阳症的发病看似凶险，其实预后良好，大多数患者均可完全恢复正常。即使少数反复发作者，也只持续半个月到一个多月。只有极少数的患者在发作过后的较长时间里，遗留失眠、多梦等睡眠障碍，以及头痛、头昏等不适。因此，对于此种疾病不必过分紧张害怕。

还要补充一点，缩阳症可分为原发性和继发性两类。原发性缩阳症的产生是与文化信念密切相关的一种心因性精神障碍。继发性缩阳症是在脑部疾患或躯体疾患或精神性疾病基础上产生，以恐怕生殖器缩小或缩人体内为主要表现的精神综合征。如果确系身体患病，在某些特殊的致病因素影响下，也可以出现不同程度的阴部或肢体筋脉痉挛拘急等症状。这些继发于一些疾病所导致的继发性缩阳与前文所论及的原发性精神性缩阳有本质的不同。

家传治阳痿奇方"蜻蛾展势丹"

余临证之初，依常法论治阳痿，疗效不佳。后从先祖父吉林名医石春荣老先生处得一家传秘方，终使顽疾得效。

家传秘方名"蜻蛾展势丹"，是方以虫药为主，用大蜻蜓（青大者良，红者次之，余更次之。去翅足，微火米炒）20对，原蚕蛾（去翅足，微火米炒）15对，大蜈蚣（不去头足，酒润后微火焙干）15条，露蜂房（剪碎，酒润，略炒至微黄）、酸枣仁、酒当归、炙首乌、生地黄各30g，丁香、木香、桂心各6g，胡椒3g。共为细末，炼蜜为丸，如梧桐子大，每服30丸。或为散，每服3~6g。每日2次，空腹以少许黄酒送服。先祖父曾云："此方余已应用六十余年，每遇阳痿重症，诸药弗效者用之，无不应手取效，此乃家传之秘，切勿传于他人。"

余得此方不久，即治一陈姓患者，年方而立，已患阳痿3年余，曾历用甲基睾丸素、绒毛膜促性腺激素等性激素，以及诸多补肾壮阳、养血益气中药，皆未收效。问之，知有手淫史，婚后同房时常不满意，伴精神紧张，恐惧不安，督闷焦躁，腰酸尿频，面色晦滞，脉弦略涩。投以蜻蛾展势丹，服药4日后，即觉阴茎有所勃起，半月后竟获痊愈。后每用之，亦多获验。

此方立意清新，组织严密，选药奇特，别出心裁。考阳痿病机，可分虚实两端。虚者，肾精亏损，命火衰微，化源不足，致宗筋失养而成痿，治重补益；实者，肝气失于调畅，督脉失于温通，气血难达外势，亦可致宗筋失养，治重通调。证诸临床，纯虚纯实证少见，大多为虚中夹滞。滞虚相杂之证，治当通补并行。蜻蛾展势丹中大蜻蜓强阴、止精（《别录》），壮阳、暖水脏（《日华子本草》），功擅补肾益精，治阳痿遗精（《中国药用动物志》）；原蚕蛾益精气，强阴道，使交接不倦（《本草纲目》），大能补肝益肾，壮阳涩精，擅治阳痿、遗精、白浊（《中药大辞典》）。二者共为主药，取虫药走窜之性，入肝经畅达宗筋以展其势，用血肉有情之体，入任督二脉通补阴器以强其本。辅以露蜂房、大蜈蚣之飞升走窜，解肝脉气血郁闭，使宗筋血气畅达。丁香、木香、桂心、胡椒辛温香窜，既可疏肝解郁，畅达宗筋之滞，又可温通阳明，强壮宗筋之体。佐以生枣仁、酒当归、炙首乌，益精养血，润养宗筋，既强阴器之根蒂，又能补偏救弊，协调阴阳，防前药之辛燥。确属虚实兼顾，通补并行之妙剂，自可展势起痿，如鼓应桴。如此良方，不敢自秘，公诸于众，期与同道共济病家之苦。

利湿又知阳痿愈，方悟起痿需通阳

余临床之际，常见脾虚湿盛，阴湿伤阳患者，在治疗水湿痰饮的过程中，往往阴浊水湿之邪见消，疗效方显，每有患者欣喜告知，困扰多时的阳痿之症明显改善或治愈。推究其由，水湿阴浊阻遏阳道，阳气不能达于宗筋，而致阳痿不举。而利湿通阳者，即通过利尿祛湿，以通阳道之谓。又所谓通阳，实不同于补阳、壮阳、温阳，彼乃补益阳气之本，此乃通畅阳气之用，实有伸展、升举、畅达阳气之意。临床每见形体丰肥之人或患水肿、痰饮等疾者，由于体内蕴湿蓄饮，每致阳道被遏，阳气不能达于宗筋之末，发为阳痿。用补肾壮阳之品妄投，疗效甚微。运用通阳之法，以药力辛散温通，利尿达阴，通行宗筋脉络；并合渗湿利尿、宣散温通之品，畅达阳气，以因势利导，就近祛邪，使湿浊之邪从前阴排出，可先开阳气之路，以利阳气抵达宗筋，正合"通阳不在温，而在利小便"（《外感温热篇》）之意。

并根据此理，拟利尿通阳之法，并自拟处方"通阳起痿汤"，药用蝼蛄 3 枚，九香虫 5g，地龙 10g，僵蚕 5g，桂枝 10g，茯苓 15g，泽泻 15g，苍术 10g，远志 15g，柴胡 5g，炙香附 10g，生地黄 15g，蛇床子 6g，甘草梢 5g。应用时先将蝼蛄以盐水浸泡 1 日，然后用微火焙成黄褐色，研末分吞。余药水煎服，每剂药煎 3 次，服 1 日半，每天服 2 次。临床适用于阳痿患者平素恣食肥甘酒酪，形体虚肥者，以及鼓胀、水肿、痰饮等体内停水蕴湿患者所患之阳痿。只要辨证见患者体内停痰蕴湿，或有水饮蓄积者，皆可用之，屡获良效。

多年来每于临证逢此类病证患者，以此理法方药治之多效。而后又酌加利尿达阴的蟋蟀，壮阳温肾的淫羊藿等药，疗效更显。方中尤其是蝼蛄、蟋蟀二味，相辅相成，相得益彰。蝼蛄性咸寒，"入足太阳经"（《玉楸药解》），善利水通闭，诸般水肿皆可用之，可直走阴中以通水道；蟋蟀性辛咸温，"性通利，治小便闭"（《纲目拾遗》）。二者皆入膀胱、肾经，能通阴湿阻遏之阳道，可利气化难行之尿闭，实乃利尿通阳之神品，水肿、鼓胀、淋浊、尿闭等用之多效。凡阳痿由阴湿之邪阻遏阳道所致者，实为必不可少之药。临证取二药一寒一温，相辅相成之理，故喜合用，令直达阴中以逐湿浊，俾阴湿去而阳道畅，则阳道伸展，阳痿自愈矣。

病案举例

孟某，干部。形体虚肥，素嗜酒酪，喜食肥甘，阳痿 2 年余，初病时，每有性欲萌动，阴茎尚勉强勃起，但不满意，后愈来愈重，近半年来已完全痿废。此期间辗转求医，曾多次应用性激素类西药及补肾壮阳中药，疗效均不佳，辨证为痰湿阻滞宗筋，阳气不能畅达，故阳痿不用，拟化痰利湿、通阳起痿之法。药用通阳起痿汤，共 20 剂而愈。

就近驱邪熏洗方，因势利导治鼻渊

鼻渊，主要对应于西医的副鼻窦炎。此病多属于慢性，难缠难治疗，多见鼻塞、流涕、头痛诸症。鼻塞常可致暂时性嗅觉障碍，流涕则往往后流至咽部和喉部，刺激局部黏膜引起发痒、恶心、咳嗽和咳痰。由于流涕流入咽部和长期用口呼吸，常伴有慢性咽炎症状，如痰多、异物感或咽喉疼痛等。若影响咽鼓管，也可有耳鸣、耳聋等症状。

此病往往于上颌窦形成脓腔，服用一些中药制剂和抗生素效果不彰，因其药力不及，屡治屡犯，迁延不愈。而后，则需做上颌窦穿刺，洗除上颌窦腔内的黏液鼻涕，而后应用各种抗菌药物，如青霉素、红霉素或大环内酯类等治疗。然而，也有屡次穿刺无效甚或出现并发症的，则需手术，清除上颌窦腔内的各种病变组织，改善局部引流，进而恢复鼻窦生理功能。这一系列的治疗过程，实令病者苦不堪言。

余多年来总结一经验方，名曰"鼻渊熏洗方"，应用此方治疗鼻渊甚多，能免除患者穿刺、手术之苦。今将此方介绍如下，并附验案一则，供同道参考。

方药：苍耳子、白芷、辛夷花、牛蒡子、薄荷、细辛、升麻、藿香、蛇床子、元参。用不锈钢锅或砂锅煎药，待水沸约 5 分钟后，将药离火，用一大块布连药带头罩住，尽量多用口鼻呼吸，待药液稍凉后，可用纱布蘸药液洗额头及鼻部，每剂药可用 4~6 次，每日 2 次。用此熏洗，首出黄黏浊涕，一两日则渐渐转为灰白之浊涕，最后渐渐转为清涕，鼻窦炎明显改善，渐次向愈。

本方临床治疗过程中，鼻涕排出愈多愈效。应用时，如见身热恶寒、毒热较甚者，加黄芩、柴胡；如见鼻痒涕多，风热上扰者，加僵蚕、蝉蜕。本方对急慢性病变皆有效，而以急性发病者疗效尤佳。

病例

张某，女，36 岁。

于两周前外感后鼻流浊涕，鼻塞，不闻香臭，头痛胀晕，发热恶寒，经某医院诊为副鼻窦炎，经用青霉素、阿奇霉素等抗菌素及银翘解毒丸、鼻渊合剂等中药治疗，效果不佳，近几日症情愈重，遂来诊。查体：体温 37.8℃，鼻流多量黄浊涕，右上颌窦及右额窦区均有明显压痛，舌红，苔白黄厚干，脉滑数。此为风热蕴毒，上犯清窍之鼻渊，治宜疏风清热、解毒泻浊、清利上窍，在原来治疗用药基础上以鼻渊熏洗方加柴胡、僵蚕各 10g，依法熏洗。用药一日，鼻中排出多量黄白稠浊鼻涕，而后鼻涕逐渐清稀，渐觉头目清爽，已无发热，1 剂药尽剂，体温已降至 36.6℃，继用 1 剂后临床治愈。

本方以白芷、细辛、藿香、辛夷泻浊达窍，僵蚕、升麻、蛇床子解毒泻浊，苍耳子、薄荷、牛蒡子、柴胡、元参清热疏风，诸药合用，共奏清热疏风解毒、泻浊清利上窍之功。且又经熏洗疗法，直达病所，可使鼻窦部病灶引流通畅，稠浊浓涕得以顺利排出，故收佳效。

治疗黄褐斑的效方"五花祛斑汤"

黄褐斑俗称"蝴蝶斑""肝斑"或者"妊娠斑"，是皮肤科常见的色素性皮肤病。临床主要发生于女性人群，尤其是30~40 岁的女性，好发部位在面部，以颧部、颊部、鼻、前额、颏部为主，为边界不清楚的褐色或黑色的斑片，多为对称性。

本病的发病原因不是特别清楚，考虑与日晒、体内激素水平变化等有关系。中医认为，黄褐斑多由久病失调，房事不节，产育过多，情志内伤引起，一般临床有肝郁脾虚、肝肾虚弱以及气滞血瘀等不同的证型，在临床上要根据患者的色斑情况，以及舌苔、脉象等，综合辨证论治。在外用药方面可以用一些中药面膜贴敷，连续使用也有不错的效果；选用单方成药时，辨证为肝肾阴虚者，可服用六味地黄丸、滋补肝肾丸；肝郁气血不调和者可服用加味逍遥丸合乌鸡白凤丸；血瘀失荣者可服用血府逐瘀丸或桃红四物汤加减。

余多年来应用自拟"五花祛斑汤"治疗黄褐斑，疗效较好；对其他皮肤色素沉着性病变，辨证属肝肾不足、血滞风热者，亦多效验。

方药：合欢花 15g，红花 6g，月季花 15g，金银花 10g，野菊花 10g，蝉蜕 10g，僵蚕 10g，炙首乌 15g，当归 15g，炒白芍 15g，茯苓 15g，白芷 3g，柴胡 6g，炙甘草 6g，水煎服，每剂药水煎两次，每煎约 30 分钟（将诸花后入煎更好），最后将两煎药液对一起后，分 3 次服，每日服 2~3 次。

若兼见阳气虚者，加黄芪 30g，桂枝 10g；精血虚甚者，加枸杞 16g，山萸肉 15g；血瘀较甚者，加鸡血藤 25g，丹参 15g，益母草 15g。

方药分析：方中合欢花、红花、月季花活血行滞祛斑，金银花、野菊花疏风清热祛斑，五味花药，皆取其花穗清扬之性，走表走上，活血行滞，疏风散热，尤其适宜用于头面部皮肤疾患，为方中主药。蝉蜕、僵蚕以虫药走窜善行之性，上走头面以祛风散结，消斑灭黯；炙首乌、当归、炒白芍补肝益肾，养血和营，悦颜泽面；茯苓益气养脾润肤，柴胡疏肝解郁散滞。七味共为方中辅佐。白芷入阳明引经，协诸经直达头面而消斑；甘草调和诸药，同为使药。诸药合用，相辅相成，则血气和畅，风热清解，精血滋生，肌肤畅荣，共收消斑灭皯之功。

秋冬进补话膏滋

膏方，又称煎膏、膏滋，是指一类经特殊加工制作成膏状的中药制剂。膏剂是中医药中丸、散、膏、丹、汤、锭、酒、露八大剂型之一。通常情况下，医生根据患者的体质因素、疾病性质，按照君臣佐使原则，选择单味药或多味药配合组成方剂，并将方中的中药饮片经多次煎煮，滤汁去渣，加热浓缩，再加入某些辅料，如红糖、冰糖、蜂蜜等收膏，而制成的一种比较稠厚的半流质或半固体的制剂。此类剂型容易贮藏、保存，而且便于长期服用。由于膏方具有药物浓度高，体积小，药性稳定，服用时又无须煎煮，口味也好，便于携带等特点，因此历来颇受病家的青睐。

根据膏方加工中所用辅料的不同，膏方又有素膏和荤膏的区别。所谓素膏是指用砂糖或蜂蜜所收的膏剂；所谓荤膏则在素膏中再加入阿胶或龟板胶等动物胶而制成的膏剂。通常认为，膏方主要用于慢性虚损性疾病的长期调理，也可用于平素滋补养生，强身健体，抗衰延年。

一、膏滋的适用人群

在冬季进补时，内服膏方适用对象主要有三种人：一是处于"亚健康状态者"，平时无慢性疾病而容易感冒者，长期劳累或思想负担过重者，中老年人，体力不支、精力不够、难以胜任紧张而烦劳工作者。二是慢性疾病已经稳定或病久而全身虚弱的人，或为增强体质而巩固疗效的人。这些慢性疾病如慢性支气管炎、肺气肿、支气管哮喘、高血压、冠心病、高脂血症、糖尿病、慢性胃炎、慢性结肠炎、慢性肝炎、早期肝硬化、慢性肾炎、慢性泌尿系统感染、贫血、类风湿关节炎、夜尿多、腰腿痛、男子性功能障碍、精液病、女子月经不调、不孕症。三是康复患者，如手术后、出血后、大病重病后，产后身体极度虚弱的人。

从服用膏方而发挥的作用来看，在中医的辨证施治原则指导下，合理服用，可以使少年儿童助长发育、增强智力，可以使中青年增强体质，美容健身，可以使老年人延缓衰老，精力旺盛。当然，膏方因人不同，男女老少均有不同。切忌立一成方而各种人都服，必须进行辨证施治，严格遵照膏方的组成原则，进行精致加工，才能起到理想的作用。

虽然膏方在冬季服用，效果更佳，但也并非局限于冬令季节，只要于病有利，一年四季皆可。既可在无病时单独服用，又可在病中与煎药同服，或病后服用调养身体，以促进病后恢复健康。

二、服膏方要先服"开路药"

大多膏方是以补益作用为主，所以在服用膏滋药之前，有经验的医生会因人而异地要求患者服用一些"开路药"，目的在于为患者对膏方的消化吸收创造有利的条件。特别要注意保护胃气，不使胃气挫伤，因此患者不必急于求成，盲目地直接服用膏方。需要服用膏方时一定要考虑脾胃的承受能力，先服用"开路药"，调理好脾胃，方可进补。

处方中可以选用陈皮、半夏、川朴、枳壳、神曲、山楂、白术、砂仁等健脾理气、化湿助运的药。

"开路药"一般以医生根据患者的症状辨证后开出的汤剂最有针对性，通常提前2~3周服用。也可在医生的指导下服用一些中成药，如藿香正气片、香砂六君丸、参苓白术丸、健脾丸等用作"开路药"。

当然，对于脾胃功能正常的人来说，不强调必须服用"开路药"，可以直接服用膏方，做到及时进补。

三、膏方服用方法

膏方的服法可分为冲服、调服、嚼化三种。①冲服，即取适量药膏，放在杯中，将白开水冲入，搅匀使之溶化后服下，如服益母草膏等，一般是每次取1匙，用开水冲溶饮服。②调服，即把稠黏难化的膏方加黄酒或水，用碗、杯隔水炖热，调匀后服下。③嚼化，也称"含化"，即将药膏含在口中使其溶化，慢慢下咽，以发挥药效，如治疗慢性咽喉炎可用此法。

服用膏方的时间有空腹服、饭前服、饭后服、睡前服等几种。滋腻补益药宜空腹服；治胃肠道疾病药宜在饭前1小时左右服；治心、肺等病的药物一般在饭后半小时；养心安神的膏滋药，宜睡前服。服膏剂量要根据病情或身体情况及药物的性质决定，一般每日2次，每次服一匙。

四、膏滋制作方法

膏滋的制作比较复杂，有一定的程序，自制者只要依其程序进行，就可以自己制作。

自制者要掌握好浸泡、煎煮、浓缩、收膏、存放等几道工序。

（1）浸泡：先将配齐的药料检查一遍，把胶类药拣出另放。然后把其他药物统统放入容量相当的洁净砂锅内，加适量的水浸润药料，令其充分吸水膨胀，稍后再加水以高出药面10cm左右，浸泡24小时。

（2）煎煮：把浸泡后的药料上火煎煮。先用大火煮沸，再用小火煮1小时左右，转为微火，以沸为度，煎约3小时，此时药汁渐浓，即可用纱布过滤出头道药汁，再加清水煎煮原来的药渣，煎法同前，此为二煎，待至第三煎，气味已淡薄，滤净药汁后即将药渣倒弃（如药汁尚浓时，还可再煎一次）。将前三煎所得药汁混合一处，静置后沉淀过滤，药渣愈少愈佳。

（3）浓缩：将过滤净的药汁倒入锅中，进行浓缩。先用大火煎熬，加速水分蒸发，并随时撇去浮沫，让药汁慢慢变成稠厚，再改用小火进一步浓缩，此时应不断搅拌，因为药汁转厚时极易粘底烧焦，以浓缩到药汁滴在纸上不散开为度，此时方可暂停煎熬，这就是经过浓缩而成的清膏。

（4）收膏：将烊化开的胶类药与糖（以冰糖和蜂蜜为佳），倒入清膏中，放在小火上慢慢熬炼，不断用铲搅拌，直至能扯拉成旗或滴水成珠（将膏汁滴入清水中凝结成珠儿不散）即可。

（5）存放：待收好的膏冷却后，装入清洁干净的瓷质容器内，先不加盖，用干净纱布将容器口遮盖上，放置一夜，待完全冷却后，再加盖，放入阴凉处。

另外，要注意在收膏的同时，可以放入准备好的药末（如鹿茸粉、人参粉、珍珠粉、琥珀粉、胎盘粉），要求药末极细，在膏中充分搅匀。

武林治伤秘方"三虫粉"

——兼谈胸胁内伤的辨证论治

武林治伤秘方"三虫粉"亦称"三虫化瘀散"，乃吉林石氏伤科之先祖维玉公早年得之于武林师友。此方由土鳖虫、水蛭、臭虫三味各炮制后等分研细混匀乃成。临证专治胸胁内伤，血瘀实证，或陈伤宿患，滞痼难消者。单用或配他药应用，每服3~5g，每日3~4次。多年来因为用药的宜忌，以及获取药源的难易，臭虫早已不用，而改用九香虫替代。

三虫各 50g，再加木香 50g，白及 100g，共为细末，称"五行散"，可治胸胁内伤，血瘀气滞，痛闷气急，不敢转侧，呼吸咳嗽均加剧者。临证每服 3~5g，每日 3~4 次。若损伤肺络，咳嗽频作者，加川贝 50g，生百合 50g；若气急憋闷，胀痛重者，加香附 50g，郁金、柴胡各 25g；若胸胁痛重不可忍者，加炙马钱子 5g，乳香、没药各 20g；若见呕吐、咯血量多者，当行治标应急之法，易方为补气摄血固脱之剂。

三虫加天冬、生地黄、人参各 50g，共为细末，名"六合散"。专治素体虚弱之人复兼胸胁内伤瘀滞者，或陈伤久损，病久正虚者，临床每服 2.5~5g，每日 3~4 次。

三虫粉及其加减配方，临证均宜以山药粥或蜂蜜水送服，以增益气津，固护正气，间有用童便送服者，乃取其清热化瘀之力也。

三虫均为虫类化瘀剔络之品，凡真气难达之死血，草木难攻之瘀滞，皆能除之。临床多辨证配伍他药以取效。

五行散乃取三虫，属土、水、火三性。复加木香入肝木之经以行郁气，治血气刺心，痛不可忍，又可入肺泄之。白及性涩而收，得秋金之令，故能入肺止血，生肌治疮，并治跌仆折损，黑红之伤，且其收涩之性又可调三虫之过于耗散。合而用之，多治胸肺内伤，血瘀气滞者。

六合散，乃三虫粉合三才之意，入天冬、生地黄、人参而成。化瘀行滞之中又可补益气阴，固护正气。胸胁内伤，血瘀气滞，而兼正气不足者用之尤宜。

各方均以山药粥或蜂蜜水送服，既可缓药物之烈，又可助正气之能。每可根据伤损虚实，增减其量，临证自当辨证调宜，用之于临床，屡验不殆。

石氏伤科临证辨治胸胁内伤，主张首分气血脏腑，新久虚实。内伤略轻者，可在气在血，伤之重者，可损及经络脏腑。

气之新伤，多见胸胁胀满，走窜作痛，气急憋闷，伤痛面积较广。治宜开郁利气，宜用柴胡疏肝散加乳香、没药。

气之陈伤，则胸胁隐痛，经久不愈，感劳即发，气短胸闷。治宜补气行滞，方宜补中益气汤加香附、桃仁、红花。

血之新伤，多见胸胁痛重，固定不移，牵掣胀刺，时见咯血，或有低热，局部略肿，伤痛局限，脉象弦涩等。治宜活血化瘀，和营止痛，方宜血府逐瘀或复元活血汤加减。

血之陈伤，则胸胁隐刺作痛，时轻时重，绵绵不休，脉涩。治宜化瘀剔络，养血和营，方宜桃红四物汤加减。

气血俱伤，气瘀互阻，又当气血合治。

胸胁内伤，脉络受损而发咯血、胸痛者，乃络伤血溢，瘀滞内停之证，治宜化瘀止血，常以犀角地黄汤加三七、茜草等治之。

筋肉损伤者，石氏伤科多诊为软伤，骨折骨裂者为硬伤，又当审详。

上述诸症均可配合服用三虫化瘀散、五行散、六合散等方，疗效尤著。仅举二例，以印证之。

案例 1

王某，男，21 岁。

三日前被人用木棒打伤右侧胸胁，当即右侧第 5、6 肋骨凹折，右胸胁胀刺作痛，局部肿胀高突，疼痛尤重，有轻微骨擦音，不敢直腰，转侧不能，咯痰带血丝，呼吸表浅而急促。诊为肋骨骨折，胸胁内伤。证属气瘀互结，发为肿痛，治宜化瘀行滞，消肿止痛。用五行散加三七粉，每服 5g，每日 4 次，以童便与山药粥交替送服。骨折行挤按、端提手法，整复肋骨凹折，外敷正骨敷药，包扎固定。一周后复诊，胸胁疼痛大减，骨折局部肿痛亦减，治同前法，月余痊愈。

案例 2

盛某，男，54 岁。

于十余年前，与人较力，抬过重之物，当即屏伤胸肺。自述伤后半日咯黑血一大口，甚为惊恐，曾经西医多方诊查，未见明显病变，多服中西药物，终未见愈，且每隔年余，总由劳动不慎而咳痰带血，稍事休息或服云南白药后即止。现症胸胁隐刺作痛，时轻时重，绵绵不休，气短胸闷，平日不任重劳。形神衰惫，日渐消瘦，食纳渐减，大便干燥，脉涩。诊为胸胁陈伤，久病入络，正气亏伤，治宜化瘀剔络，补益气阴。方用六合散，每服 3.5g，以香附 10g，桃仁、红花各 5g，山药 40g，水煎送服，每日 3 次。共治二十余日，痊愈。年余后见其形体渐丰，未再发矣。

顽疮痼疡有良药，生肌敛疮蛋黄油

蛋黄油是从鸡蛋的蛋黄中煎取的油，又称鸡子油、凤凰油等。蛋黄油是治疗轻度烫伤的良药。轻度烫伤涂上蛋黄油有清凉感，疼痛减轻，防止起疱，不留烫伤痕迹，对较重的烫伤，在后期外涂蛋黄油，可促使伤口早日愈合。因此，蛋黄油可作为家庭自制的备用药。用蛋黄油治病，历史久远。如《本草纲目》曰："鸡卵炒取油，和粉敷头疮。"又云："鸡卵黄熬油搽之，治杖疮已破，甚妙。"中医认为，蛋黄油具有清热润肤、消炎止痛、收敛生肌和保护疮面的作用。

一、蛋黄油的制作方法

取新鲜鸡蛋数个，煮熟后剥壳去除蛋白，留下蛋黄，置于炒菜铁锅或不锈钢锅内，但不宜用铝锅，将蛋黄压扁捣碎后，用文火边炒边挤压，一定要注意火候，待蛋黄熬成焦黑色时

（不到焦黑色时不出油），发出"吱、吱"响声并有油溢出时，可用小勺挤压，然后取出油，除去焦渣，将油贮存于小瓶内，冷却后备用。

二、蛋黄油临床应用

外涂蛋黄油治疗口腔黏膜溃疡，有生肌收口之效。

蛋黄油治疗皮肤黏膜溃疡损害，先用淡盐水洗净溃疡面，然后用牙签蘸蛋黄油涂搽于溃疡局部及边缘，再用凤凰衣（新鲜鸡蛋内的软膜）敷盖，应手取效。

蛋黄油治疗湿疹，涂抹患处，一般用药后局部发红、渗液、瘙痒等即减轻，经 3~5 次即可痊愈。又有人用蛋黄油治疗皮癣、脚癣和头癣，亦获良效。

婴儿湿疹患部先以生理盐水清洗，涂用蛋黄油，一日 2~3 次。一般涂用 2 天皮疹即可减轻，渗液减少，继用 3~5 天红斑即可消退而愈。

小面积烧烫伤，先用生理盐水清洁创面，涂以蛋黄油，每天 1~2 次。涂油后即感患部清凉，疼痛减轻，并可使受损皮肤渗液减少，改善局部营养，促进创面愈合。

冻疮，蛋黄油和入少许冰片，调匀。患部以生理盐水清洗后涂油，一日 3 次，可促进愈合。

臁疮是由小腿静脉曲张所引发的慢性顽固性溃疡。患部先用花椒水洗净，然后涂以蛋黄油，一日 3 次，连用 3~5 周，溃疡可有所改善。

唇风（剥脱性唇炎）表现为嘴唇肿胀、干裂、结痂、脱屑，自觉发痒、烧灼。中医认为，本病多由脾胃积热、外受风寒燥邪所致，治疗以蛋黄油涂患处，一日 5 次，效果良好。

需要注意的是，烧烫伤患者、婴儿湿疹等相对敏感的病例，应警惕鸡蛋过敏情况的发生。

药酒保健养生，也需辨证制用

中医药疗疾养生的剂型有许多种，古代就有丸、散、膏、丹、汤、锭、酒、露八大剂型之分。现在临床应用中药汤剂丸散，不问何病，不用辨证，就胡乱用药者极少，而在应用中药酒剂者，不问何病，不用辨证，就胡乱用药者比比皆是。因为酒剂的入药特点，多用于补益强壮、舒筋壮骨者为多。有人认为，药酒无非是搞一大瓶子白酒，再往里边放入人参、黄芪、鹿茸、鹿鞭、淫羊藿、海马、蛤蚧，有钱的再放入冬虫夏草、藏红花，不胜枚举。如果饮服的人平素身体阳热亢盛，体热有火，则火上浇油，则可发为火毒诸病，服之后就大有偏弊，极易发生口疮、咽痛、口干、痔疮、皮疹痈疖之类病证。其实调配保健养生药酒，也要遵循辨证论治的原则。现介绍两首我临床常用的补益药酒方。

一、补肾壮阳药酒方

组成：杜仲 20g，肉苁蓉 20g，淫羊藿 10g，菟丝子 15g，巴戟天 20g，人参 15g，鹿茸 10g，鹿鞭 10g，枸杞子 50g，熟地黄 30g，当归 15g，远志 15g，龟板 15g，覆盆子 15g，山萸肉 10g，金樱子 15g，桂枝 3g，藏红花 2g，蜂蜜适量（或可加冬虫夏草适量）。

功效：温肾壮阳，补精益髓，强腰壮脊。

适应证：阳虚气弱，肾元虚惫，腰膝冷痛，形寒畏冷，大便稀或晨起泄泻，小便频数，夜尿频多，性功能减退。

二、滋阴生精药酒方

组成：熟地黄 20g，生地黄 20g，炙首乌 15g，龟板 20g，石斛 15g，白芍 15g，女贞子 20g，覆盆子 15g，麦冬 15g，黄精 15g，当归 15g，枸杞子 30g，山萸肉 10g，金樱子 15g，巴戟天 15g，太子参 20g，西洋参 20g，藏红花 2g，蜂蜜适量（或可加冬虫夏草适量）。

功效：滋阴补肾，养血生精。

适应证：精血不足，肾元虚惫，腰膝酸软，眩晕耳鸣，齿松发脱，须发早白，失眠健忘，口燥咽干，五心烦热，潮热盗汗，小便频少，形体消瘦，性功能低下。

三、药酒配制及用法

制法：加入高度白酒 2500～3000mL（一般 500g 药可用 5000mL 酒），浸泡 2～3 周后即可饮服。每次 20～50mL，每日 1～2 次。

尚可加炼蜜（制熟的蜂蜜）少许，一般每 5000mL 酒加 200～500g 蜂蜜，既可补益，又可矫味。

说明：一般情况，纯粹阳虚或阴虚的情况极少或根本没有，所以上述补阳或滋阴的药酒方也是侧重点各有不同而已。如果阴阳两虚，还可以将上述两方合而用之，具体药物及药量配制比例，则可根据服用者具体身体状况进行调整，或五五开，或三七开，灵活选用药物药量配制，则能更符合个人的体质或病情。

冬病夏治穴位贴敷

一、冬病夏治的机理

了解冬病夏治首先要明确其机理。《素问》中就有"春夏养阳，秋冬养阴，以从其根"的说法。冬病夏治是指在盛夏阳气最旺之时，取"春夏养阳"之意，通过中药内服、穴位贴敷、拔罐等治疗措施提升人体阳气，扶正固本，祛除体内沉积之寒气，从而减少某些好发于冬季或在冬季易加重的虚寒里阴病证，如关节冷痛僵硬、怕冷、咳嗽、哮喘、慢性泄泻、体虚易感等的发作，起到缓解病情，提高患者生存质量的目的。

冬病夏治是中医的一种传统方法。中医认为，夏季是一年中阳气旺盛的时期，从理论上说，头伏的第一天阳气最旺，我们常采用穴位贴敷疗法，这时背腧穴最为开泄，药物更容易吸收，对穴位的刺激作用更强。因此，每年头伏第一天来贴敷的患者特别多，很多人"扎堆"贴敷，而第二天以后，门诊又冷冷清清。其实，之所以选择入伏贴敷，是因为夏热之际，皮肤腧穴最为开泄，药物更容易透皮吸收。所以，三伏的任何一天均可贴敷，不必拘泥。只是两次贴敷之间，要间隔 7~10 天方好。

穴位贴敷疗法，是通过将药物敷贴到人体一定穴位，治疗和预防疾病的一种外治方法，是融经络、穴位、药物为一体的复合性治疗方法。这种方法集内治外治于一身，融药疗与理化刺激于一体，从多方面调节身体机能，增强机体免疫功能，降低人体过敏状态。故又称"三伏灸""三伏贴"。此疗法源于中医学"春夏养阳，秋冬养阴，以从其根"的思想，具体方法源自《张氏医通》的白芥子涂法。白芥子涂法是清朝名医张璐所创立的一种疗法，用于治疗冷哮。《张氏医通》载："冷哮灸肺俞、膏肓、天突，有应有不应。夏月三伏中，用白芥子涂法，往往获效。方用白芥子净末一两，延胡索一两，甘遂、细辛各半两，共为细末，麝香半钱，杵匀，姜汁调涂肺俞、膏肓、百劳等穴。涂后麻瞀疼痛，切勿便去，候三炷香足，方可去之。十日后涂一次，如此三次，病根去矣。"后人扩展了其应用范围，作为三伏天天灸常用方法，除用于治疗冷哮外，还多用于在秋冬春之际容易反复发作或者加重的慢性、顽固性疾病，以及各种虚寒性病证，如过敏性鼻炎、慢性支气管炎、溃疡病、慢性胃炎等。因其副作用少、费用低廉、操作简便、安全有效、老少咸宜等优点，目前已被越来越多的患者接受。

冬病夏治穴位贴敷是一种综合干预的方法，其效果与贴敷方药配伍、炮制、制剂工艺、贴治穴位、贴治时间以及人体反应性等均有一定关系。

二、冬病夏治穴位贴敷适应病证

主要用于在秋冬春之际容易反复发作或者加重的慢性、顽固性肺系疾病。重点推荐：①慢性咳嗽、慢性支气管炎、支气管哮喘、慢性阻塞性肺病；②过敏性鼻炎、慢性鼻窦炎、慢性咽喉炎；③小儿体虚易感冒者，反复呼吸道感染者；④骨关节炎（风寒湿类型）等疾病。

三、冬病夏治穴位贴敷禁忌人群

禁用人群：①贴敷部位有皮肤创伤、皮肤溃疡、皮肤感染者；②对敷贴药物或敷料成分过敏者；③瘢痕体质者；④咳黄浓痰、咯血患者；⑤医生认为不宜使用的患者。

慎用人群：①孕妇；②艾滋病、结核病或其他传染病者；③糖尿病、血液病、恶性高血压、严重心脑血管病、严重肝肾功能障碍、支气管扩张、恶性肿瘤的患者；④病情急性发作期或加重期间；⑤2岁以下婴幼儿，因无法确知孩子反应性，必须密切观察婴幼儿的哭闹情况。

四、冬病夏治穴位贴敷方法

1. 贴敷方法

先将贴敷部位用75%乙醇或碘伏常规消毒，然后取直径

1cm、高度 0.5cm 左右的药膏，将药物贴于穴位上，用 5cm×5cm（小儿患者可适当减小）的脱敏胶布固定。

2. 贴敷部位

贴敷的部位一般以经穴为主，临床常用的穴位有肺俞、定喘、膏肓、大椎、中府、膻中等。可以根据患者的病情不同辨证取穴，临床常用穴位有风门、膈俞、心俞、脾俞、肾俞、足三里等。

3. 贴敷时机

一般在每年夏季，农历三伏天的初、中、末伏的第一天进行贴敷治疗。在三伏天期间也可进行贴敷，每两次贴敷之间间隔 7~10 天。

4. 贴敷时间

成人每次贴药时间为 2~6 小时，或贴敷时间更长一些，儿科患者贴药时间为 0.5~2 小时。

具体贴敷时间，根据患者皮肤反应而定。同时考虑患者的个人体质和耐受能力，一般以患者能够耐受为度，患者如自觉贴药处有明显不适感，可自行取下。

5. 疗程

连续贴敷 3 年（3 个三伏天）为一疗程。疗程结束后，患者可以继续进行贴敷，以巩固或提高疗效。

6. 贴敷后的皮肤反应与处理

（1）正常皮肤反应及其处理：局部皮肤潮红、灼热、轻度刺痛，或出现小水疱，极少数可出现大水疱。患者敷药处皮肤多数会在一段时间内遗留色素沉着。贴敷部位如果出现小的水疱，一般不必特殊处理，让其自然吸收。或者给予湿润烧伤膏外涂以减轻不适感。大的水疱应以消毒针具挑破其底部，排尽液体。破溃的水疱应做消毒处理后，外用无菌纱布包扎，以防感染。

（2）不良皮肤反应及处理方法：贴敷后，局部皮肤出现严重红肿、大水疱、溃烂、疼痛，皮肤过敏，低热。贴药后局部皮肤红肿，可外涂皮宝霜、皮康霜等减缓刺激；皮肤局部水疱或溃烂者应避免抓挠，保护创面，或涂搽烫伤软膏、万花油、红霉素软膏等。皮肤过敏可外涂抗过敏药膏，若出现范围较大、程度较重的皮肤红斑、水疱、瘙痒现象，应立即停药，进行对症处理。出现全身性皮肤过敏症状者，应及时到医院就诊处理。如果水疱体积过大，或水疱中有脓性分泌物，或出现皮肤破溃、露出皮下组织、出血等现象，应到专业医院寻求治疗。

出现上述情况时，患者均应注意保持局部干燥，不要搓、抓局部，也不要使用洗浴用品及涂抹其他止痒药品，防止对局部皮肤的进一步刺激。

7. 注意事项

（1）对于所贴敷之药，应将其固定牢稳，以免移位或脱落。

（2）贴敷药物部位出现水疱者注意局部防止感染。

（3）对胶布过敏者，可选用脱敏胶带或用绷带固定贴敷药物。

（4）对于残留在皮肤的药膏等，只可用清水洗涤，不宜用汽油或肥皂等有刺激性物品擦洗。

（5）配制好的药物不可放置过久，药物宜密闭、低温保存。

（6）治疗期间禁食生冷、海鲜、辛辣刺激性食物。

（7）久病、体弱、消瘦者，用药量不宜过大，贴敷时间不宜过久，并在贴敷期间密切注意病情变化和有无不良反应。

（8）贴药当天避免冷水浴。白芥子泥外敷有刺激性，芥子油通过皮肤吸收，能使皮肤红肿、起疱、发痒。这是局部的过敏，要立即将外敷药去掉，不必拘泥于时间限制，1周左右能自行恢复。若皮肤出现红肿、水疱等严重反应，需及时到皮肤科就医。外敷时间过长，则局部红肿、水疱不易恢复。

治疗呼吸道病毒感染效方青蓝解毒汤

呼吸道病毒感染所导致的流感、肺炎是常见病患，每至冬春尤为多发。而治疗呼吸道病毒感染疗效确切的西药几近缺如，而中药有明确抗病毒作用且疗效明确者比比皆是，如板蓝根、大青叶、金银花、连翘、虎杖、蒲公英等，中成药制剂也是非常多，如板蓝根冲剂、银翘解毒丸、双黄连片、蒲地蓝消炎片、连花清瘟胶囊、蓝芩口服液等。

余临证之初，在临床治疗风热温毒类外感时，清热解毒类中药往往必不可少，但是在临床获效之时，常见患者出现耗气伤阴、纳呆泄泻症状，往往是药量越大、药力越猛，伴随出现的副作用越明显。早年确因年轻识浅，误以为患此病服此药，定当如是，而后经多年临床而渐悟其组方用药之偏颇不足，尤其是拜师当代名医任继学老，耳提面命，尽详药性医理、君臣组方、辅佐配伍之道，而遣方用药再不按图索骥、首尾不顾矣。

经过二十多年的摸索，我制订了效方"青蓝解毒汤"，临床治疗呼吸道病毒感染所导致的流感、肺炎等病患，疗效极佳。后又以此方开发为大连市中医医院的院内制剂，并获大连市及辽宁省卫生厅药政处批号（辽药制字 Z05020109 号）。

组方：大青叶、板蓝根、金银花、黄芩、僵蚕、净蝉蜕、柴胡、姜半夏、牛蒡子、杏仁、生百合、炒山药、生甘草等。

功效：清热解毒，化浊祛邪，兼护气阴。适用于风热邪毒上感，症见发热咽痛，呛咳气短，干咳少痰或无痰，头痛身疼诸症，即西医多种病毒性呼吸道感染而见诸症者。

用法：每剂药水煎 2 次，每煎用较急火煎约 15 分钟，煎成 200mL 药汁，两次药汁对一起为 1 日剂量，分 3～4 次服。若为少儿，宜减量且小量频频饮服。

特点：青蓝解毒汤（青蓝素片）与现在临床广泛应用的很多清热疏风、清热解毒类中成药对比，最大的优点是：①本方中配伍少许甘缓益气、滋润护阴之品，既可补肺益脾，扶助正气，又可润肺生津，兼治热毒。并且频服多饮亦无偏弊。②感冒诸多病证中往往兼有上呼吸道过敏症状，本方中僵蚕、净蝉蜕、牛蒡子等均有极好的祛风散邪抗过敏作用，可以明显改善外感病患者上呼吸道过敏性症状。此与西医诸多治疗感冒的复方制剂中，加用抗过敏药以增进疗效的理法相同。③本方在特殊情况下亦可加减。如素体气虚，多加党参或太子参（不宜加黄芪，因其补气之时，往往升阳助火，且引火上行至头咽部）；湿浊毒邪较甚，加炒薏米、佩兰；若咽喉疼痛，干咳无痰，加沙参、麦冬等。总之，要结合临床所见的病证，"有是证则用是药"。

石志超中医学术年谱

1954 年 1 月 5 日，出生于辽宁省沈阳市。

1970 年 7 月，中学毕业后，于家中受祖父（吉林名医石春荣）与伯父（石正声）的教导，学习《中药四百味》《汤头歌诀》《医宗金鉴》等中医学基础。

1972 年 5 月，知青下乡，以针灸草药服务乡里。

1973 年 9 月，于吉林市卫生学校中医专业学习。

1976 年 10 月，以第一名的优异成绩分配至吉林医学院附属医院中医科，任医师、助教。

1978 年 3~9 月，参加吉林医学院组织的医疗队，兼任队长，赴吉林市永吉县乌拉街镇卫生院，进行医疗技术培训、帮扶工作。

1980 年 4 月至 1984 年 4 月，在职参加吉林职工医科大学中医系学习。

1985 年 3~8 月，在职参加了卫生部在辽宁中医学院主办的中医高等院校方剂师资进修班的学习。在此期间受尤荣辑、刘学文、芦玉起、关庆增、郭恩绵、王啸天等众多名师亲炙，学验日长。

1985 年，参编的《吉林省名老中医经验选辑》出版，书中系统总结了祖父吉林名医石春荣的中医外科、伤科经验。

1986 年 8 月至 1989 年 7 月，就读长春中医学院中医内科硕士研究生，有幸受教于国家级名老中医任继学教授门下，学验精进。同时，还受到南征、范国栋、袁世华、王耀庭教授等任老早年培养的高徒们的教诲提携。在就读任师门下时，曾有幸亲聆朱良春、董建华、廖家祯、王永炎等名师教导。尤其是深受朱良春老师影响，对日后在虫类药的临床应用方面大有裨益，也一直以朱老的私淑弟子自居。在读研期间，完成硕士论文"论心衰及其证治规律的研究——附64例病例分析"，被评为优秀毕业论文。主编《中医性医学》，参编《中华性医学大辞典》，在正式医学期刊上发表学术论文21篇。

1989年7月，毕业至大连医科大学附属第二医院中医科，任医师、助教。同时，从师于国家级名老中医周鸣岐，整理了"鱼鳞病辨治""银屑病辨治""天疱疮辨治""慢性肾炎蛋白尿辨治"等多篇医学论文。执笔完成科研总结论文"银屑汤治疗银屑病1113例疗效分析及实验研究"，获得1989年度国家中医药管理局科学技术进步奖三等奖。

1990年3月，至大连市中医医院内科，承担中医内科、男科临床工作。

1991年，在大连市中医医院成立了大连市第一个中医男科，相继协同《大连晚报》社、大连电台进行公益科普教育。并与大连电台合作开创了科普教育频道——圣爱夜话。同年成立了大连市性学会，任常务副理事长，同时还担任了中国中医性学会暨男科专业委员会常务理事。

1992年，被推选为大连市中山区人大代表。主编《中医房事验方集成》，广采博收，达到1100多首方剂，既填补国内中医房事养生治疗方面的空白，亦是大连地区中医界第一部由大连中医作为主编的学术著作。

1993年，水蛭胶囊、首乌生精丸、前列安胶囊、乌蛇解毒丸、胆石片、肾石丸、青兰素片等19首个人经验方、科研方等专利效方获得大连市卫生局批号，而后又获辽宁省卫生厅批号，在大连市中医医院投入应用，获得满意疗效和效益。8月，破格晋升为副主任医师。10月，在大连市总工会组织的"为辽宁第二次创业立功竞赛活动"中，立功受奖，并享受国务院政府特殊津贴。1993年主编出版《阳痿论治及效方300

首》及《中医性医学》等学术专著，其中《阳痿论治》一书，也是国内中西医学界第一部论述阳痿的专著。科研课题"速效性复康外用剂治疗性功能障碍"，获大连市医药卫生新技术奖。

1994年2月，当选为大连市1993年度中医新秀。12月，"前列安丸治疗非细菌性前列腺炎的临床研究"获得大连市卫生局科学技术进步奖二等奖。

1995年3月，被大连市医药科学研究所聘为客座研究员。5月，被评为1994年度大连市医药卫生科学技术进步标兵。6月，获由国家中医药管理局、中华中医药学会、共青团中央、中国青联等联合组织评选的"中国首届百名杰出青年中医"十大金奖。7月，被评为大连市优秀科学技术工作者。同年，任大连市中医研究所副所长。

1996年，被辽宁省中医药学会性医学、男科学专业委员会第二届全会聘为常委；6月，在大连市卫生局评选中医名医活动中，被评为中医小名医。11月，被聘为大连市性学会常务理事，当选为常务副理事长。12月，科研课题"蜈蛇解毒汤治疗结节性痒疹临床研究"获大连市人民政府科学技术进步奖三等奖，科研课题"化瘀脱敏法治疗男子自身免疫性不育"获大连市医药卫生新技术奖二等奖。

1997年1月，被任命为大连市中西医结合医院副院长。科研课题"中医辨治女性高睾丸酮血症（阴雄）的临床与实验研究"获吉林省中医药管理局1997年中医药科学技术成果奖三等奖。4月，被中共大连市委、大连市人民政府授予"大连市优秀专家"称号。6月，担任大连市高级职称评审委员会副主任委员。7月，被评为主任医师。

1998年，被中共辽宁省委、辽宁省人民政府评为辽宁省青年专业技术拔尖人才。同年被黑龙江中医药大学聘为中医内科学教授。1998 年 4 月被任命为大连市中医医院副院长。5 月，被聘为大连市继续医学教育委员会学科领导小组委员，负责大连地区中医临床人员岗位培训指导工作；被增选为第一届中国性学会中医性学专业委员会委员。7 月，被选为辽宁省第九届人民代表大会代表。8 月，被选为辽宁省中医高级职称评审委员会委员。

1999 年 4 月，《医心方》（校释）及《小品方》《黄帝内经明堂（残卷）》的整理研究，获吉林省中医药管理局 1999 年度中医药科学技术成果奖二等奖；被选为辽宁省第一批百千万人才工程千人层次人选。8 月，被聘为长春中医学院兼职教授。11 月，被聘为大连市性学会理事长；科研课题"颈痹舒治疗颈椎病的实验研究"获得大连市人民政府科学技术进步奖一等奖；"康宝外用剂治疗阳痿的临床研究与开发"获得大连市科学技术进步奖三等奖。

2000 年 7 月，被评为大连市 1999—2000 年度优秀发明家。9 月，被辽宁中医学院聘为硕士研究生导师。大连市科学技术局重点科研课题"祛脂化瘀丸治疗脂肪肝的临床与实验研究"获大连市科学技术进步奖一等奖，"正痹合剂治疗骨不愈合、骨无菌性坏死、慢性骨髓炎临床与实验研究"课题获大连市科学技术进步奖一等奖。11 月，被评为第四届大连市十佳名人。12 月，被聘为《辽宁中医学院学报》编委会委员。同年始，带教孙卓主任医师、李享辉主任医师。2000 年 ~ 2010 年，担任大连市中医高级职称评审委员会主任委员。

2001 年 1 月，被聘为大连市中医药学会第五届理事会常务理事、常务副理事长，兼任大连市中医药学会内科学会会长、肾病专业委员会主任委员、老年病专业委员会主任委员。3 月，被聘为大连大学客座教授。4 月，被中共大连市委、大连市人民政府授予"大连市优秀专家"称号。被聘为《辽宁中医学院学报》2001—2003年度编委会委员、《中国社区医师》杂志编辑委员会委员。科研课题"祛脂化瘀丸治疗脂肪肝的临床与实验研究"获2001年辽宁省科学技术奖三等奖。"正痹合剂治疗骨不愈合、骨无菌性坏死、慢性骨髓炎临床与实验研究"课题获2001年辽宁省科学技术进步奖三等奖。9月，大连市科学技术局重点科研课题"祛脂化瘀丸治疗脂肪肝临床与实验研究"项目，获2001年度大连市发明创新奖。被评为大连市2001—2002年度优秀发明家。10月，当选为中华中医药学会老年病分会常务委员。11月，当选为辽宁省中医药学会内科肾病专业委员会第五届委员会副主任委员。主编的学术著作《全科医师培训教材·中医学》获2002年度大连市科学著作奖一等奖。

2003年，担任辽宁省第十届人民代表大会代表。7月，被聘为辽宁省中医药学会副主任委员；被选为辽宁省中医药学会第二届风湿病专业委员会副主任委员。9月，被聘为大连市营养学会第一届理事会常务理事。12月，被辽宁省中医药学会性医学、男科学专业委员会聘为副主任委员。

2004年1月，被聘为大连医科大学兼职教授。2月，被辽宁省卫生厅授予辽宁省名中医称号。5月，被辽宁中医学院聘请为临床教学工作委员会副主任委员。11月，被聘为《中国社区医师》杂志第二届编辑委员会委员。

2005年1月，"芎黄汤改善顺铂肾毒性的疗效观察"课题获得大连市科学技术进步奖三等奖。12月，"中药前列安胶囊治疗慢性前列腺炎的临床与实验研究"获得大连市科学技术进步奖二等奖。

2006年10月，被选为辽宁省中医药学会内科肾病专业委员会第六届委员会副主任委员。11月，被选为辽宁省中医药学会第三届风湿病专业委员会副主任委员。同年，被聘为大连市突发公共卫生事件专家咨询委员会委员。又经百姓投票评选，当选为大连市首届十大民选名医。同年，带教张雪莉副主任医师。

2007年10月，被聘为首届辽宁中医药大学临床教学研究会常务理事。科研课题"祛瘀固本法治疗慢性肾小球肾炎血尿临床与实验研究"获得大连市科学技术进步奖一等奖，并获得辽宁省科学技术进步奖三等奖。

2008年，带教辽宁中医药大学中医内科硕士研究生石鉴泉，石鉴泉系石氏中医第六代传人。

2009年，作为第四批全国老中医学术经验继承工作指导老师，带教李享辉主任医师、安照华主任医师。6月，在辽宁省中西医结合学会第一届肾脏病专业委员会当选为副主任委员。

2010年2月，作为第一届大连市省名中医学术经验继承工作指导老师，带教乔淑茹主任医师、张奎军副主任医师。3月，作为第二批全国优秀中医临床人才指导老师，带教优秀中医临床人才张有民主任医师。6月，被聘为辽宁省中医药学会第四届风湿病专业委员会副主任委员。9月，被大连市人力资源和社会保障局聘请为大连市卫生系列（中医）高级专业技术资格评审委员会主任委员；当选为辽宁省中医药学会第七届肾病专业委员会副主任委员。

2011年12月被聘为中共大连市委党校、大连行政学院、大连社会主义学院兼职教授。

2013年作为第三批全国优秀中医临床人才指导老师，带教优秀中医临床人才江红主任医师。

2014年1月，被评为第二届大连市省名中医学术经验继承工作优秀指导老师。2月，被聘为大连市神谷中医院业务院长。3月，被选为辽宁省中医药学会第六届理事。5月，作为第二届大连市省名中医学术经验继承工作指导老师，带教王冬阳副主任医师、刘涌涛副主任医师。

2015年被选为大连市中医药学会常务副会长。12月，被聘为大连市中医药学会肾病专业委员会主任委员、中医文化专业委员会副主任委员；作为第一届大连市金州区省名中医学术经验继承工作指导老师，带教王达副主任医师。

2016年任大连市中医中药研究院副院长，大连市中医中药研究院长兴医院业务院长。

2017年作为主编参与《重订古今名医临证金鉴》系列丛书的编写修订工作，并且作为主编之一重新增补编纂了《郁证卷》及《痰饮卷（上）》《痰饮卷（下）》，更好地补充完善了这套鸿篇巨著。除了主编上述3卷著作外，另外还参与了《消渴脾瘅卷》《淋证卷》《外感热病卷》《阳痿遗精癃闭卷》《不孕卷》《皮肤病卷》《奇症卷》等7部著作的编写，并在著作中系统地介绍了自己的临证独到经验，颇受好评。这套系列丛书已于2017年8月由中国医药科学技术出版社正式出版。

2017年8月，作为第六批全国老中医学术经验继承工作指导老师，带教王冬阳副主任医师、刘涌涛副主任医师。

2018年5月，作为第三届大连市省名中医学术经验继承工作指导老师，带教石鉴泉主治医师、李舒主治医师、薄文彬副主任医师。

2019年5月，被确定为全国名老中医药专家传承工作室建设项目专家，带徒王冬阳、王达、尹晓磊、石鉴泉、孙卓、江红、安照华、乔淑茹、刘涌涛、李享辉、李舒、张雪莉、张洋、张奎军、薄文彬。7月，作为主讲老师，承担辽宁省中医继续医学教育项目"中医临床疑难杂病诊疗思路和方法"的授课任务。8月20日，全国名老中医药专家传承工作室在金州区中医医院成立。8月28日，受聘莅任大连市金普新区中医事业发展特邀顾问及金州区中医医院名誉院长。

2020 年 1 月 15 日，作为全国名老中医专家传承工作室老师，在金州区中医医院举行收徒拜师仪式，带教高年资优秀中医、中西医结合学徒 19 人，努力为中医药传承创新与发展做贡献。

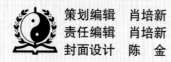

策划编辑　肖培新
责任编辑　肖培新
封面设计　陈　金

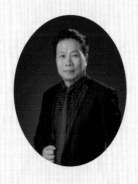

本书为全国老中医药专家学术经验继承指导老师石志超教授的医论医话集，介绍了石志超主任医师近50年的临床经验和临证体会，体现了其丰富而独特的学术思想。

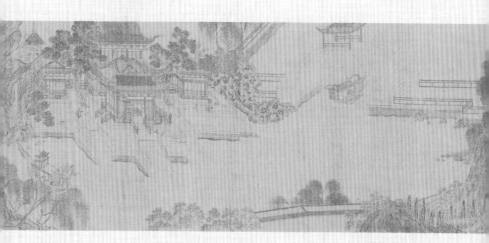

读中医药书，走健康之路

扫一扫 关注中国中医药出版社系列微信

中医出版
(zhongyichuban)

悦读中医
(ydzhongyi)

上架建议　中医学术

ISBN 978-7-5132-6059-6

9 787513 260596 >

定价：49.00元